U0229235

中医药文化传承心录——

文小叔

有药说药

上册

卜开初 审

文泉杰 著

天津出版传媒集团

天津科学技术出版社

图书在版编目（CIP）数据

文小叔有药说药 : 中医药文化传承心录 : 上下册 /
文泉杰著. -- 天津 : 天津科学技术出版社，2023.10
ISBN 978-7-5742-1059-2

Ⅰ.①文… Ⅱ.①文… Ⅲ.①中医医药学-文化-普
及读物 Ⅳ.①R2-05

中国国家版本馆 CIP 数据核字（2023）第 059207 号

文小叔有药说药 : 中医药文化传承心录 : 上下册
WEN XIAOSHU YOU YAO SHUO YAO : ZHONGYIYAO
WENHUA CHUANCHENG XINLU : SHANG XIA CE
责任编辑：胡艳杰

出　版：	天津出版传媒集团 天津科学技术出版社	
地　址：	天津市西康路 35 号	
邮　编：	300051	
电　话：	(022)23332695	
网　址：	www.tjkjcbs.com.cn	
发　行：	新华书店经销	
印　刷：	天津市宏博盛达印刷有限公司	

开本 710×1000　1/16　印张 39.5　字数 300 000
2023 年 10 月第 1 版第 1 次印刷
定价：176.00 元（全两册）

内容提要

　　本书作者以传统中医药理论为指导，选择中医常用中药，广搜博采，集百家之经验，用通俗易懂的语言娓娓道来，讲解中药的寒热温凉特性、治病原理功效、使用注意事项。本书内容通俗易懂而不失学术性，生动有趣而不失严谨性，具有趣味性、实用性、专业性三大特点，是博大精深、晦涩难懂的中医药走进普通大众的有益尝试。本书适合中医初学者和广大中医爱好者学习阅读。

序一

夫药者,祛病之戈矛也。凡医必有药,故药之功莫大焉。药之书,自神农《本经》之滥觞,复有《别录》之登坛,争鸣补辑,交相辉映。至唐之《新修》,宋之《证类》,集一代之豪英,收古今之智慧,使药品荟萃,日臻完善。迨明之《纲目》,清之《拾遗》,倾毕生之覃思,藉国力之资助,始称大备。尤以近世之国颁《中华本草》,收药近万,益发洋洋大观矣。然连篇累牍,用之反而不便,于是由博返约,应时而重。葛稚川之《肘后方》,张洁古之《珍珠囊》,皆实用于时,广受青睐。又因药者,食之同源也,亦食亦药者颇多,故孟诜之《食疗本草》,忽思慧《饮膳正要》,先后以食谱闪烁于药界。至于后世之药食便方,更是琳琅满目,如王士雄《随息居饮食谱》,叶橘泉《食物中药与便方》之类,虽为小品,亦脍炙于人口;实属吉光,故闪耀于医坛。谁云医为小道哉!

范文正公有言:不为良相,便为良医,故古之士者,不在

1

庙堂之上，当在医卜之中。观古医之成名者，或师徒相授，或薪火相传，即仲景天机隽发，尝问学于张伯祖；丹溪满腹经纶，却恳求于罗知悌。至若皇甫谧、孙思邈辈，竟不由师授家传，亦成大家，此皆奇才也。观子牙独钓于渭水，孔明躬耕于南阳，而后有大成，非奇才而何所达耶。今有滇中大理文泉杰者，亦医林之奇人也。少蓄凌云之志，长涵学者之风。潜心医药，忘却寒暑。每凝思于月下，恒竭虑于灯前。数十年笔耕不辍，受益者百万有余。筑缓归心居，探岐黄之妙谛；创养生道场，播知识之无穷。长幼称誉，远近驰名。今又将新作《说药》付梓，闻者欲先睹为快。广搜博采，集百家之经验；去粗存精，收捷效之须臾。深入浅出，全是通行之语；引经据典，尽为便利之方。少陈药肆之中，多在园蔬之内。亦药亦食，随处可得而价尤菲；无朝无夕，顺心应手而效已观。方虽简而力偏宏，道虽微而功却大。此得毋阐葛洪之旨趣，续兰茂之绪余乎。

书既成，示于余。余为所感，欣置弁言。

悬湖卜开初识于文学堂，时年七十有五

壬寅年腊月既望

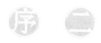

序 二

中药自古有草、木、虫、石、谷"五药"之说，因以草本、木本植物占大多数，故古有云"诸药草类最多，故诸药以草为本"，因此，中药在中医古籍中通称为"本草"。

我国现存最早的一部中药学专著，是距今 2000 多年的《神农本草经》，其最早论述了中药的基本理论，为中药学的全面发展奠定了理论基础，是一本经典的用药标准及药性理论指导书。唐代孙思邈编著的《备急千金要方》和《千金翼方》，集唐代以前诊治经验之大成；明代李时珍的《本草纲目》，集 16 世纪之前中药药物研究之大成，创立了极为先进的药物分类法。以上著作均对后世中医中药的发展做出了重大贡献。

一花，一草，一世界，中医强调"天人合一"，神奇的花花草草，吸纳大自然的阳光、空气和水，成就了神州大地的绿水青山，也在几千年的历史长河中庇佑着一代又一代的华夏子民。以神农氏为代表的中华祖先，为生灵健康而尝百草，留下了传世巨著《神农本草经》。然时代久远，文字生涩。今《文小叔有药说药——中医药文化传承心录》，以通俗有趣的文字，带领读者走进中医药博大精深的本草世界。

中医药科普旨在让普通大众走进中医、了解中医、获益于中医。《文小叔有药说药——中医药文化传承心录》就是一本以传播中医药文化、提高全民中医素养的中医药科普读物。作者通过自己的方式把晦涩难懂的中药药性，深入浅出地诠释和演绎，将专业的中药知识科普化，变深奥为浅显，变枯燥为生动。

此书值得一读。基于此，欣然提笔，乐之为序。

孙贵香

2023 年 4 月 12 日于湖南长沙

教授，博士生导师，博士后合作导师

国家首届青年岐黄学者

湖南中医药大学中医养生学专业负责人

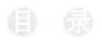

上册

目录

下册

目录

1. 本书旁边留白处为记录心得体会之处,且罗列些许中医经

典用语,供读者比对记忆,望读者在领会小叔通俗解读中,

也能体会中医文化之深远。

2. 本书中介绍的药材仅供学习参考,建议在医师指导下使用。

排毒妙药——竹茹

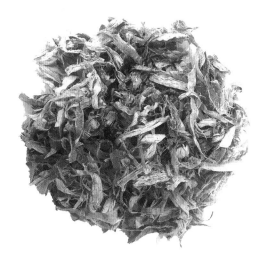

排毒妙药,从口腔到魄门,将整条消化道的毒素统统排出去,即无毒百病消。

接下来,小叔就跟小伙伴们聊聊竹子里面的一味妙药——竹茹!

竹茹,不是竹子最外面的那一层翠绿翠绿的皮,也不是竹子最里面那一层薄如蝉翼的膜,而是

《素问·五脏别论》:"魄门亦为五脏使,水谷不得久藏。"魄门指肛门。

1

竹竿最中间的那一部分。用一把刀刮竹子，刮啊刮，刮到中间那一部分，刮出丝来，那就是竹茹。

竹茹是排毒妙药，排的是哪里的毒呢？是消化道的毒。从口腔到魄门（魄门就是肛门），将整条消化道里面的浊气、浊水，尤其是各种痰浊，统统排出去。

1. 无论是什么原因导致的口臭，都可以用竹茹来调理。

口臭这种症状很伤人自尊，很多人治疗口臭仅仅治疗口腔，但口臭这种病一定要上病下治，要治消化道。每一个有口臭的人基本上都有一个不好的胃或不好的肠道。想一想，为什么洗菜池会发出臭味，那是因为下水道不通畅了。同样的道理，为什么会口臭，那是因为胃肠堵了。

竹茹可以降胃气、化痰浊。产生口臭的一个原因就是胃气上逆。竹茹可以把胃气往下降，因为胃以降为和。还有一个原因就是胃肠有太多痰浊，痰浊本来是要通过大肠排出去的，但现在大肠堵了，痰浊上泛，所以会引发口臭。竹茹最善于化痰浊，尤其是化热痰。另外，竹茹有一股淡淡的清

竹茹：性微寒，味甘。归经：肺、胃经。

胃主通降，喜润恶燥，称"水谷之海""太仓""仓廪之官"。

香,芳香化浊,可以除秽,可以洁净身体,自然可以调理口臭。

竹子有什么样的性格,竹茹就有什么样的性格。竹子是中空的,很像我们的消化道,所以竹茹的药性就专门走消化道。凡是中空的东西都特别善于通,如葱。竹茹通的作用比较大。

竹子还有节,所以竹子的品格高风亮节,这个节有什么作用呢?就是节制,制约竹子过度生长,所以竹茹有一种下行的力量,让往上逆行的浊气下行。口臭就是浊气上逆造成的,竹茹借助自己通胃肠、化痰浊、下行降逆的力量,来搞定口臭。

无论是胃寒导致的口臭,还是胃热导致的口臭,都可以用竹茹调理,胃寒加陈皮,胃热加蒲公英。

2. 竹茹可以清心除烦、安神,可以让你心如止水,帮助你入眠。

有的人一天到晚很烦躁,晚上睡觉翻来覆去睡不着,吃了很多安神的药也没有用。中医把这种失眠称作虚烦不得眠。竹子是很淡雅高远的东西,看着它就有一种心静的感觉。人之所以虚烦,一是因为心经有虚热,竹茹可以清理虚热,清理虚

陈皮: 味苦、辛,性温,归肺、脾经。可理气健脾,燥湿化痰。

蒲公英: 味苦,性平,无毒。归肝、胃经。可清热解毒,利尿散结。

3

心录 | 有药说药

竹叶：味苦、甘，性寒。归肝、胃经。

可清热解毒，消肿散结，利尿通淋。

灯心草：味甘、淡，微寒。归心、肺、小肠经。

可清心火，利小便。主治心烦失眠，尿水涩痛，口舌生疮。

丁香：味辛，性温。

归脾、胃、肺、肾经。可温中降逆，补肾助阳。

黄连：味苦，性寒。归心、脾、胃、肝、胆、大肠经。

可清热燥湿，泻火解毒。

哑巴吃黄连，有苦说不出。

热最厉害的是淡竹叶。小孩子心火旺，晚上不睡觉，哭闹不已，可以用灯心草加淡竹叶泡茶喝。

虚烦的另一个原因就是身上有无形的痰浊，痰浊扰心，让心神不宁。要知道心神最喜欢干净的地方，如果心脏里弥漫了痰浊，心神肯定不宁，会跑出去。因为心神跑出去了，所以会心烦不得眠。

竹茹性子有些凉，可以消除虚热。竹茹又可以化痰，所以可以搞定痰浊泛滥导致的虚烦不得眠。

其实，只要把竹茹放在鼻子边闻一闻，就会让你觉得心旷神怡，帮助你扫光烦躁。

3. 竹茹可以用于治疗顽固性打嗝。

打嗝就是胃气不降造成的，胃气本来要往下走的，现在却往上走了，所以会引发打嗝。竹茹恰恰可以降胃气，可以通降胃肠道里的浊气。如胃寒导致的打嗝，则可以加入丁香；胃热导致的打嗝，可以加入黄连。竹茹可以让浊气下沉，让清气上升。

4. 竹茹可以调理那种咽喉总觉得有一股痰的咽炎或咳嗽。

有的人总觉得喉咙不舒服、不清爽，有一点儿痰，但又不多，卡在嗓子中间，必须要咳出来。去医院检查被告知得了慢性咽炎或支气管炎等。其实只要把这个痰化掉，喉咙就舒服了。

竹茹色白，白色入肺，肺是贮痰之器，所以竹茹可以搜刮肺里面的痰，然后把这些痰通过消化道排出去。竹茹稍稍有些凉，所以竹茹善于化热痰、黄痰，特别适合由于经常抽烟导致咽炎的人。风热感冒有黄痰者也可以用竹茹。

竹茹把肺里面的痰化掉了，咽喉爽利了，自然就不会咳嗽了。

5. 竹茹可以搞定早上刷牙牙龈出血的问题。

见血止血，这是下下策。很多宣称可以治疗牙龈出血的牙膏都是直接止血的，简单粗暴，治标不治本。这次血止住了，但出血的原因没有解除，过几天又出血了。

牙龈出血基本上与脾胃有关，一个是虚证，就是脾虚，脾统血，脾虚不统血，血就会渗透出来，这个时候用归脾丸即可。另一个就是胃火上攻到牙龈，因为牙龈这个位置归胃经所管，经常吃辛辣食物的人其胃火会上攻牙龈，这个火会让血沸腾、躁动，让血不走自己的路，跑到外面来，叫作血热妄行。

归脾丸：出自《医学六要》，具有益气补血、健脾养心的功效。

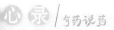

竹茹，可以凉胃经、清胃火，让胃气往下走，让胃火往下降，从而让血安静归经，自然就可以调节牙龈出血了。

如果你经常牙龈出血，且吃了归脾丸也不管用，建议尝试用竹茹泡茶喝。

6.竹茹可以退热，特别适合痰多的人发热时使用。

竹茹退热，用的就是竹茹凉降的作用。痰多会化热，热到一定程度就会使人发热，这个时候治疗不仅要清热还要化痰，而竹茹既可以清热又可以化痰。小叔每年都会分享一个方子，那就是退热良方。这个方子就三味药，其中一味就是竹茹。方子如下：竹茹10克，陈皮10克，蚕沙10克。

这个方子是中医世家陈允斌老师的家传秘方，公开后，使无数人受益。

7.竹茹可以治疗流鼻血。

吃了上火的食物流鼻血用竹茹效果很好。小孩子容易流鼻血，那是因为小孩子为纯阳之体，其在火气大，又吃了太多肉没有运化时，就容易流鼻血。这个时候喝一杯竹茹茶再合适不过了。

肺开窍于鼻,流鼻血通常是肺火上炎导致的,竹茹色白入肺,可以敛降肺火。

8.竹茹解腻的作用超级强大,想要解腻时可以喝一杯竹茹茶。

无论是吃肉吃多了,还是吃巧克力、蛋糕、粽子吃多了,总之,当你感觉身体很腻味,嘴巴超级黏黏糊糊的时候,就可以喝一杯竹茹茶。

一杯清淡爽口的竹茹茶喝下去,就像洗洁精,把你的胃肠道洗得干干净净,就像山间清爽的风拂过你的面颊,让你神清气爽、体态轻盈。

竹茹,就是这样一位仙子,有点儿小洁癖,最看不惯胃肠道里面的脏东西,只要看见了就会把胃肠道里面的垃圾打扫干净。

在这个营养过剩、吃东西不太有节制的时代,我们的胃肠道积聚了太多的污浊之气,幸好有竹茹这样一味甘淡的药来清扫我们的肠胃,把整条消化道的浊毒(浊水、浊气、浊痰)通过大小便排出去。

总之,当你身体出现一系列浊气上逆的症状时,如痰多、打嗝、恶心、呕吐、口臭、反流等,都可

勺药说药

肺在五行中属金,为阳中之阴,与自然界秋气相通应。

肺为娇脏,其华在毛,在窍为鼻,在志为(悲)忧。

"无毒一身轻,无毒百病消"。

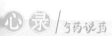

以大胆喝竹茹茶。竹茹是比较平和的东西，不会有太多的不良反应，甚至孕妇都可以用竹茹茶来缓解孕吐。

竹茹的味道很好，很清爽、很淡，没有什么怪味。

竹茹主治：
痰热咳嗽，胆火挟痰，惊悸不安，心烦失眠，中风痰迷，舌强不语，胃热呕吐，妊娠恶阻，胎动不安。

皮肤病的克星——艾叶灰

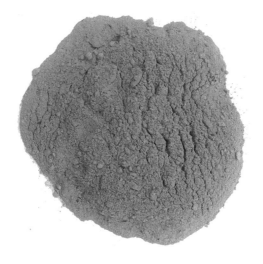

喜欢艾灸的人注意了，艾叶灰千万别扔掉，它可以调理很多皮肤病。

每次艾灸过后都会剩下一些艾叶灰，绝大多数人都会把它当作垃圾扔掉，小叔之前也是。

下面小叔就和小伙伴们聊一聊艾叶灰的作用。

自从学了中医，知道了艾叶灰的作用后再也没有倒掉了。

中医称脚气为"脚弱"。

艾叶灰具有祛湿止痒、杀菌止血的作用。

使用前请咨询专业医生。

艾叶灰治疗脚气的效果真的出乎很多人意料。夏天到了，很多人脚气又犯了，反反复复，擦了很多药也无法根除，不妨试试用艾叶灰直接涂抹有脚气的地方。中医认为，脚气主要是湿气导致的。为什么夏天容易得脚气？为什么沿海地区的人容易得脚气？为什么广东人容易得脚气？就是因为这个季节、这些地区的湿气太重了。艾叶就有燥湿的作用。用艾叶灰直接涂抹脚气的地方，可以止痒，让脚非常干爽。

同样，很多人在夏天会得湿疹，夏天的湿疹也是湿气导致的，尤其是那种流水的湿疹，可以先不吃药，试试艾叶灰。很简单，直接用艾叶灰涂抹长湿疹的地方，很快就能止痒，用上几天后你会发现湿疹竟然好了。

宝妈们注意了，夏天天气炎热，宝宝娇嫩的皮肤容易得各种皮肤病，如湿疹、红屁屁、痱子，这时先不用那些化学药膏，先试试艾叶灰，直接涂抹，如果沾不上，可以加点儿蜂蜜一起涂抹，因为蜂蜜也可以解毒。

还有，如果被蚊虫叮咬了，也可以用艾叶灰来消肿止痒。艾叶灰第一大作用就是除湿止痒，无论什么样的皮肤瘙痒都可以试试，无论是女人说不出口的阴痒，还是男人的阴囊瘙痒，或是肛门湿痒都可以尝试涂抹艾叶灰。

艾叶灰的第二大作用就是杀菌。如果你需要杀菌，如手部消毒、快递消毒、屋子消毒，都可以用艾叶灰。遇到外伤的时候需要给伤口消毒，也可以直接涂抹艾叶灰。艾叶灰会让伤口保持干爽的状态，这样细菌就不会来侵犯，可以修复伤口，还可以避免伤口好了后留下瘢痕。

艾叶灰还有一个作用就是止血。有一味药叫作艾叶炭，艾叶炭就可以止血。其实很多炭类的药都可以止血，如荷叶炭、地榆炭等，还有头发烧成炭叫作血余炭，也可以止血。这些炭为什么可以止血呢？因为中医讲"血见黑则止"。烧成炭的药都是黑色的。

又有小伙伴问了，小叔，为什么血见黑则止呢？因为血是红色的，五行属火，炭是黑色的，五行属水，水可以克火，所以"血见黑则止"。

艾叶灰也是黑色的，与艾叶炭效果类似，也可

《中华人民共和国药典》收载20余种炭药，这些炭药大多具有止血或增强止血的作用。

"血见黑则止"又称"红黑则止"，出自元代葛可久《十药神书》。

11

以止血。以后遇到外伤的时候，如果没有药，可以试试艾叶灰，直接撒在伤口上，很快就会止血了。艾叶灰还可以活血化瘀，止血的同时不留瘀血。当然，这个时候再服用一点儿三七就更好了，内调外治一起来，伤口好得快。

举一反三，艾叶灰对伤口有修复作用，所以冬天手脚干裂的人可以用艾叶灰。用芝麻油与艾叶灰拌匀，涂抹手脚开裂的地方，芝麻油可以润，艾叶灰可以促进伤口愈合。

总之，艾叶灰是很多皮肤病的克星，只要是湿气导致的，都可以用。艾叶灰效果这么好，下次艾灸的时候记得收集艾叶灰。不过一定要用好的艾条，如果艾条品质不好，艾叶灰还是直接扔了吧。

艾条可以由艾绒制成，也可以由艾绒和其他一些中药制成。

心 录 与药说药

艾叶加醋外洗可治癣

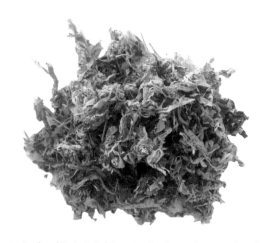

中医有句俗话"外不治癣，内不治喘"。因为癣与咳喘这两种疾病特别复杂，引发疾病的原因特别多，治不好就会丢脸，所以古代的一些医生不愿意治疗癣与咳喘类的疾病。

癣是特别顽固的皮肤病。下面小叔给大家介绍一个外洗的方子，如果大家有需要的话不妨试一试。

"癣"多指牛皮癣，"喘"指咳喘、哮喘。

13

白醋有杀菌、防霉、消毒的作用。

苦参：味苦，性寒。归心、肝、胃、大肠、膀胱经。具有清热燥湿、杀虫、利尿的功效。

方子如下：干品艾叶 100 克，苦参 20 克，白醋 1000 毫升。

不要加水，就用白醋煮，煮取约 300 毫升，就用这个药水外洗患处，可以泡手、泡脚，可以涂擦任何一个长癣的部位。

癣最大的症状就是痒，奇痒无比，这个痒可能比痛还难受。所以，不管什么原因引起的痒，先止痒再说。艾叶与苦参都是止痒特效药。

癣可能是由湿热导致的，艾叶可以燥湿，苦参也可以燥湿。

诸疮痛痒皆属于心，苦参入心，可以止痒。

艾叶还可以疏通经络。很多时候，痒是由经络不通、气血过不来导致的。痒的时候，我们挠一挠就不痒了，这个挠痒痒的动作就是在疏通经络，让气血过来。

为什么一定要用白醋煮呢？因为白醋本身就有杀菌、杀毒的作用，按照西医的说法，很多癣由细菌感染所致。

艾叶与苦参，一个温，一个寒；一个升，一个降，可以让身体的气机升降正常，从而达到治疗癣的作用。

　　就是这么一个简单的外洗方子,无论是头癣、股癣,还是脚癣、体癣,都可以试试。可以外洗 1 周,即便没有效果,也不会损失什么,也没有什么不良反应。

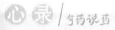

溃疡的克星——白及

下面小叔跟小伙伴们分享一个偏方。剑走偏锋，出奇制胜，偏方有时候确实能够治疗大病和一些疑难杂症。小叔对偏方的态度是这样的：我们可以信偏方，但不能迷信偏方。所谓偏方就是对某些患病的人有效，对某些患病的人无效，不要把偏方一棍子打死，更不要看到别人服用偏方把病治好了，就认为一定也适合自己。偏方可以试，但记得如果没有效果就要回头，不要一条道走到黑。

小叔要分享的偏方是什么呢？就是一味药，专门攻克身体各个部位的溃疡，口腔溃疡可以搞定，食道溃疡也不在话下，胃溃疡更是拿手，对十二指肠溃疡都可能有效。

口腔溃疡辨证要点：

①脾胃积热；

②心火上炎；

③肝郁气滞；

④阴虚火旺；

⑤脾虚湿困；

⑥脾肾阳虚。

而且更让人称奇的是这个偏方只需要一味药,服用非常简单,味道也很好,古人还经常用它来做面膜,其美白的效果很好,尤其是对于经常长痘痘的人来说,这味药简直是救星。

这味药到底是什么呢?

小叔的一位朋友,所学专业是中药药剂学,专门研究中药,对中药的各种成分了如指掌。大学毕业后在某医药集团工作,做销售经理。销售这个职业真的比较伤身体,因为销售人员难免会参加各种应酬,觥筹交错、推杯换盏、大鱼大肉的,很容易伤及肠胃。

这不,小叔的这位药剂师朋友就得了胃溃疡,然后他用了各种方子,效果总是勉勉强强,胃溃疡总是复发,当然这也与他依然要应酬有关。

后来他服用了一个偏方,就是用白及打粉,打成那种超细粉,然后用蜂蜜拌匀,每天3～5克,吞服。就这样服用了一个月,这一个月胃溃疡竟然没有发作。有一次为了销售一个产品,不得不又硬着头皮喝酒,因为这个客户嗜酒如命,不陪着喝,合作根本谈不下来。原以为这次喝酒后胃溃

心录 | 勺药说药

胃溃疡病人一定要戒酒,饮食上注意不要吃生冷、辛辣等刺激性食物。

白及:味苦、甘、涩,性微寒。归肺、胃、肝经。

疡又要发作，但让他惊讶又欣喜的是，一两天过去了，胃一点儿感觉都没有，一点儿也不痛。他知道这是他服用的白及粉起作用了，根治了他的胃溃疡。

于是，他逢人就说白及的好处，遇到有胃溃疡的人就推荐白及，很幸运，他也把这个偏方推荐给了小叔。

小叔又把这个偏方推荐给了很多朋友，朋友纷纷反馈，效果很好。

小叔的一位朋友，也是酒道中人，患胃溃疡多年了。他在小叔的建议下开始服用白及。有一次忍不住又喝多了，导致胃出血，都吐血了，吓得不行。电话求助小叔，"你不是有白及吗，赶紧服用白及，白及的止血效果与三七有得一拼"。他听后马上服用白及，很快就不吐血了。

小叔有一位粉丝，说自己有溃疡性结肠炎，经常大便出血，常常怀疑自己患了大肠癌，活不了多久了，但每次检查后医生都说是溃疡性结肠炎，不是肠癌。但这个便血就是治不好。

白及：具有收敛止血、消肿生肌的功效，可用于咯血、吐血、外伤出血、疮疡肿毒、皮肤皲裂。

《本草纲目》："白及性涩而收，得秋金之令，故能入肺止血，生肌治疮也。"

后来听了小叔的建议，开始服用白及粉，服用一周，效果就出现了，大便不再出血。服用一个多月，大便颜色正常。他不放心，怀疑大便有隐血，肉眼看不到，又去医院检查。检查结果让他很开心，因为大便没有隐血，也就是说多年的大便出血就被一味药白及搞定了。

白及搞定身体溃疡就是这么有效。还有一个例子，小叔的一位朋友患有口腔溃疡，痛得不行，小叔说用白及粉敷在溃疡点试试吧。朋友照做了，效果很好：刚才还诉苦喝粥都疼，现在吃饭都不疼了。

还有一位朋友，有支气管扩张，经常咳嗽，且咯血，每次咯血心里就害怕：经常这样会不会得肺癌。后来听小叔的建议，服用白及，没想到服用3天就把咯血解决了。

白及不仅对内伤出血有效果，对任何外伤出血同样有效果，用法就是打粉外敷。

看到这，很多朋友会问，白及为什么对溃疡、出血有治疗效果呢？因为白及有一种其他药材无

白及常用药膳：
①白及冰糖燕窝
白及 15 克，燕窝 10 克，冰糖少许。
②白及米粥
白及粉、红枣、蜂蜜、糯米。将糯米、红枣及蜂蜜一起放入锅中和水一起熬煮，等到米粥煮好的时候加入白及粉，搅拌均匀后小火熬3分钟即可起锅服用。

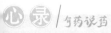

法比拟的特殊功能,即可以修复黏膜系统、修复溃疡,尤其是胃肠道里面的溃疡,它修复得最快。因为白及有一股黏性,这股黏性首先就会停留在胃里,这就是白及对胃溃疡效果好的原因。

白及,色白,所以它的药性还走肺经,对于肺部出血、咯血有很好的效果。

白及之所以能够修复溃疡,还因为白及有另一个功效,那就是生肌。这一点与黄芪生肌的效果类似。黄芪是通过健脾的功效来生肌,因为脾主肌肉。而白及则是通过消肿、活血、止血的作用来生肌,把形成的瘀血去掉,把新的气血引到患处,然后使患处长出新的肌肉。

因为白及这种生肌的功效,古代富贵人家经常用白及来做面膜。这种面膜可以祛斑美白,更重要的是可以祛痘、消除痘印。梅兰芳就经常用白及来做面膜,使肌肤胜雪,如婴儿般滑嫩。还有著名的美白方子七子白里面也用了白及。

总之,白及是身体溃疡的克星,身体任何部位有溃疡都可以试试用白及。不用担心白及寒凉,虽然白及稍微有一点儿凉,但白及有一定的补益

什么叫生肌? 就是生出新的肌肉、新的肌肤,把腐败的、溃烂的肌肉消除,然后生出新的肌肉。

白及自古就是美容良药,被誉为"美白仙子",《本草纲目》云其"洗面黑,祛斑"。

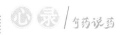

作用,这一点儿寒凉可以忽略不计。

有溃疡的朋友,建议每天服用白及粉 3～5克,坚持 1 个月看看。一定要把白及打成超细粉,这样才好吸收。也可以用治疗溃疡的方子送服白及粉,效果更佳。

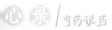

陈皮可轻松搞定痰湿

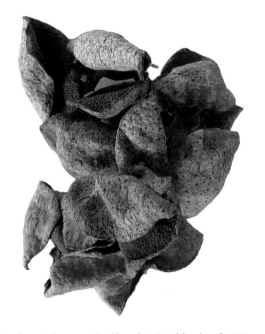

白开水里加一味药，轻松搞定痰湿。这味药同样也是食物。它没有人参夺目，没有鹿茸耀眼，没有灵芝受人追捧，没有燕窝受人宠爱，更没有冬虫夏草高高在上不近人情，它默默守在每一位家庭主妇的厨房里，等待主人的召唤，哪里需要，就去哪里。

每一个女人一想到它，心中就会生起一丝柔情、一丝温暖，有它在厨房，心里很踏实。

它，就是陈皮。它，是药中的贤妻良母。它，是中药中的百搭女王。它，既能够治病，又能够养生。

陈皮不是橘皮，是橘皮放在那里，慢慢陈化，1年、2年、3年，甚至几十年，时间越久药效越佳。陈皮，是时间开出来的花朵，是耐心等待的收获，是岁月馈赠的礼物。

文小叔喜欢陈皮。一年365天都离不开它。喝茶的时候放点儿，煮饭的时候放点儿，炖汤的时候放点儿，冰箱里放点儿，厕所里放点儿，衣柜里放点儿……它无处不在，它温柔地充满了小叔的生活，充满了小叔的衣食住行。

一切的一切都是因为陈皮太好了。

1. 感冒初期，刚刚受寒的时候，一剂陈皮汤就可以把感冒扼杀在萌芽状态之中。

陈皮能够驱散风寒，是因为陈皮有一股辛温

陈皮：味苦、辛，性湿。归肺脾经。陈皮为理气药，具有理气健脾、燥湿化痰的功效。

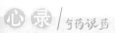

葱白生姜水在中医上是一剂经典名方葱豉汤的重要组成部分。葱白和生姜均具有解表散寒的功效。

竹茹可清心火，凉血；可清肺火，化痰；清肝火，除烦；可清胃火，止吐。

蚕沙入肝经，可祛风、活血；入脾经，可燥湿、止泻；入胃经，可和胃、化浊。

的气味。辛能够散，温能够祛寒，所以陈皮可以宣发肺里面的寒气，可以驱散表皮的寒邪。具体做法是用陈皮 10 克煎煮 15 分钟，喝下，加点儿生姜或葱白更佳。

风寒感冒后期，什么症状也没有了，就只剩一点儿咳嗽了，这是身体里残留的一点儿外邪还没有彻底被排出去。此时，陈皮就派上用场了，同样用 10 克陈皮煮水喝，残留一点儿的咳嗽马上就能解决。如果加怀山药干 30 克来扶正，强壮脾胃，效果更佳。

2. 在你高热不退的时候，陈皮也能大显神威，救你于水火之中。

像陈皮这样温文尔雅的君子，关键时刻绝不掉链子，有一个退热方，在你一筹莫展的时候可以帮助你，最快一剂退热，很多人亲自验证过。越是高热越有效果，成人发热 38℃ 以上，孩子发热 39℃ 以上。这个方子就是：陈皮 30 克，竹茹 30 克，蚕沙 30 克。这是成人的用量。如果是 6 岁以下的宝宝可以用陈皮 10 克，竹茹 10 克，蚕沙 10 克。

小孩子因为是纯阳之体，又加之有积食的困

扰,感冒特别容易发热,宝妈们必须把这个方子记在心里。

3. 陈皮,真的是化痰高手,可以称得上女人身体的清道夫。

女人痰多,这是不争的事实,因为女人阳气本来就不旺盛,又特别爱吃那些阴寒的容易产生痰湿的食物,如牛奶、酸奶、各种奶油蛋糕、巧克力、奶茶,以及过度吃水果等。

很多疑难杂症都是痰湿导致的,如果把身体里的痰湿化掉,很多病不药而愈。很多女人一大早起来不是上厕所,而是去吐痰。这个时候,小叔建议每天喝点儿陈皮茶,每天用上 3～5 克的陈皮泡茶喝,胃寒的人加点儿姜片更佳,坚持下去,身体的痰湿就会慢慢化掉,有一天你醒来会惊喜地发现,咦? 今早怎么没有痰了呢?

这个时候请不要忘记,这是陈皮的功劳。

4. 陈皮还可以调理脂肪瘤,让你的脂肪瘤一天一天变小,最终消失不见。

小叔的一位粉丝,腋下长了一个杏仁大的脂肪瘤,问小叔怎么调理。

识录 与药说药

陈皮能解表、温中散寒,既能散风寒、化痰、止咳,调理上呼吸道感染,又能温胃、止吐,缓解消化不良。

山楂：味酸甘，性微温。归脾、胃肝经。可用于治疗肉食积滞、腹部胀满，对高脂血症有较好的调理作用。

《神农本草经》："主胸中瘀热，逆气，利水谷，久服去臭，下气。"

小叔说，问题不大，脂肪瘤通常是良性的，治不治也无所谓，好好控制饮食就可以了。于是小叔不加思索地推荐了一个食疗方——陈皮山楂茶。用陈皮来化痰，用山楂来化瘀。万万没想到，他说喝了 1 个月的陈皮山楂茶，腋下的脂肪瘤真的变小了，虽然没有消失，但这足以让他惊喜了。这下好了，坚持喝下去，应该可以把这个脂肪瘤完全消掉。

脂肪瘤在中医看来就是痰湿导致的，少吃肥甘厚味为妙。陈皮能够救得了你一时，但救不了你一世。

5. 陈皮，可以解决你的胃胀、腹胀，身上有气滞导致的症状，它都可以搞定。

一位粉丝，发来微信说，"小叔，救救我，刚与男朋友吵架了，这会儿觉得胃胀难受，感觉有一股气在胃里上蹿下跳，我几乎不敢动弹，怕一动我的胃就会被撑破。"

这是典型的肝气不舒，横逆克脾土。本来肝气要舒展、要生发的，现在由于与男朋友生气，肝气郁结了，横在那里，不走自己的道，跑到脾胃那里撒野去了,于是引发胃胀、腹胀。

现在去药店买药也来不及,于是小叔随手打出一行字:用陈皮泡茶喝,按摩一下太冲穴。

没想到,她刚喝完陈皮茶,就感觉胃舒服多了,堵在胃里的气慢慢消散了。

为什么陈皮有如此功效呢?因为陈皮有一个非常大的作用就是行气、理气。什么叫理气呢?我们的五脏六腑都有气,每个脏腑的气都有自己该走的道,也就是经络。如果不走自己的道,跑到别人的道上去了,或者气滞了,总停在那里不走,身体就会出现气乱。陈皮的作用就是让这些气回到自己的道上,安安分分,规规矩矩,井水不犯河水。

6.陈皮,可以让你的脾胃清清爽爽,不会因为痰浊而恶心、呕吐。

很多女人会莫名其妙地恶心,想吐又吐不出来。恶心想吐是脾胃的问题。为什么会恶心呢?你看,我们吃多了油腻的东西就会恶心想吐,这多出来的油腻之物是没有消化的垃圾。如果没有吃多也恶心想吐,自然是因为身体里垃圾多了,脾胃

《名医别录》:"主脾不能消谷,气冲胸中,吐逆霍乱止泄。"

治食积气滞,脘腹胀痛,可与山楂、神曲、麦芽等合用。

有湿气，有痰浊了。

看见垃圾桶，我们会捂着鼻子赶紧跑开，会觉得恶心。同样，当我们的身体垃圾越来越多的时候，也会恶心想吐。

陈皮有一股特别好闻的芳香，不知道你们喜不喜欢，小叔特别喜欢，每次吃橘子的时候都忍不住要闻闻橘皮散发出来的香味，让人神清气爽、心旷神怡。

中医认为，芳香可以化浊，就是把身体的浊水清理掉。身体里没有垃圾，脾胃清清爽爽，自然就不会恶心呕吐了。有的人有口臭，也是脾胃堵了、有垃圾造成的，同样也可以用陈皮茶慢慢清理。这可比刷牙好多了。

7.什么药都没吃，一杯陈皮茶轻轻松松搞定了她的食欲不振。

不想吃饭，是一个大问题，因为人得胃气则生，失胃气则死，脾胃是气血生化之源，食物是气血的来源，不吃饭，气血跟不上，人就会消瘦，一天比一天瘦，最后人比黄花瘦。

有一位粉丝就是这样的。食欲不振，持续 1

陈皮辛香走窜，温通苦燥，有行气、除胀、燥湿之功。

"有胃气则生"见于《黄帝内经·素问·至真要大论》。
如说："脉弱以滑，是有胃气，命曰易治。"

个月了,身体吃不消了。想到了小叔,问什么药可以开胃。小叔建议,喝点儿陈皮茶,陈皮可以健胃消食。想不到,他才喝了几天,胃口就好起来了,原来只吃半碗饭,现在可以吃一碗饭了。

陈皮为什么可以开胃?因为陈皮一方面可以消食、理气,另一方面它独特的香味可以唤醒沉睡的脾胃,要知道脾胃最喜欢香味的东西了,中医称"芳香醒脾"。胃口不好的人可以多闻闻芳香的东西,也要把饭菜做得香一点儿。最好的方法就是煮饭的时候放一点儿陈皮进去。

8.血脂高,不用慌,陈皮可以帮助你。

血脂高,这个时代很多人都有,因为人们喜欢吃大鱼大肉,喜欢吃肥甘厚味,又因为整天坐着不动。血脂高的人一般会有高血压病。因为痰湿阻碍了气血的运行,让血液黏稠得如黄河里面的水。气血要冲破这个瘀阻,势必要加压。

一位50岁左右的大哥,询问高血脂该吃什么药。

小叔说,针对这种慢性病,食疗是最好、最安全的,可以喝点儿陈皮普洱茶,必须是熟普。

心录·与药说药

"无胃气则亡。"见于《黄帝内经·素问·平人气象论》。如说:"平人之常气禀于胃,胃者,平人之气也,人无胃气曰逆,逆则亡。"

陈皮普洱茶温和甘醇,老少皆宜,适合长期吸烟者、长期使用电脑、心脑血管和高血压患者饮用。

29

他坚持喝了三四个月，反馈说，这陈皮普洱茶真好，不仅让血脂降下去了，还减掉了5斤赘肉。

这个效果是自然的，陈皮化痰，普洱茶也能消食、化解油腻，帮助脾胃运化。身体痰湿少了，自然血脂就降下来了，体重也会随之降下来。

陈皮，还有一个巨大的好处，这个好处很多人都非常喜欢，那就是祛湿。

就祛湿这一个好处足以让人心动了，因为这个时代湿气重的人太多。你可能不需要减肥，但一定需要祛湿，你不在祛湿，就在祛湿的路上。

为什么广东人最爱陈皮？为什么广东人一年365天都离不开陈皮？为什么广东人特别喜欢用陈皮做菜？为什么最好的陈皮在广东？

因为广东这个地方湿气真的太重，即便是冬天，湿气也很重。所以，广东人需要用陈皮这种不温不火可以祛湿又不伤身体的药材来祛湿。

陈皮祛湿的原理是风胜湿与燥湿。什么叫风胜湿？只要吹风的地方，如高原地区，湿气就很少。风胜湿就是用一些特殊的药材在身体里面刮一阵柔柔的风，这种特殊的药材就是行气、理气的

广东人爱陈皮，这是由广东的气候和饮食习惯决定的。

在他们眼中，陈皮香气低调内敛，越陈越香，入菜、泡茶皆可。

药材。只要身体里面的气运行起来了，就等于身体里面起风了，湿气自然就慢慢消散了。

陈皮刚好可以理气、行气。

燥湿又是什么概念？就是桌子上有水，拿一块纸巾放在那里，水就被纸巾吸收了，这就是燥湿。陈皮就有这个作用。同样可以燥湿的还有半夏，所以陈皮与半夏同气相求，相须为用。

正如最好的山药在焦作，最好的三七在文山，最好的枸杞在宁夏，最好的艾叶在蕲春，最好的陈皮在广东新会。只有道地药材才能发挥更好的药效。

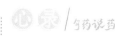

《神农本草经》记载："山药以河南怀庆者良。"河南焦作古称怀庆府。

文山是"三七之乡"。

《本草纲目》将宁夏枸杞列为本经上品，称"全国入药杞子，皆宁产也。"

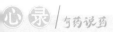

白芍的妙用

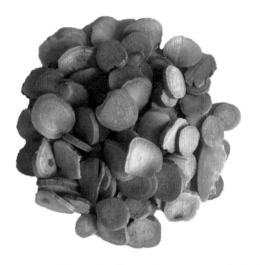

白芍：味甘、辛，性温，有小毒。归肝、脾经。具有温阳祛湿，补体虚、健脾胃等功效。

这里小叔要跟小伙伴们聊一聊一味非常重要的中药，这味药没有人参的华丽，没有阿胶的风采，没有鹿茸的高贵，没有石斛的仙气，可它却默默无闻成就了很多千古名方。天下第一方桂枝汤里有它，女人最常用的名方逍遥丸里有它，调肝第一方四逆散里有它，她就是中药里的良家妇女——白芍。

白芍，真的是一味很特别的药，是百变女王。它的用途真的让人惊叹，它能补、能收、能柔、能缓、能止、能泄。

白芍有补益的作用，补什么呢？自然是补血。五脏六腑都有气血，白芍最善于补哪里的血呢？自然是补肝血。仅这一点就让女人心动不已了，因为女人以肝为先天，肝藏血，女人的月经与肝的疏泄有直接关系，如果肝血不足，月经一定会失调。所以，补肝、养肝是女人一辈子的事情。女人一生都在失血，太需要补肝血了。

千古补血第一名方里面就有白芍，白芍与当归是补肝血的最佳搭档。

白芍可以直接补肝血，不仅如此，它还具备当归没有的作用，即一种收敛的作用，可以把肝血收住，不过于耗散。例如，当我们的肝气过于舒展、过于旺盛的时候，肝的疏泄也会加快，月经就可以提前到来，或者月经量就会加大，这个时候就可以用白芍来收敛，让肝气不那么旺盛，让月经不那么着急。

因为白芍很酸，酸味的药走肝，可以收敛。当

白芍可养血调经、柔肝止痛、敛阴止汗、平抑肝阳。

千古补血第一名方：四物汤——熟地、当归、白芍、川芎。

我们的身体处于一种过度耗散、过度兴奋的状态时，酸味药就可以派上用场了。如失眠，失眠就是阳气浮于外，阳不入阴，如何把这多余的阳气收住，这就要靠酸味药了。白芍就是酸味药的代表。

白芍是贤妻良母，是一味很温柔的药，不野蛮、不霸道，会动之以情，晓之以理，让你心平气和、心悦诚服。我们把白芍这种特殊的作用称作柔肝。

肝是需要柔的。因为肝本来就是一个将军之官，有着火爆的性子，直爽的脾气，对付肝，不能对抗、不能火上浇油、不能以暴制暴，必须以柔克"肝"。当肝着急的时候，如突然发火、着急、激动、紧张、兴奋等，总之，当我们的情绪突然不稳的时候，这就是肝着急了。这个时候，我们必须安抚肝，安抚肝最好的一味药就是白芍。

白芍用上去，肝很快就会安静下来，就像波涛汹涌的湖面慢慢的就会风平浪静了。白芍温柔的手，像母亲的手，抚摸着肝的脸庞。肝就像一个孩子一样，躺在摇篮里，进入了梦乡。

所以说，白芍是一味调理情绪的良药。调理

《本草备要》："补血，泻肝，益脾，敛肝阴。"

《滇南本草》："收肝气逆痛，调养心肝脾经血，舒经降气，止肝气痛。"

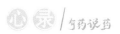

情绪就要调肝，调肝必须要用到白芍。

情绪不稳的时候，女人的月经也会不稳，女人的月经最能反映女人的情绪。例如，很多女人月经不是先来，就是后错，总之不守时，这个时候不能怪"大姨妈"，要反省一下这一段时间是不是情绪不稳、情绪起波澜了。是的话就可以用白芍来调肝，就可以服用逍遥丸。

白芍对于急躁的人，对于急躁的身体，可谓是大救星。白芍有一种超能力，这种能力其他任何药都无法比拟，即白芍可以缓和我们的身体，可以缓和任何急性症状。

是的，没错，任何急性发作的症状都可以用白芍来缓和。也许白芍无法根治你的病，但可以让你的症状不那么紧急，可以缓和你的症状。尤其是急性炎症发作的时候，任何炎症都可以，如咽喉炎、扁桃体炎、肺炎、胆囊炎、前列腺炎等。

缓急，这是白芍最大的秘密武器，用好了可以治疗很多疑难杂症。当我们的身体处于一种紧急状态的时候，都可以用白芍来缓急，注意不是那种虚证导致的急症，是实证导致的才可以用白芍。

肝风：肝受风邪所致的疾患或肝风内动的病证。肝风内动证是指临床出现眩晕欲仆、震颤、抽搐等症状的病证。

例如，很多人的身体会莫名其妙地颤抖，这就是身体的一种紧急状态，如有的人头不由自主地颤抖、有的人眼皮总是跳动、有的人舌头伸出来不停地颤抖、有的人手抖、有的人肌肉总是在跳，还有的人睡觉时磨牙或牙关紧咬等，这都是身体的紧张状态。这种紧张状态是由肝风造成的，肝比较着急，没有放松，所以肝风内动，才会造成身体颤抖。

试想一下，如果我们能够像僧人一样心静如水，没有焦虑、着急、生气，那身体还会抖吗？

这些都是疑难杂症，只能靠白芍来帮你。白芍缓急最佳，用法就是与甘草一起搭配。

疼痛，是任何疾病无法避免的症状，也是我们最怕得病的原因，如果没有疼痛，病也就无所谓病了。

芍药甘草汤出自《伤寒论》，即白芍药12克，炙甘草12克。

芍药甘草汤，缓急止痛第一方。酸可以收，甘能够缓，芍药甘草汤缓急止痛，无论是头痛、牙痛，还是胆绞痛、肾绞痛，都可以用芍药甘草汤来缓和。

虽然芍药甘草汤不能根治你的疼痛，但能够缓和你的疼痛。

白芍不仅可以止痛，还可以止汗、止泻。白芍对热邪、湿热导致的痢疾效果尤佳,因为白芍不仅有收涩的作用,还有清热利湿的作用。痢疾会导致肚子痛、便血,白芍可以缓急止痛。腹泻还是一种紧急状态,白芍可以缓急。所以,无论从哪方面来说,缓解痢疾都少不了白芍。

白芍,真是一味让人不可思议的药,白芍不仅可以补,还可以泄。泄什么?泄肝火。前面说过,白芍可以调理痢疾、腹泻。白芍还可以调理便秘,这更让人百思不得其解。其实白芍对于大便是双向调节的。如果是湿热导致的便秘,白芍可以润肠通便;如果是湿热导致的痢疾,白芍可以清热利湿止泻。如果不是湿热导致的,则用白芍效果不好。如虚寒导致的腹泻,白芍用了之后会加重腹泻,不能单用白芍,必须要与其他药材配伍,因为白芍性子稍稍有些寒凉。

另外,白芍可以利小便。当小便不利,尿痛、尿少、尿黄、尿赤的时候,可以用白芍。

白芍,就是这样一味让人捉摸不透的良药。这样的白芍,你喜欢吗?

最后我们来总结一下,白芍属于酸寒类药,可以补,可以收,可以柔,可以缓,可以止,可以泄。

白芍:生于山地疏林或山坡灌木丛中;分布于云南大部分地区。

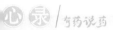

百部的两大杀手锏

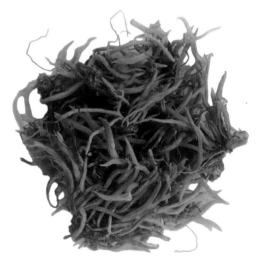

百部，是中药百部的干燥块根。

百部，小叔曾经在止嗽散的文章里介绍过，即百部有两大杀手锏。

百部的第一大杀手锏是杀虫止痒。

百部可以搞定女人羞羞的、说不出口的问题。

例如，一位粉丝，说自己不知道怎么回事，旅游一趟回来，竟然得了阴痒，就是外阴痒得厉害，尤其是晚上，每次都被痒醒，非常影响睡眠。问小叔怎么办。

小叔想，先不管什么原因导致的吧，可能是在外面旅游住宿的时候感染了什么东西，先止痒再说。说到止痒，小叔脑海里第一个跳出来的就是百部，因为百部是止痒要药。于是让她去药店买50克百部，再买一斤白酒（高度白酒，60度）。把百部泡在酒里面，三天三夜，然后用棉签蘸着涂抹痒的部位。效果如何呢？她说，她晚上睡前涂抹了，当天晚上竟然没有痒，效果真是太好了。

这个就是百部止痒杀虫的功效。据说百部里面有一种成分可以杀虫止痒。这里的虫是什么呢？中医讲的虫就是西医所说的细菌、真菌、霉菌、病毒、虱子、滴虫等。也就说，如果你也有外阴瘙痒，不管是真菌感染，还是霉菌感染，或者是滴虫性阴道炎，只要是瘙痒，都可以用百部泡酒来止痒。

话说回来，要想彻底解决这个阴痒，一定要祛湿。因为中医说了，潮湿的地方容易生苔藓，潮湿

《本草备要》："能润肺，治肺热咳嗽，杀蛔、蛲、蝇、虱。"

心录｜与药说药

"朽树湿生菌，残蚕已化蛾"——《春日》。

《本草正义》："百部虽曰微温，然润而不燥，且能开泄降气，凡嗽无不宜之，而尤为久嗽必需良药。"

的地方容易滋生细菌、各种虫。你看夏天我们养花的时候，发现花盆里面特别容易生各种虫子，尤其是月季花，简直是药罐子，但其他季节就不生虫，为什么？就是因为夏天潮湿，又湿又热。我们的身体也是天地的一部分，身体里面有湿气，湿气下注，也容易生虫。为什么有的人用完带汤治好了阴痒？因为完带汤就是健脾除湿的。身体没有了潮湿的环境，虫子自然也不会来了。

百部的第二大杀手锏是止咳。

百部止咳是出了名的，而且百部止咳有一个好处，就是不用你去辨证，只要是咳嗽，无论是外伤咳嗽还是内伤咳嗽，无论是风寒咳嗽还是风热咳嗽，都可以用，因为百部止咳是降气止咳，是降肺气的。咳嗽就是肺气上逆造成的，先不管导致肺气上逆的原因，我们先把肺气降下来，这个咳嗽就暂时止住了。

百部还可以润肺止咳，但润肺的效果不大，百部不寒不热，稍稍有一点儿温。

百部还可以治疗百日咳，小孩子得了百日咳可以试试百部。

心录 | 与药说药

咳嗽真的很难治疗,不是因为治不好,而是因为辨证太难,五脏六腑都可以引发咳嗽,不仅仅是肺。肺是一个娇脏,受寒、受热、肺燥、有湿气、有瘀血、气滞等,都可以引发咳嗽。但不管如何,可以先用百部止咳再说。

百部止咳的用法如何呢?很简单,用上9克煮水喝即可。

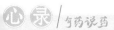

补脾第一物——山药

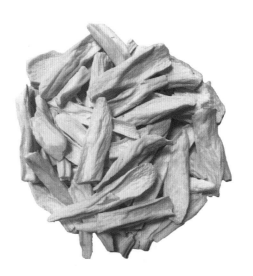

山药:味甘、平,性温。归脾、肺、肾经。

补脾第一的食物,修复自愈力首选食物,糖尿病患者必吃食物,它就是医学泰斗张锡纯用来救命的良药——山药!

自从小叔开通公众号以来,推荐给好多粉丝服用山药来调理身体,原本以为山药仅仅是普普通通的食物,却没想到能够调理这么多疾病,大开眼界，令人惊叹。下面小叔就把全国各地的粉丝服用山药的经历分享一下，希望大家好好认识山药，利用山药，让山药成为守护你健康的卫士。

1. 山东的一位宝妈对小叔说，自己的孩子3岁了，老是流清鼻涕，问有什么办法可以调理一下。

肺开窍于鼻，鼻涕属于肺之液，从表面看，流鼻涕与肺有关，如果是清鼻涕说明肺里有寒。通常来说，受寒感冒的时候会流清鼻涕，但如果没有感冒，平常流鼻涕又是怎么回事呢？

小孩子有一个特点，就是肺气娇弱，脾胃更虚弱，像刚刚破土而出的嫩芽。脾胃又是肺的母亲，中医讲脾土生肺金，脾胃属土，肺属金。如果脾胃不好，肺气肯定虚弱，肺气虚弱就容易受外邪侵袭。

所以要治疗平时动不动就流鼻涕，一定要补脾，脾强大了，肺就强大了。于是，小叔建议这位宝妈给孩子煮怀山药干水喝。

喝了大概半个月，宝妈反映孩子流鼻涕的症状已经大大改善。

怀山药为"四大怀药"之首，医家评价其"温补""性平"，是"药食同源"的典范。

《本草纲目》：
"益肾气，健脾胃，止泄痢，化痰涎，润皮毛。"

山药可治肺虚咳嗽、脾虚食少。

怀山药不仅可以补脾，还可以补肺，脾好了，肺就好，肺好了，自然就不流鼻涕了。

2.广东的一位宝妈，说孩子快6岁了，总是流口水，不是馋了流口水，平常就流口水，时刻要为他擦嘴巴，太折腾人了。

小叔说，每天煮点儿怀山药干水给孩子喝，每天20克，一天就喝这个水，不用喝其他水了。冰镇的饮料、食物一概拒绝，牛奶也不要喝。

这位宝妈是小叔的忠实粉丝，没问多余的问题就照做了。二十多天，她说，孩子白天已经不流口水了，就是晚上睡觉还流一些，真没想到怀山药这么厉害。

小叔就告诉她，中医认为，孩子流口水，包括成年人睡觉流口水，就是脾虚造成的。怀山药大补脾胃，脾胃好了，自然就不流口水了。

3.河南的一位奶奶，说8岁的孙子感冒好了，就是咳嗽总不好，拖拖拉拉半个月了，虽然不严重，但看着心疼，问小叔有什么办法。

通常来说，咳嗽是感冒最后阶段的症状，咳嗽迟迟不好，一般有两个原因，一个是前期用错药了,如感冒初期有点儿咳嗽,用了川贝枇杷膏之类的药;另一个是治疗感冒时输液了。

果然,老奶奶说,自己不懂医,孩子爸妈又在外地打工,就去诊所给孩子输液了。

输液只是把症状暂时打压,会损伤人的正气,之所以咳嗽就是身体用尽全力把输液的不良反应排出去,此时我们不需要止咳,只要加强身体的正气就可以了。加强正气用什么呢?怀山药。

1周后,老奶奶兴高采烈地说,怀山药真好,自己就是河南的,这么好的东西竟然不知道,孙子喝了1周,咳嗽就好了。

4.有一个女孩,刚上大学,说自己的舌苔中间部分脱落了一块,还伴随着唇干,快1个月了,不知道得了什么大病,很着急。

小叔说,不是大病,是脾胃受伤了。舌苔是脾胃之气所生,整个舌苔情况都与脾胃有关,具体来说不同部位又与其他脏腑有关,如舌苔的前面与肺有关,舌尖与心有关,舌根与肾有关,舌头两边与肝胆有关,舌中间与脾胃有关。

心录 | 识药说药

川贝枇杷膏:用于风热犯肺、痰热内阻所致的咳嗽痰黄和咳痰不爽,咽喉肿痛。

舌苔由胃气所生,五脏六腑皆禀气于胃。舌苔的变化可反映脏腑的寒、热、虚实,病邪的性质和病位的深浅。

舌苔越来越厚，说明邪气越来越多，湿气越来越重。舌苔越来越薄，甚至没有舌苔或脱落，说明正气越来越不足，甚至大亏。舌苔中部脱落，说明脾胃之气受损。

于是，小叔让她用怀山药干煮水喝。又因为她唇干，说明脾胃还有阴虚，补脾的同时还要滋阴，所以让她买点儿沙参、麦冬，与怀山药一起煮水喝。喝了1个月左右，她惊喜地说，舌苔正在慢慢修复，嘴唇干的症状也没有了。

怀山药补脾，沙参、麦冬滋阴，合在一起就是滋补脾阴，特别适合那些脾阴虚的人。

5. 有一位小伙子，说自己最近一年总是拉肚子，就是那种大便不成形，便溏，吃点儿油腻的就腹泻，觉得可能是长期喝冷饮造成的。

小叔说，病程不长，人也年轻，恢复起来也容易。这个好办，这种脾虚导致的腹泻用怀山药最好了。不过怀山药的吃法有讲究，一般来说，喝怀山药水就可以，但要调理慢性腹泻，必须要把怀山药打粉，用开水把怀山药粉冲成糊糊喝。这个怀山药糊糊可以让大便成形，可以止泻，当然最主要

沙参: 养阴清热，润肺化痰，益胃生津。

麦冬: 为《神农本草经》记载的上品药物。有滋阴生津、润肺止咳、清心除烦的功效。

的是补脾,脾好了,自然就不会腹泻了。

同时叮嘱,一切生冷寒凉都要戒掉,油腻也要少吃,不要吃抗生素和止泻药。

这个小伙子才用了一天,就高兴得不得了:"小叔,小叔,昨天喝了一天的怀山药糊糊,今天大便好多了,才上了两次厕所,平常都要上4次厕所,看来我的腹泻康复有望了。"

6.四川有一个女孩,三十出头,还没结婚,因为男朋友不喜欢胖的人,所以她一直在努力减肥,就是节食减肥那种,结果肥没有减掉,"大姨妈"突然没了。以为只是暂时的,结果3个月都没有来,于是慌了,问小叔怎么办。

小叔有些生气,说,天天看小叔的文章还节食减肥,你要是再这样下去,以后不仅仅是闭经的问题,连生育都成问题!

生气归生气,还得给她调理,于是,小叔让她重用怀山药干50克煮水喝。

她坚持不懈用了四十多天,月经终于来了,她说,月经来临的那一刻她哭了,要知道对于一个还没结婚的女人来说,无法生育将是多么痛苦的一

山药治脾虚泄泻,久痢,小便频数,遗精等。

脾虚可引发闭经,脾胃素弱,生化之源不足,血海不能满溢导致月经停闭。

件事。然后，她百思不得其解，问小叔，为什么怀山药可以治疗闭经呢？

小叔说，你这闭经是脾胃虚弱、气血亏虚导致的。一个女人只有气血足了才会有月经，气血不足时只能先保五脏，月经自然先给你断了。此时，单纯的补血也有用，但中医认为，脾胃才是气血的来源，是根本，怀山药刚好可以启动、恢复脾胃功能，脾胃好了，气血自然而然就好了。

7. 有一回，小叔的一个朋友感冒了，好在还是初期，症状就是有点儿怕冷，打了几个喷嚏。他说，你懂养生，能教教我如何把感冒扼杀在萌芽状态之中吗？

小叔问："家里有葱、姜、蒜吗？"他说："我从不做饭，哪有这些。"

小叔想了想，问："上回我送你的山药干，吃完了吗？"

他说："一直放着，还没吃。"

小叔说："那好，赶紧煮点儿怀山药干水喝，它会让你温暖起来。"

他将信将疑地喝了，感觉身子暖暖的，第二天早上起来感觉身体舒服多了。

所以，怀山药还有祛寒的功效，适合感冒初期，用来扶正祛邪。

8. 小叔的老家湖南有一位大姐，说自己免疫力太差了，每年流感季节都要感冒，有时候要感冒两三次，问有什么方子可以增强免疫力。

小叔想也没想就告诉她用怀山药干煮水喝，每天 30 克。

去年流感暴发时，她提心吊胆，生怕自己再感冒，可流感季过去了，她也没感冒。

中医讲，正气内存邪不可干，邪之所凑，其气必虚。中医说的正气就是西医说的免疫力。中医认为，人体的免疫力在脾胃，脾胃好了，肺也就好了，正气就足了，敌人就不敢靠近你。

怀山药，就是通过强壮脾胃来加强正气，提高人体免疫力的。

9. 一位来自青海的女士，比较爱美，非常怕自己变老，可偏偏皮肤有点儿发黄，问小叔该吃点儿什么让皮肤白起来。

一白遮百丑，在美白的道路上女人的脚步从

心录｜与药说药

怀山药具有滋补益肾、健胃化痰、补中益气、祛冷风、镇心神、长肌髓等功效。

中医看来，免疫力低下通常是脾胃的"气"不足。

来没有停止过。

中医认为，美白一定要内外兼修。脸色发黄，除先天原因，多数属于脾虚。想要美白，一方面要调理脾胃，另一方面可以借助一些美白面膜。于是小叔推荐她服用怀山药调理脾胃，再用七子白外敷。

三个月后，这位女士突然发来微信，说："太感谢小叔了，今天我丈夫破天荒地说我变白、变美了，我以为他是恭维我，于是去照镜子，照了很久才确认确实变白了。而且我还感觉自己的皮肤变滑了，月经量也多了一些，平常月经量很少的。难道这都是山药的作用？"

小叔说："是的。怀山药色白入肺，本来就可以补肺润肺，肺主皮毛，肺好了皮肤自然好。怀山药又能补脾，脾好了，脸色自然就不会发黄了。"

10.有一位中年大姐，乳腺癌手术后，全身乏力，没有胃口，问小叔吃点儿什么食物可以改善。

大病初愈或术后调理，小叔毫不犹豫推荐了怀山药。

大病初愈最主要的是恢复胃气，而不是去吃

怀山药具有健脾、补肺、固肾、养颜、抗衰老等作用。

什么大补的药,补药是很消耗我们元气的,越是大补的药越消耗我们的元气,不适合极度虚弱的人。而山药这种平补的食物,不但不消耗我们的元气,反而会增强我们的元气。

中年大姐服用了一段时间后,胃口慢慢变好了,最初只能喝粥,现在可以吃一碗米饭了。感觉身体也有力气了,不用总躺在床上,可以去小区散散步了。脾胃好了,气血慢慢恢复了,四肢得到气血的滋养,自然就有力气了。

常常有人问,癌症患者或者癌症手术后吃什么保养身体。小叔总是推荐两种食物,一种是小米,另一种就是怀山药。得了癌症后最紧要的是保护脾胃,把脾胃养起来。

山药还有一个巨大的好处,就是可以降血糖,这也是西医认可的,研究发现山药里面有降血糖的成分。中医认为,山药降血糖是通过调理脾胃来实现的,糖尿病的根源在脾胃。

山药这么好,但有一个很严峻的问题摆在面前,很多人买到的山药都是假山药或是用硫黄熏过的山药。小叔这里说的山药必须是河南焦作产

语录 / 与药说药

山药最养胃气。

怀山药具有滋补作用,可以增强体质,药性平和,适合多数人食用。

51

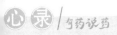

的怀山药，只有怀山药才有药性。

最好的山药在河南，河南最好的山药在温县，温县最好的山药是垆土山药，沙土山药也可以，但比不上垆土山药。千万别买那种雪白雪白的山药，那一定是用硫黄熏过的。在挑选山药这件事上，真不能看颜值。

补气第一药——黄芪

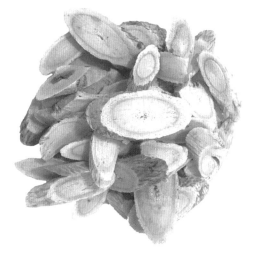

补气第一,可以补全身之气,不是人参,不是党参,而是——黄芪。

黄芪,中药界的明星,黄芪到底有哪些妙用?哪些人不能吃?接下来,小叔就给大家介绍一下。

1. 黄芪补气第一,可以说是气虚者的大救星,可以补五脏六腑之气。

黄芪:味甘,性微温。归脾、肺经。

心录｜与药说药

黄芪甘温补升，甘淡渗利，主以扶正气，兼能除水邪。

人参甘补微温，微苦不泄，药力强大，为补气强身之要药。善大补元气，治气虚欲脱。

"嚼之微有豆腥味。"

说到黄芪，小伙伴们的第一印象是什么呢？毫无疑问就是补气。是的，黄芪补气第一，可以补全身之气，补气的效果甚至比人参还好。我们知道人参是补气的，但人参是大补元气的，补得太猛烈，一般人还真消受不起，必须要配伍，或者用于虚弱的老人以及危急时刻。

黄芪就不同了，黄芪补气适合绝大多数气虚的人，黄芪补气力道绵柔而稳健，一点一点给你补进去，不会让你一补就流鼻血。很多虚不受补的人是不能进行大补、猛补的，一定要循序渐进，不能操之过急。总之，人参补气就好比血气方刚的小伙子，黄芪补气就好比成熟稳重的中年人。

黄芪可以补五脏六腑之气，可以补心肺之气。张锡纯发明了升陷汤，重用黄芪，专门调理大气下陷导致的各种症状，如胸闷、乏力、没有胃口，以及各种各样的脏腑脱垂，如胃下垂、子宫脱垂、脱肛等。

老年人气虚导致的哮喘，动一动就喘的，就可以用黄芪。

黄芪的味道挺好的，有淡淡的甜味，有点儿类似豆子的味道。味甘所以入脾,可以补中益气,对脾胃气虚导致的各种症状,如食少腹胀、少气懒言、便溏等,都有很好的调理效果。

黄芪还可以补肝气,对胆子小、不敢在公众场合说话的人很有帮助。黄芪还可以补肾气,对肾下垂也有好处。

2.黄芪可以用于治疗自汗。

出汗的原因有很多,黄芪可以轻轻松松搞定一种出汗,就是表虚自汗。什么是表虚自汗呢?就是皮毛不紧凑,总是开着,汗自然就出来了。这种出汗并不是身体里面真正有热,真正有热出汗是好事,出完汗很清爽。这种表虚自汗说白了就是气虚,卫气不足,无法固摄汗液,黄芪刚好可以补气,可以加强体表皮毛的卫气,牢牢固守住汗液,不让汗随随便便流出来。

稍微一动就出汗,出汗后感觉很虚、很乏力的人,可以用黄芪调理。

著名的方子玉屏风散就专门治疗这种气虚导致的汗多,其中主要的一味药就是黄芪。这个方子可以提高人的免疫力,对动不动就感冒的人很

用药说药

黄芪善补肺气、益胃固表,可治脾肺气虚、中气下陷、气不摄气、自汗盗汗等。

玉屏风散的组成:防风、黄芪、白术。

有帮助，像屏风一样为你挡住风邪，同时为你的身体加一层金钟罩。

3. 黄芪可以用于治疗水肿。

说到水肿，很多人第一想到的就是要利尿，但这种方法治标不治本，今天利尿消肿了，明天又肿起来了，长此以往让身体更虚弱。慢性水肿不是因为身体里的水多了，而是没有被利用的水多了，这些水如果被利用了就是好水，不是废水，根本不需要通过利尿排出去。

为什么无法利用呢？因为身体气不足，气化不利，无法把身体里的水气化成可以滋润身体的津液，无法推动水液的运行。黄芪恰恰就可以通过补气的方式来治疗水肿，可以补肺气，加强肺的宣化；可以补脾气，加强脾的运化；可以补肾气，加强肾的温化，如此消除水肿。

4. 黄芪还是外科妙药，可以使化脓的伤口慢慢愈合，生出新的肌肉。

只要是外伤导致的伤口久久不愈合的，一定要记得用上黄芪。伤口久久不愈合说明什么？说明身体正气不足，黄芪可以补充正气。另外，脾主

黄芪能托疮毒、利水消肿，治气血不足之疮痈不溃或久溃不敛，以及气虚水肿、小便不利。

肌肉,任何与肌肉有关的症状都要归到脾来调理,只有脾好了,肌肉才容易长出来。黄芪可以健脾,加强脾主肌肉的功能,自然就可以轻轻松松搞定外伤导致的伤口。外伤前期要活血化瘀,用三七;后期收口生肌,必须要用黄芪。

5.黄芪还可以调理便秘。

很多人会说便秘不就是上火导致的吗?黄芪也会导致上火,怎么能够治疗便秘呢?便秘有很多种,黄芪治疗的是那种气虚便秘。什么是气虚便秘?就是有便意,但排便很吃力,使出吃奶的力气才排出去一点点,而且超细,像面条一样,如厕后大汗淋漓、气喘吁吁。这就是气虚便秘。这时候用上黄芪,黄芪给你补足了气,大便轻轻松松就下来了。

6.低血压者用黄芪效果好,高血压者同样可以用黄芪。

低血压无非就是血不足、气不足导致的,黄芪可以补气,气足了血压就升上来了。很多人纳闷,既然黄芪可以升压,那血压高者吃了黄芪血压不就更高了吗?是的,有一种实热导致的高血压是

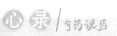

黄芪用于日常保健，可泡茶、煮粥、煲汤。

不能用黄芪调理的，如张飞这样的猛将，如果他有高血压就不能吃黄芪了。但有一种气虚加瘀血导致的高血压，好发于女人身上，就可以用黄芪。气虚则血瘀，血瘀了自然就要通过加压的方式来满足身体对血的需要，所以这个时候我们把气补足了，让气去破掉这个瘀血，瘀血没了，血压自然就降了。

所以，有高血压的人千万不要随随便便吃降压药，有可能会吃出脑梗死、老年痴呆症。

7. 黄芪可以调理小便不利，对慢性肾炎患者来说，很有帮助。

慢性肾炎患者切不可随随便便补肾，很多时候不是肾虚，而是肾实，肾里面有湿热、有瘀血，这就是慢性肾炎好发于青壮年的原因，青壮年肾虚的不多。

不可以补肾，但可以补脾、补气，黄芪可以通过补气的方法来推动小便，让小便力道更足。很多人用黄芪泡茶一段时间后，发现原来升高的指标都降下来了。

8. 黄芪可以帮助减肥。

肥胖之人多气虚，黄芪可以补气，黄芪减肥的原理就是补气。气足了，身体的瘀血、水湿、痰湿就少了，体态轻盈，健步如飞，想不瘦都难。那些总是减肥不成功的，建议用黄芪来补补气。

9. 黄芪可以止血、活血、补血。

黄芪为什么可以止血呢？黄芪不是直接止血的，直接止血的有三七、血余炭、荷叶炭等。黄芪止血的原理是加强气能摄血的功能，以及脾能统血的功能。气为血之帅，也就是说气是血的统帅，气叫血往哪走血就往哪走，如果气虚了，血就不听气的号召了，就会出现血不归经，血从不该走的地方走了，于是身体就出血了。

例如，很多女人经常牙龈出血、月经淋漓不尽，一部分原因就是气不摄血。这个时候用上黄芪就很有效果。

黄芪可以活血这个很好理解，气足了自然血就活了。黄芪可以补血这个如何理解呢？气可以生血，尤其在大出血的时候，有形之血难以速生，无形之气可以速生，所以此时应当马上补气，通过

食积停滞、肝郁气滞、阴虚阳亢、干瘦无汗者谨慎服用黄芪。

气能生血的原理来补血，而不是直接补血。

10.黄芪茶饮可以作为糖尿病患者的日常保健茶饮。

话说当年胡适就是用黄芪茶治好糖尿病的。

当年胡适是北大校长，"五四"新文化运动的领导者，特别崇拜西方文化，对中医嗤之以鼻，很不看好。突然有一天，胡适出现口渴、多饮、多尿的症状，西医诊断为糖尿病，用了很多西药也治不好。最后没办法才想到中医，最后用什么调理好的呢？就是黄芪饮。

这以后，胡适对中医刮目相看，对黄芪更是情有独钟，每天都泡黄芪茶，还把多年的咽炎治好了，自从喝了黄芪茶，胡适每天讲课声如洪钟，再也没有出现嗓子嘶哑的状况。为什么呢？因为话说多了会伤气，黄芪可以把气提到嗓子眼，嗓子气足了自然就不会嘶哑了。

黄芪这么好，如何喝呢？泡茶喝就可。至于具体放多少，只能根据自己的身体情况定了，气虚严重的可以多喝一点儿，气虚轻的可以少喝一点儿。

很多人还是担心上火，但又气虚，怎么喝呢？

加点儿知母就可以了。知母可以滋阴清热，与黄芪很搭。黄芪与知母配伍有行云施雨之效，对口渴很有帮助。

黄芪最好的食用方法就是用黄芪熬小米粥喝，两个都补脾，同气相求，效果更佳，黄芪补气，小米补血，黄芪助阳，小米滋阴，简直就是绝配，堪称食疗版的补中益气丸。

但以下四种人就不要喝黄芪茶了：身体有实热的人、气很足甚至气滞的人、感冒的人、孕妇。

心录 | 与药说药

知母是一味清热药，味苦、甘，性寒，归肺、胃、肾经。具有清热泻火、滋阴润燥的功效。

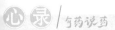

补血第一药——当归

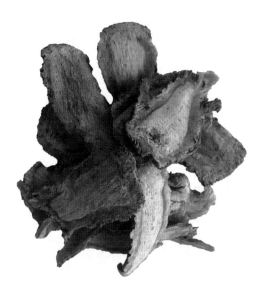

小叔曾经与一民间中医交流。他说有一味药他用得炉火纯青，只要女人来找他看病他都会开这味药，效果很好，是补血最好的一味药，还说这味药可以医治天下一半的病，让小叔猜猜是什么药。

其实当他说出女人、补血这几个字时，小叔就已经猜到了，但不能拂了他的面子，于是假装不知，愿闻其详。

他笑了一下，大声说出"当归"两个字。

小叔又问，为何说当归可以医治这天下一半的病呢？

他神采飞扬，振振有词，"这天下的病不外乎两个，一个是气病，一个是血病，当归可以调理一切血病；这天下的病不外乎两个，一个是实，一个是虚，当归可以调理一切虚病；这天下的病不外乎两个，一个是阴，一个是阳，当归可以调理一切阴病；这天下的病不外乎两个，一个是不通，一个是不荣，当归能够调理一切不荣的病，还能从根本上解决不通，当归如此强大，你说它是不是可以治疗这天下一半的病？"

文小叔连连点头，深以为然。当归是血家圣药，是妇科第一妙药，治疗妇科病的方子十个有九个都会用到当归，可见当归在中医中药中的地位，堪称"女人的保护神"。女人若学会了如何用当归，一辈子健康无忧。今天，小叔就为小伙伴们揭

当归：味甘、辛，性温。归肝、心、脾经。善补血活血、调经止痛、润肠通便。

"不通则痛""不荣则痛"。

当归能散寒，凡血虚、血瘀有寒之证均宜，兼肠燥便秘者尤佳，既为妇科调经之要药，又为内科补血之佳品。

开当归的神秘面纱，具体聊聊当归到底能够调理哪些疾病。

1.当归最强大的妙用就是调经，无论是月经量少，还是月经不来、痛经，总之只要是月经不调，不需要辨证，就可以用当归，当归就是这么霸气。

月经到底是什么呢？记住一句话：经水经水，一半是血，一半是水，血有余才会有月经。月经量少甚至闭经，说明你身体的血不足了，当归可以为你的身体补血，血水充盈，月经自然就下来了。

月经量多也可以用当归，为什么？因为量多势必会导致血虚，当归刚好可以弥补月经量多造成的损害。很多女人烦恼的月经淋漓不尽，来了总是不走，中医称作崩漏，不该出血的时候出血，称血不归经，当归就可以让血归经。当归，就是让血回到自己的道路，回到自己的经脉。同时当归也有止血的作用。

痛经也可以用当归，当归一方面补血，可以解决血虚导致的痛经；另一方面有活血化瘀的作用，可以解决经络不通、血脉不通导致的痛经。

崩漏：是月经的周期、经期、经量发生严重失常的病证，大量出血者为"崩"，淋漓不绝者为"漏"。

2.当归是不折不扣的美容圣药，是女人容颜的"保护神"，当归可以祛斑，可以让你面若桃红。

女人一辈子的养料是什么？是血。由于女人的特殊生理结构,女人一生失血太多,所以女人以血为先天,补血是一辈子的事。没有血滋养的女人是美丽不起来的,所以,当归是女人一辈子的养料。

当归可以祛斑,为什么？脸上长斑不外乎气血过不来,无论什么样的斑,如果能够把气血引到脸上,让气血去攻克这个斑,还有什么斑不能消？很多女人脸上长斑就是血不足造成的,当归可以补血,让你的面色红润,斑就会少。

用当归祛斑,可以内服也可以外敷,外敷就是用当归粉敷长斑的地方。

3.对女人来说，当归是冬天里的暖宝宝，可以温暖女人的身体，调理手脚冰凉。

很多女人手脚冰凉,原因就是血虚。心主血脉,血虚导致心脏功能减弱,心脏就无法把血输送到四肢末梢,所以会手脚冰凉。当然,并不是所有的手脚冰凉都是血虚造成的,也有的是因肝气郁

女人"以血为本"，只有气血充盈，才能令头发亮泽、面容姣好、肌肤靓丽。

65

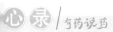

结或阳气不足导致的。

当归虽然不能直接给身体补充阳气，但可以给身体补充阴血，血足了身体就会温暖。张仲景治疗手脚冰凉的方子当归四逆汤，就是以当归为主。

4.当归可以调理白发、脱发，让女人拥有如云的秀发。

中医认为，发为血之余，也就是说，当一个人气血充足的时候，会有茂盛的头发。如果气血不足，头发就会干枯、变白，最后就会脱发。就像长期不施肥、浇水的花朵，慢慢就会枯萎、凋谢；就像长期缺水的树木，树叶会发黄、掉落。

肝藏血，发为血之余，当归可以让女人的血库充盈。肝又主生发，肝血足了，肝吃饱了饭，自然就干活积极，气血源源不断输送到头部，头发就会乌黑油亮，像森林一样茂密。

很多女人的脱发其实不是肾虚，是血虚造成的，如产后脱发、秋天脱发都是血虚造成的，都可以用当归调理。

《伤寒论》："手足厥寒，脉细欲绝者，当归四逆汤主之。"

当归四逆汤的组成：当归、桂枝、芍药、细辛、甘草、通草、大枣。

5.当归可以调理很多女人的便秘，解决女人的难言之隐。

不是所有的便秘都能用大黄、番泻叶这样的苦寒药治疗的,如果你的肠道本来就缺乏蠕动力,用这些药只能越用越让你的肠道失去活力,越用越虚,因为你的便秘本来就不是实秘、热秘,而是虚秘、血秘。

很多女人,尤其是中老年人习惯性便秘,多数是由血虚导致的。为什么女人多出现血秘？前面说过了,女人一辈子失血过多。血不足就无法润滑肠道,肠道就会干涩,大便就会难以排出。这个时候我们只要增水行舟就好了,这个水就是血。我们把血补足了,肠道就会像滑梯一样,嗖的一下,你的便便就出来了。

此时,当归可以来帮你。当归不仅可以补血,更有一股油润之性,能够润滑肠道,大大缓解血虚肠枯。不过用当归调理血秘,需要重用,重用当归30克以上,当归的药性直达肠道,让你的肠道畅通无阻。

心录 | 与药说药

当归能润肠通便,适宜于肠燥便秘,因其长于补血,尤宜于年老体弱、妇女产后之血虚肠燥便秘,常与养血润肠药同用。

6.当归，是非常好的润肤品，是解决皮肤干燥，甚至湿疹、荨麻疹的妙药。

女人最好的化妆品是什么？不是你买的各种高端化妆品，而是血。血是女人最好的化妆品。世上只有血可以滋润女人全身的皮肤且没有不良反应。当归可以补血，所以是女人最好的化妆品。

秋冬季节，很多女人的皮肤干燥并不是由缺水引起的，而是缺血、缺津液引发的。还有很多人在冬天会出现皮肤瘙痒症状，这也是血虚导致的。有一种湿疹，叫作干性湿疹，也是血虚导致的。有一种荨麻疹好发于冬天，好发于夜间，也是血虚导致的。

皮肤病，来得快，像风一样。风善行数变，是一种风邪，风为阳邪。阳邪需要阴来治，需要血来治。所以中医治风先治血，血行风自灭。血水充足了、流动了，风邪自然就消失了，皮肤自然就不瘙痒了。

当归可以补血，所以可以调理血虚风燥导致的湿疹、荨麻疹，以及皮肤瘙痒症。

7.所有的风湿病最后都必须要补血，当归是必不可少的治疗血痹妙药。

风湿病最喜欢找中老年人，尤其是坐月子没有做好的女人。因为中老年人多正气不足，正气不足就容易导致外邪侵袭。

中医把风湿分为风痹、寒痹、湿痹，这三种痹证最终会导致血痹。风、寒、湿之所以会进入你的身体，就是因为你虚了，即血虚、气虚。如果你用治疗风、寒、湿的药把这些外邪赶跑了，但没有及时补充气血，那么它们依然会卷土重来。

所以必须要补血，让气血驻扎在这里，像卫兵一样守护你的每一寸肌肤、每一寸筋骨。

当归可以补血，又可以活血，风、寒、湿痹势必会导致气血运行受阻，从而导致血脉不通。不通则痛，痛是风湿病最痛苦的症状。当归一方面可以把你的正气补足了，另一方面还可以活血、通络、止痛。

所以，那些治疗风湿病的著名方子，无论是三痹汤，还是独活寄生丸，都会加入当归这一味药。

中医认为，风、寒、湿、热之邪通常是引起类风湿关节炎的主要外因，所以散寒、祛风、除湿、清热是中医治疗风湿病的常用方法。

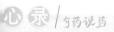

8. 当归可以搞定很多女人的干眼症，治疗女人眼睛的病离不了当归。

为什么呢？

因为肝开窍于目，肝藏血，肝血不足就会使眼睛发涩、发干、发痒，视物模糊，得老花眼、白内障等。

现在很多人过度用手机等电子产品，甚至上厕所都在看手机，睡觉还窝在被窝里看手机，你以为是在看手机，实际上是在耗肝血。肝血不足了，眼睛自然就不行了，这时候你用再好的眼药水都无济于事。试问，灯油没有了，你用再好的灯芯能点亮灯吗？

这个灯油就是肝血。谁来添灯油呢？谁来补肝血呢？唯有当归。

9. 很多女人的头晕、头痛，当归也可以调理。

头晕、头痛不外乎两个原因，一个是不通，一个是不荣。不荣就是气血不足了，当归可以解决不荣。头脑没有血的滋养，自然就会晕、会痛。这种痛不是剧烈的痛，是隐隐约约、缠缠绵绵的痛，这种痛会在空腹或劳累时加剧，休息一下就会缓解。这种痛就是血虚导致的痛，可以大胆用当归

目失津液濡润而变生目株干燥之症。

70

来调理。

10.几乎所有产后的症状都可以用当归来调理。

为什么？

因为产后所有的症状都是大失血后发生的，就是一个虚证，明白了这个道理，很多产后症状就可以调理了。

无论是产后脱发、产后抑郁，还是产后肥胖、产后便秘、产后月子病，都可以用当归来调理。

举一反三，凡是大手术后出现的各种虚证，也都可以用当归来弥补；凡是月经过后出现的各种症状，也都可以用当归来调理。

当归的好处太多了，小叔只是介绍了其中的一部分，剩下的需要你们慢慢去领悟。

当归这么好，最佳吃法是什么呢？就是打成超细粉，每天饭后服用 3～6 克。

到底什么样的人可以服用当归？小叔认为，女人都可以适当服用当归，因为这世上没有哪个女人不血虚的。如果你出现脸色苍白、舌苔苍白、嘴唇发白、指甲发白这四白时，不用犹豫了，当归赶紧吃起来吧。

心录｜与药说药

《本草纲目》："治头痛、心腹诸痛，润肠胃、筋骨、皮肤，治痈疽，排脓止痛，和血补血。"

祛湿圣药——苍术

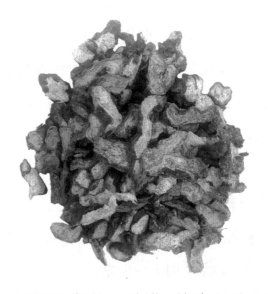

苍术: 味辛、苦,性温。归脾、胃、肝经。能燥湿健脾,为治湿阻中焦证之要药。

祛湿超级厉害的一味药,简直是为肥胖人量身定做的妙药,用它来减肥治标又治本。它是白术的大哥,祛湿圣药、健脾王药——苍术。

首先,苍术最大的作用就是祛湿。苍术祛湿比白术更加厉害,白术祛湿力度远远不及苍术,毕竟苍术是大哥。在古代,苍术与白术是不区分的,可以混用。

白术与苍术都可以祛湿,那它们有什么区别呢?区别就是白术健脾是首要的,祛湿是次要的,也就是说白术是通过健脾来祛湿的;而苍术却反过来,祛湿是首要的,健脾是次要的,苍术是通过祛湿来健脾的。

苍术祛湿,不仅仅可以搞定脾胃的湿气,而且可以搞定全身上下从头到脚、从里到外的湿气。白术祛湿更多是针对中焦脾胃。如果脾胃有湿气,体表也有湿气,或者关节里面,甚至脚趾头缝里有湿气,可以用苍术。苍术气味雄烈,药性可以走遍全身,甚至骨节里的湿气它都可以逼出来。苍术走而不守,白术守而不走。苍术祛湿的性子就像大黄,大黄也是走而不守,如将军一般的性子。

苍术祛湿的力度如此之大,那到底有什么具体妙用呢?

因为苍术性子雄烈,辛温发散,可以发散表寒

苍术苦燥辛散,芳香温化。

与表湿，所以苍术是一味风湿要药。风湿病或类风湿病，但凡有冷痛的都可以用苍术。如风湿性头痛、风湿性肩周炎、风湿性腰背痛等，都可以用苍术，苍术可以把这些部位的湿气与寒邪逼出来。如果配上麻黄来解表，则开毛孔的效果更佳。有一个治疗风湿病很好的方子就是麻黄加术汤，也就是大名鼎鼎的麻黄汤加上一味风湿要药——苍术。

因为苍术的祛湿力度远远大于白术，所以一般急性腹泻用苍术，而不用白术。白术更适合脾虚湿气重的慢性腹泻，如果是急性腹泻，来势汹汹，那么用苍术很有效。

无论什么样的腹泻都可以用苍术，因为无论什么样的腹泻都与湿气有关，我们先不管其他的原因，我们先重点解决湿气，湿气没了，腹泻就会停止。例如，小叔走哪带哪，被奉为"国民神仙水"的藿香正气水，治疗腹泻没有人不服的，通常喝上一两瓶，腹泻就止住了，尤其是那种水一样的腹泻，效果真没得说。

苍术可以把胃肠里面的水湿统统排出去。如

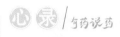

有的人总觉得胃里面有水声，喝点儿水就胃胀，所以不想喝水，这种情况用苍术效果很好。还有的人不是胃里有水声，而是肠子里面有水声，会肠鸣，这也是湿邪作怪，用苍术效果很好。

古人说，腹中狭窄用苍术。什么意思呢？就是说，肠道蠕动力差了，肠子变窄了，大便变细了，排出的大便像面条一样的，可以用苍术。苍术可以扩宽肠道，让肠道变得通畅，大便像香蕉一样。为什么苍术有实大便的作用呢？一方面苍术可以祛湿，让大便干爽；另一方面苍术有一股雄烈的气味，这种气味进入身体就可以把肠道撑大，肠道变大了，大便自然就成形了。

所以，从这个角度来说，苍术不仅可以调理腹泻，也可以调理便秘，就是调理那种排便很费劲、大便很细的便秘。

苍术真的很适合肥胖的人服用。肥胖的人多气虚、多慵懒、多疲倦、多痰湿，体内有很多阴寒的东西。这些慵懒的、倦怠的、阴寒的正需要苍术这样雄烈的、刚烈的、阳性的东西来化解、来唤醒。

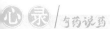

肥胖的人总是觉得身体很沉重，就是因为湿气太重。本来运动是肥胖的人减肥最好的方式，但他们就是不想动，因为动一下太吃力了。苍术用上去，他们就精神了，就想走走跳跳了，因为苍术有独特的芳香，芳香走窜，让人精神抖擞。

苍术减肥可以治标又治本。苍术通过健脾来治本，脾胃运化了，身体的这些痰湿就容易排出去。苍术可以通过祛湿来治标，因为肥胖的人多水湿。苍术对哪种肥胖最有效果呢？对大肚腩、啤酒肚、将军肚，因为脾主大腹，苍术是入脾经的。

脾主大腹，脐以上为大腹，包括脾胃和肝胆。

苍术是不可多得的防疫药。苍术独特的芳香可以让细菌、病毒避而远之，可以让邪气望风而逃。据说"非典"时期，深圳北大医院就用苍术来防疫，整个医院点燃苍术，医院医务人员无一人感染。历代老百姓都喜欢用苍术来净化空气，防止蛇虫，端午前后，悬挂苍术或艾叶，可以让蛇虫退避三舍，不敢靠近，因为蛇虫受不了这种气味。

如果你有脚气，不妨试试用苍术泡脚，效果奇佳。脚气，西医认为是真菌感染，中医没有真菌概念,但中医早就知道湿气是真菌的温床,没有湿气就不会产生细菌、病毒。为什么南方人容易得脚气呢?因为南方太潮湿了。为什么你容易得脚气呢?因为你身体的湿气太多了,湿气下注到脚,容易滋生各种细菌,所以有脚气。苍术一方面可以祛湿,另一方面其独特的挥发油可以直接杀虫、杀细菌,从而把脚气搞定。

以此类推,女人的白带多,男人的阴囊潮湿,都可以用苍术调理。因为白带多也是湿气导致的,阴囊潮湿也是湿气导致的。湿气有两个特点:一是湿气容易往下走,容易沉淀在下焦;二是湿气重浊,特别黏腻,所以与湿气有关的症状总是黏糊糊的,不爽。女人的白带,如果是黄带,可以加入黄柏,就是二妙丸;如果是白带,一味苍术就可以。

苍术,对痛风也有很好的疗效。为什么痛风容易发作在脚趾呢?这也是湿气趋下,躲在脚趾的缘故。苍术是祛湿的,所以对于痛风,无论是寒湿痛风,还是湿热痛风,都有效果,只不过要加减。如果是湿热痛风,可以用四妙丸,就是苍术加黄

痛风属于中医的"痹症"范畴,寒、湿邪都属于"痹症"的病因。

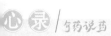

柏、薏米、牛膝。如果是寒湿痛风，可以加艾叶、生姜。

最后小叔说一下苍术的用法，最简单的用法就是直接泡茶喝，一般一次用 9 克。不过值得注意的是，苍术不是平和的药，燥性很强，没有湿气的瘦人要谨慎使用。一般来说，苍术最好用淘米水浸泡 1 小时，把苍术的燥性去除。阴虚火旺的人也要小心。

苍术辛苦温燥，故阴虚内热、气虚多汗者忌服。

蝉蜕的妙用

下面小叔给大家介绍一下知了(蝉蜕)这味药。

"70后""80后"应该有这样的童年回忆:走进一片树林,看见树干或树枝上有一个昆虫的皮,黄亮黄亮的,大人会告诉你,这是知了脱下来的皮,是一味中药,可以卖钱的。于是我们会欢呼雀跃,因为多了一个赚零花钱的机会。

这个知了脱下来的皮是一味非常好的中药,叫蝉蜕,接下来小叔就为你们揭开蝉蜕的面纱。

首先我们来给蝉蜕做一个简单的介绍。蝉蜕这味药性子是寒凉的,味道不苦,有甘淡的味道,蝉蜕的药性主要走哪里呢?记住,蝉蜕的药性主要走肺经,其次走肝经。

蝉蜕:味甘,性寒。归肺、肝经。具有疏散风热、利咽、透疹、明目退翳、解痉的作用。

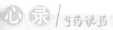

1.肺主皮毛，所以蝉蜕可以调理各种皮肤病。

无论是湿疹，还是荨麻疹、皮炎等，总之，只要是皮肤上出现瘙痒就可以用蝉蜕。蝉蜕为什么可以调理皮肤病呢？因为中医有"以皮治皮"的观点，就是说皮类的药不管是动物的还是植物的，这些皮类药都可以走到皮肤，可以调理各种皮肤病。

蝉蜕调理各种皮肤病的原理还在于，蝉蜕是皮肤病的药引子，可以把药性引到皮肤病处。所以善于治疗皮肤病的人都会在方子里面加入蝉蜕。蝉蜕可以透发各种皮肤疹子，把这些疹子彻底发出来。

2.肺开窍于鼻，当鼻子长热疮的时候或者流黄鼻涕的时候可以用蝉蜕。

鼻子长热疮，就是觉得鼻子呼出来的气热乎乎的，这说明有肺热，还有流黄鼻涕说明也是有肺热，这个时候用蝉蜕很合适，因为蝉蜕辛凉解表，可以宣发肺里面的热邪。

因为可以宣发肺里面的热邪，所以蝉蜕经常用来退热，效果很好。著名的方子升降散里面就有蝉蜕。尤其在小孩子发热的时候，用蝉蜕更合

《本草纲目》："治头风眩晕，皮肤风热，痘疹作痒，破伤风及疔肿毒疮，大人失音，小儿噤风天吊，惊哭夜啼，阴肿。"

适。下次孩子发热的时候不妨加点儿蝉蜕进去，药效加倍。

蝉蜕可以退热，是辛凉的，入肺经。肺主气，肺主皮毛，皮毛可以抵御风邪，反之当皮毛功能不足时，就容易受风，如果感受了风热，得了风热感冒，则可以用蝉蜕，效果极佳。

蝉蜕质地轻薄，轻薄的药可以走到上焦、心肺，可以疏风散热，把毛窍打开，把肺里面的热邪宣散出去。

蝉蜕甘寒质轻，清宜透散。

咽喉是肺的门户，所以当咽喉出现热证的时候，咽喉红肿热痛的时候，都可以用蝉蜕。

起初，当我们感受风邪的时候，喉咙会痒，这个时候用点儿蝉蜕效果最佳。如果热邪进一步发展，咽喉就会红肿热痛，这个时候用蝉蜕加上金银花，效果很好。有人问，咽喉肿痛可以用，扁桃体肿痛可不可以用？当然可以，只要是热证就可以。

金银花为清热解毒药，以清为主，清中兼透，凡热毒、风热皆可投用。

对了，小叔悄悄告诉你，蝉蜕是一味可以保护嗓子的妙药，很多歌唱家还有老师都会用蝉蜕来保护嗓子，再加点儿甘草，效果非常好。为什么蝉

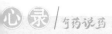

蜕可以保护嗓子？你可以听听，知了的叫声大不大，响不响亮。知了一天都在叫，嗓子一点儿不哑，所以，中医取类比象，知了的嗓子那么好，自然可以用蝉蜕来清咽利喉。

对了，如果你因感冒嗓子沙哑或失音，则可以用蝉蜕，效果也不错。

3. 肝开窍于目，蝉蜕可以明目。

《本草衍义》："治目昏翳。又水煎壳汁，治小儿出疮疹不快。"

前面说过，蝉蜕的药性还走肝，可以清肝明目。肝火导致的眼睛红肿可以用蝉蜕。例如，小孩子突然暴发的红眼病就可以用，急性结膜炎也可以用。尤其是那种以眼睛痒为主要症状的基本上都可以用蝉蜕。蝉蜕可以息风止痒，对各种痒效果都不错，如皮肤痒、喉咙痒、眼睛痒、耳朵痒等。

4. 小孩子因感冒得了急惊风的时候，蝉蜕大有用武之地。

急惊风主要是因外邪导致了肝风，肝风大作，使身体各种摇晃。小孩子肝火旺，所以容易得急惊风。这个时候宝妈们要注意了，一定不要忘记蝉蜕。

5. 小孩子晚上哭闹不已，中医称夜啼，蝉蜕治疗效果较好。

为什么蝉蜕可以治疗小孩子的夜啼呢？你看，知了白天叫得多欢，晚上就安静了。所以蝉蜕可以让小孩子夜晚安静。其实，蝉蜕可以镇肝息风，让小孩子心神安宁。没有热邪的干扰，有心火的时候，小孩子会夜晚哭闹。小孩子的心火通常又是肝火导致的，蝉蜕可以清肝火，也可以去心火，让宝宝夜晚睡一个好觉。

总之，蝉蜕就是一味轻浮上走的药，可以疗头面部的疾病，可以走到体表，疗外面的皮肤上的疾病。只要是热邪导致的头面目的疾病都可以用蝉蜕。小伙伴们记住，蝉蜕对嗓子好，对眼睛好，对皮肤好，对耳朵好，对睡眠好就是必然了。

最后说一下蝉蜕的用量，一般一次用上 6～10 克就可以了，煎水喝。

心录 | 与药说药

蝉蜕使用时需注意，孕妇慎用。

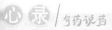

车前子的妙用

车前子是车前科植物车前或平车前的干燥成熟种子。

　　路边不起眼的野草，上可明目治扁桃体炎，下可止泻，是尿路感染的克星。

　　如果你去乡村，马路边会有这种野草的身影。古时候的马车一辆接一辆，从这种野草的身上轧过，路人的脚步一个接一个从它身上踏过，即便伤痕累累也丝毫不影响它顽强的生长，因为它有一个坚定的信念,就是一定要成为良药,拯救世间百姓的疾苦。

它是非常廉价的一种野草,马路边到处都是,它叫车前草。

接下来,小叔就和小伙伴们聊聊车前草的种子车前子的妙用。

1. 车前子第一大妙用是利尿。

每一种药材都有自己特殊的能力,车前子最擅长什么呢?最擅长利尿,可以说是泌尿系统疾病的克星,女人们一定要熟悉车前子,因为女人最容易尿路感染。

当湿热下注到下焦的时候,更具体地说,与生殖泌尿系统有关的疾病,只要是湿热引发的,车前子一定可以用,一定可以帮助你。

当你小便少的时候,喝点儿车前子水,小便就会多起来;当你小便不利、滴答滴答的时候,喝点儿车前子水,小便就流畅起来;当你小便发黄的时候,喝点儿车前子水,小便就清晰起来;当你小便刺痛的时候,喝点儿车前子水,疼痛就消失了;甚至当你尿血的时候,喝点儿车前子水,尿血立马停

心录 / 与药说药

车前子: 味甘,性寒。归肺、肾、肝、小肠经。具有利水通淋、渗湿止泻、明目、清肺化痰的功效。

《本经》:"主气癃,止痛,利水道小便,除湿痹。"

止，小便恢复正常。

更有甚者，尿结石堵在了尿道，喝下大量车前子水后，结石居然被排出去了。

是的，车前子就是这样特别擅长治疗下焦的疾病。女人的盆腔炎、阴道炎、附件炎、宫颈糜烂，男人的前列腺炎、膀胱炎、尿道炎，都可以用车前子。所以中医说车前子可以利尿通淋、消炎止痛。

车前子治疗湿热下注导致的泌尿系统疾病的原理很简单，即车前子可以引周身之水来冲刷泌尿系统，把炎症、结石、湿气、热邪都冲走。

2. 车前子第二大妙用是治疗腹泻。

无论什么样的腹泻，不管是慢性还是急性，都可以在方子里面加入车前子。

有一个非常著名的医案：大文学家欧阳修，有一次得了腹泻，怎么治也治不好，欧阳修的夫人从草医那里买了一种药粉，瞒着欧阳修，给他喝下去。为什么要瞒着欧阳修呢？因为怕欧阳修不接受——御医都治不好的，一个江湖郎中怎么可能治好？

但有时候偏方就是这么神奇，欧阳修吃下夫

车前子入肾经，既利水清热而通淋，又实大便而止泻。

86

人买的这种药粉后,腹泻就止住了。欧阳修问夫人,这是什么神药?夫人回答,就是车前子。欧阳修简直不敢相信自己的耳朵,对车前子拜服。

车前子治疗腹泻怎么这么厉害呢?腹泻,无非就是肠道里的湿气太多导致的。先不谈这个湿邪是怎么来的,从治标角度来说,车前子可以把大肠里面的水湿通过小便排出去,这样一来,小便多了,肠道里面的湿邪就少了,腹泻自然就好了。

有一个著名的方子叫作分水神丹,即白术 30克,车前子 15 克。其治疗腹泻疗效显著——白术健脾祛湿,治本;车前子利尿祛湿,治标,标本兼治。

3. 车前子还是痛风患者的救星。

车前子是如何搞定痛风的呢?痛风,西医讲是由高尿酸导致的,中医认为是脾肾的运化出了问题,尤其是肾的排浊能力出了问题。车前子可以帮助肾来排浊,把浊水排出去,把尿酸通过小便排出去。

4. 车前子可以明目。

眼花的人可以试试车前子,尤其是那种总感觉眼前有水雾状的眼花。

心录 句药说药

"分水神丹"出自清代赵学敏《串雅》。

车前子入肝经，清泻肝火而明目，治肝热目赤。

车前子能明目如何解释？

首先，车前子是种子，种子的药性或多或少都有补肾的作用，因为精华都藏在种子里，对应我们的人体，肾主藏精。五脏之精都藏在肾里，眼睛也是要五脏之精来供养的，即五脏之精上注于目，如此我们的眼睛才会明亮。车前子可以补肾，自然可以明目。

第二，车前子可以把肝胆的湿浊利出去，肝胆有湿浊，就会觉得眼睛像被水雾蒙住了一样，这种感觉像什么呢？像下雨天车子前面的挡风玻璃被雨水蒙住了，必须要雨刮器把窗户的雨水刮干净才能看得清。这个车前子就相当于眼睛前面的雨刮器，把湿浊刮掉，还你一个清晰的世界。

如果用于明目的话，小叔建议用枸杞加车前子，再加一点儿菊花泡茶喝。枸杞补肾精、补肝血，为眼睛提供灯油；车前子利湿浊，菊花清肝火，一补一泄一清，特别适合总流眼泪的人。

5.车前子可以治疗湿疹。

车前子为什么可以调理湿疹呢？

首先，湿疹是由于身体的湿气重导致的。车

前子可以利尿，可以把湿气通过小便排出去。湿气少了，自然湿疹就没了。

其次，湿疹是皮肤病，治疗皮肤病一定要治肺，因为肺主皮毛。当肺里面有湿热的时候，一定会通过皮肤来发泄，所以会有湿疹。治肺又要治什么呢？如何把肺里面的湿热往下赶呢？有两个渠道，一个是膀胱，通过小便；另一个是大肠，通过大便。肺与大肠相表里，肺与膀胱相别通。所以说，肺里面的湿热可以转移到膀胱，从小便走。车前子治疗湿疹就是这个原理，让肺里面的湿热从小便排出去了，湿疹自然就好了。

6.车前子可以降血压。

造成高血压的原因有很多，有瘀血、痰湿、血虚，还有肝火旺。车前子调理哪种原因导致的高血压呢？就是肝火旺，气血并走于上，气血齐刷刷冲到头脑，头脑的压力太大，如何把上半身的压力往下撤呢？车前子就可以把上半身的压力往下撤，通过利尿的方式把高血压利走。西药中的降压药很多就是利尿剂，车前子就是天然的利尿剂。

车前子煎汤时，需要先用沙布包好，再放入水中煎煮。

7.车前子特别善于清火，上火导致的扁桃体炎、口腔溃疡都可以试着用车前子。

注意，车前子清的是实火不是虚火。上火的时候如何让这个火消失呢？中医有一个妙招，那就是实则泄之，如何泄呢？有三个渠道，第一个渠道是从皮肤毛孔出去，通过出汗的方式来泄火；第二个渠道是从小便出，通过利尿的方式来泄火；第三个渠道就是从大便出，通过通便的方法来泄火。车前子就是通过利尿的方式把火往下撤，最后从小便出。

什么情况下用车前子泄火效果最好呢？望二：一个是舌苔，舌苔比较黄厚的时候；另一个是看小便，小便发黄甚至尿赤的时候。满足这两个条件，同时有上火的症状，用车前子最好。以此类推，小孩子发热并伴有尿黄时，就可以用车前子来退热。

好了，关于车前子的妙用就介绍到这里，注意，车前子所有的妙用都是建立在有湿热基础上的，如果不是湿热就不合适用，毕竟车前子有些寒凉。

车前子甘寒滑利，故阳气下陷、肾虚遗精及内无湿热者禁服，孕妇慎用。

"四大名香之首"——沉香

夏天除了热,还有另一个特点就是湿,尤其是南方的天气,太湿了,这个湿气让人很不爽,让人慵懒,什么都不想做,连最爱的美食都不想吃,这都是湿气在作怪。

祛湿茶是夏天的标配,但今天小叔要分享一种特别的祛湿方法,不需要内服,特别优雅、舒服,女人都会爱上这种祛湿方法,因为女人喜欢情调、优雅、浪漫。

这种方式就是焚香,或者叫闻香。夏天湿气重的时候,点一支香或者在精致的香炉里点燃香料,香气扑鼻,香烟袅袅,沁人心脾,精神为之一振,身体轻松了,胃口也开了,心情也舒缓了,这就是芳香祛湿的结果。

沉香: 味辛、苦,微温。归脾、胃、肾经。具有行气止痛、温中止呕、纳气平喘的功效。

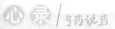

芳香化湿，中医最常用的祛湿药材就是芳香类药材。这里小叔介绍一味香料药，它是古人推崇备至的香料，现在已经非常稀有而且珍贵，小叔很想获得这种香料药，无奈怕市场上鱼龙混杂，迟迟不曾入手。这味香料药就是"四大名香之首"——沉香。

四大名香包括沉香、檀香、龙涎香、麝香。沉香，既是香料，又是非常好的中药。

到底什么是沉香呢？南方有佳木，叫作白木香，当白木香受到外界伤害的时候，如雷电击伤、毒虫猛兽咬伤、被火烧伤，或被人为砍伤等。总而言之，白木香受伤的时候就会流下眼泪，流下眼泪就是为了修复伤口。这眼泪是什么？就是树脂。树脂与白木香结合，经过岁月的洗礼，吸取天地之精华，日月之光辉，最后形成沉香。

一句话，沉香是含有树脂的木材。

沉香到底有什么作用？

首先，沉香作为香料药，具备一切芳香药材所具有的功效，那就是化湿。芳香可以化湿、化浊、除秽。所以焚香就可以祛湿，屋子里很潮湿的时

沉香为理气药，入药部位为瑞香料植物白木香含有树脂的木材。

候,不想吃药,不妨焚香试试。

沉香还有行气的作用,因为芳香的药材最大的作用就是行气。当身体的气机不流动的时候,当身体某一个地方气滞的时候,沉香进入身体可以让气机流动起来。沉香可以化一切气滞,如当气堵在胸口产生胸闷的时候,当气堵在胃里导致胃胀的时候,当气堵在肚子导致腹胀的时候,就可以用沉香。

而且沉香可以化冷气,因为沉香是温的。身体里面有冷气的时候用沉香效果很好。当我们吃完冷饮、冷食觉得身体堵了胀闷的时候可以喝一杯沉香茶。

行气就可以止痛,所以沉香可以治疗很多疼痛。这世间的疼痛,一半是冷痛,受寒了,沉香可以温暖你,可以止寒痛。这世间还有很多的疼痛是气滞导致的,就是气痛,身体窜着疼,一阵阵的,去医院检查根本检查不出来,这个可能就是气痛。沉香可以理气,解决气痛。沉香可以疗寒痛,又可以疗气痛,所以沉香对胃痛、腹痛效果很好。

沉香除了具备芳香药材所具备的功效外,还

心录 | 与药说药

芳香化湿药可醒脾,温燥化湿,疏通气机。

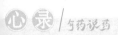

现代研究：沉香有抑制胃肠运动、促进消化液分泌、利胆、平喘、麻醉、止痛、抑菌、降血压、抑制中枢神经等多种药理作用。

有一个特殊的本领，这是沉香最拿手的，也是其他芳香药材无法比拟的，那就是沉香可以降逆气。

什么叫逆气？就是身体的气机本来应该往下走的，现在突然往上走了，逆着走，形成上逆之气，所以叫作逆气。例如，胃气应该往下走，现在往上走了，就会导致打嗝、呕吐、反酸、口臭等；或者胆气不往下走，往上走了，会导致耳鸣、口苦、容易发火、眼睛发红、头痛等；或者肺气不往下走了，往上走了，会导致咳嗽、流鼻血等。这个时候一杯沉香茶就可以搞定，可以把一切逆气降下来。

为什么沉香有如此功效？因为沉香真的与众不同，所有的木材都会上浮，唯独沉香扔进水里会下沉，下沉的是上好的沉香，半浮半沉的是中等沉香，仅仅沉一点点的就是下等沉香。因为沉香可以沉入水底，所以沉香的药性是往下走的，沉香又是行气药，所以沉香可以降逆气。

因为沉香这种独特的降逆气作用，所以沉香可以调理哮喘。沉香可以纳气归田，可以把气引入丹田，让你不心浮气躁，让你呼吸沉稳、绵长。哮喘的人呼吸很浅，沉香进入身体后，会使呼吸深厚，平时吸气只能吸到脖子的，现在可以吸气吸到肚子，如此，就不会哮喘了。所以，有肾虚哮喘的人可以经常闻香，闻沉香，或者泡沉香茶喝。

因为沉香有这种引气下行、纳气归田的作用，所以沉香可以安神、助眠，让你睡得沉稳。"香界"有一种说法，早上起来点燃檀香，晚上就要点燃沉香。檀香让人喜悦，白天需要喜悦，晚上就需要安神，所以晚上需要沉香。睡眠不好的人可以晚上闻沉香，即把沉香做成香囊，放在枕边，起安神助眠的作用。

唯一的缺憾就是，沉香太好、太珍贵了，假货横行。如果想调理身体，可以去正规药店买点沉香，这种入药的沉香品质一般，但也足够好了，老百姓还是可以消费得起的。

一般一次用上3～6克泡茶喝即可。

沉香有纳气平喘的功效。

沉香辛温助热，故阴虚火旺及气虚下陷者慎服。

95

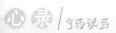

厨房一宝——醋

厨房有一宝，是心脑血管病的克星，有健脾胃、消积食、化结石、美肌肤的作用。

相传两千多年前，一位叫黑塔的俊美男子，把酿酒余下的酒糟好生保存起来，21 天后，掀开盖子，香飘四溢，沁人心脾，一种可以与酒平分秋色的人间美味诞生了。

这种美味就是醋。

世间的美物往往如此，天成偶得，没有任何计划，不期而遇，就这样来到你面前。

这位叫黑塔的美男子来历非凡，他的父亲就是大名鼎鼎的酒神杜康。

接下来，让我们静静地、细细地端详一下这个藏着无数奥妙的"醋"字，它是时间的玫瑰，是岁月

据《史记》记载，夏朝的国君，也是中国古代传说中的"酿酒始祖"，《说文解字》载："杜康始作秫酒。又名少康，夏朝国君。"

开出来的花朵,一个"酉"加一个"昔"字,酒放置 21 天就成了醋,这个"昔"字就代表 21 天。这说明醋的发酵程度比酒更深,也就更醇厚,更绵柔,更具有活性,适用人群更广,养生功效更多,更让人叹为观止。

小叔爱吃醋,此醋非彼醋。

相信亲爱的你看完这篇文章后,也一定会爱上吃醋,此醋非彼醋。

1. 真是不可思议,血压就这样被醋轻轻松松地降下来了。

小叔与醋相逢源于高中毕业那一年。

临近高考,学校组织体检,测量血压的时候,小叔莫名其妙地突然紧张起来,心扑通扑通跳个不停,可能是潜意识受了生物老师的影响,他说高血压隔代遗传,而小叔的爷爷就有轻微的高血压。

这一紧张坏事了,一连测量了三次,血压都不合格,医生叫我下次再测。

那时候的小叔不过 19 岁,看到自己血压高时相当沮丧,感叹不会这么年轻就有高血压了吧。

突然的紧张、失眠、焦虑、情绪波动、愤怒等,都可以让血压出现明显升高。

愁眉苦脸回到家，恰逢一位邻居在家里。他听说了此事，说："下次量血压前半小时喝半杯醋。"邻居也不懂医学，只是听说自己的一个亲戚参军体检时也被查出血压过高，后来再测时，事先喝了半杯醋，血压就正常了。

不过半杯醋而已，喝就喝呗，小叔照做了，在量血压半小时前把提前准备好的老陈醋喝了，结果，那个测量血压的女大夫嘴角含笑，"嗯，不错，血压正常"。

万万没想到，这醋还真是天然降压药。

这是小叔与醋的一次美妙相逢，就像你于千万人之中无意间一瞥，看到了那个让你心动的人，四目相对。然而，毕竟是萍水相逢，小叔与醋也只不过是擦肩而过，因为小叔从小就不喜欢喝醋，也很少喝醋。

小叔很快就把醋淡忘了。多年以后，学了中医以后，才明白醋降血压的原理，因为醋有安神定志的作用，能够收敛你的虚火。当你紧张兴奋的时候，虚火就会上炎，血压自然就会高。而醋恰恰就可以把你的虚火收住，让你激荡的心慢慢平缓

醋具有开胃健脾、强筋暖胃、消肿、活血化瘀、安神等功效。

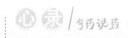

下来,就像奔腾不息的河流扑向大海的怀抱,立马安静的像一个熟睡的婴孩。

这是小叔与醋的相逢,真正与醋相知是大四那年。读大四的小叔出版了自己的第一部长篇小说《爱在忧伤的日子》,应一位读者的热情邀请,去山西太原做毕业旅行。

读者是一位中年人,饭桌上他还邀请了另一位朋友,这位朋友在吃饭的时候不停地喝醋,把醋当饮料喝。小叔很好奇,问:"大哥,你这么喜欢醋吗?"

小叔的朋友笑着解释,"你是南方人可能不太喜欢喝醋,你可别忘了,你现在在山西,山西人没有不爱醋的。而且坐在你面前的这位大哥正是在醋厂工作的。"

于是三个人围绕着醋的话题就聊开了。聊了很多,小叔印象最深的就是,那位朋友说自己所在的醋厂里那些酿醋的工人,身体好得很,几乎没有一个人得高血压的,高血糖、高血脂也都没有。有一位 60 岁的老醋工去体检,大夫说他的血管像 30 岁的人一样!靠的是什么?靠的就是每天必须喝

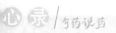

的醋！

旅行结束的时候，这位读者送了好几瓶醋给文小叔，从那以后小叔就开始了吃醋生涯。

后来小叔查阅资料：山西人心脑血管疾病发病率在全国排在最后，很显然这与山西人爱吃醋的习惯分不开。因为醋在中医看来，有活血化瘀的作用，能够把你血管里面的垃圾，多余的脂肪、糖清理掉，让你的血管壁干干净净，很有韧性，血管收缩扩张游刃有余。

2. 一勺醋让胃口打开了，一勺醋让肚子舒服了。

小叔的老家在湖南，小叔来大理之前在北京待了十年，在北京的时候每年夏天都要回老家一次。湖南的夏天太湿热，所以胃口很不好，因为湿气困脾，不想吃饭。所以南方的夏天最适合减肥。但这种不吃饭的减肥对身体有害。

这个时候小叔是怎么提振自己的食欲、打开自己的胃口的呢？小叔自己制作了一道美食——醋泡姜。用那种很嫩很嫩的生姜。夏季是嫩姜大量上市的时候。把嫩姜切成丝，放一些醋，再放一些糖，腌制一下。饭前半小时先吃点儿醋泡姜，再喝点儿用来泡姜的醋,感觉真是清爽无比,胃口大开。就像闷热的天气突然吹来了一阵凉风,这醋泡姜把困扰脾胃的那些湿浊、污秽全部驱散开了。

这个时候,你会有饿的感觉。所以,从这个角度来说,醋是增肥食品。那些每天都没有食欲,吃啥都不香的人,那些衣带渐宽、人比黄花瘦的人可以尝试这道美食——醋泡姜。

讲真,小叔是一个很有节制的人,遇到好吃的东西绝不会大吃特吃,喜欢细水长流,每天一点点。然而,在逢年过节的时候,在好友聚会的时候,小叔也难免会放纵一下,不然小叔真的太无趣了。

谈笑间,推杯换盏间,时光悄悄流逝,曲终人散,送走朋友之后才发觉吃多了。

吃多了肥甘厚味会恶心、腹胀,这个时候小叔的独门法宝登场了,喝一勺醋,立马就不恶心了,肚子也舒服起来。

醋能够化解油腻,像山间清爽的风。醋能够消食,历代养生大家都非常推崇这一功能。现在

醋泡生姜,又名还魂汤,具有养胃、减肥、防脱发、提升人体阳气的功效。

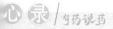

的人营养过剩，很多人都有积食，尤其是脾胃虚弱的小孩子，稍稍吃多一点儿就会积食。这个时候宝妈们会千方百计寻找消食的良药。吃什么药啊，这么好的药就在厨房，就在你的眼皮底下，喝点儿老陈醋，以自己的口感为准，加点儿水稀释一下，妥了。

3. 毫无副作用的通便药、止泻药，不过是一勺醋而已。

小叔的初中同学来大理旅游，因为大理海拔较高，天气比较干燥，又加之旅途劳累，伤了津液，吃了一点儿辛辣的食物，有些便秘，两天没有排便，问小叔吃点儿什么药呢。

小叔说："吃什么药啊，喝点儿醋就可以了，醋就有软化大便、润肠通便的作用。"

于是回到家，小叔为她调制好了半杯蜂蜜醋。她喝了之后，晚上告诉我大便通畅了。

因为醋的这种软坚散结功效，小叔经常用醋来做调料，如煎鸡蛋的时候加几滴白醋，煎出来的鸡蛋非常滑嫩，如果不放醋，煎出来可能会非常老且硬。还有炖牛肉的时候，可以放一点儿醋进去，

《本草备要》："醋散瘀，解毒，下气消食，开胃气。"

102

容易炖烂,不然煮出来的牛肉咬都咬不动。

醋不仅可以润肠通便,还可以止泻,治疗痢疾。这在《本草纲目》上就有记载。

我们知道醋是酸的,酸味的食物有收敛的作用,腹泻就是疏泄太过,所以用醋来收敛一下,可以缓解腹泻。

与小米粥粥油一样,便秘的时候通便,腹泻的时候止泻,这就是醋的双向调节作用。

4. 天然的抗生素、消炎药,不过是一勺醋而已。

小叔每次去旅行,或去外面吃饭,点完菜之后必然会向服务员要一碟醋。

为什么?

杀菌。因为外面的食物不干净,脾胃虚弱的人很容易在外面吃一顿饭就会闹肚子。每次吃完饭,小叔就会把醋喝光,这样肚子就会安然无恙。

据说山西的醋工是很少得流感的,因为细菌、病毒根本不会在醋厂存在,醋能够把这些细菌、病毒统统消灭。小叔那位山西的朋友,他那位在醋厂工作的朋友,二十年不曾感冒,靠的是什么,就是周围氤氲的醋味。

心录 | 勺药说药

《本草纲目》载"霍乱吐泻。用盐醋煎服。"

《本草再新》:"醋生用可以消诸毒,行湿气;制用可宣阳,可平肝,敛气镇风散邪发汗。"

经常感冒的人不妨常常喝一点儿醋，有益无害。

醋的杀菌消炎外用也妙处多多。如被蚊虫叮咬后，除了花露水、风油精、牙膏，还有一个很方便的选择，就是涂一点儿醋。有的女性私处瘙痒，可以用醋来清洗，醋的止痒、杀虫效果不亚于各种洗液。还有，被烫到的时候，第一时间除了用冷水冲洗之外，还可以涂抹一点儿醋，凉血消炎，能够让皮肤早日愈合，不留瘢痕。

如果你有脚气也可以用醋来泡脚，加点儿花椒水更佳。还可以治疗灰指甲。

5. 醋化结石的作用很多人不知道，醋预防结石的作用很多人也不知道。

现在为结石困扰的人很多，曾有一位深圳的朋友因为肾结石到底该手术还是保守治疗举棋不定而咨询小叔，小叔建议先用中医中药保守治疗。

你知道吗？所有省份当中，山西省的结石发病率最低。山西的水其实很硬，这种水质按理说更容易形成结石，但偏偏山西人得结石的概率低，为什么？

答案不言而喻。因为山西人都爱吃醋。

肾病专家曾国华教授曾亲自实验证明,醋不仅可以预防结石,还可以治疗结石。

对于有结石的朋友,小叔建议这样吃醋:与鸡内金一起吃,生鸡内金也有化瘀消结石的作用,先服用5克生鸡内金,再喝点儿醋。

6. 睡前喝一点儿蜂蜜醋,会让你安然入睡。

高木木同学因为与家人闹矛盾,好几天睡不好觉,翻来覆去,辗转难眠。

高木木问小叔要吃什么药。

小叔说,阶段性失眠不用吃药,睡前喝点儿蜂蜜醋就可以了。

于是,高木木买来醋,又买来蜂蜜,睡前喝了半杯,果然今夜不再失眠,虽然半夜醒了一次,但总比一宿不睡好多了。

又坚持了三天,睡眠恢复正常。

小叔嘱咐,不要不失眠了就不喝醋了,醋真的是个宝,即使不用于调理失眠也还有很多好处,例如,女人为了美白,买了那么多化妆品,还不如喝点儿醋呢。你可以在喝醋的同时,用蜂蜜醋来洗

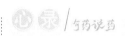

鸡内金为消食药,雉科动物家鸡的干燥沙囊内壁。具有健胃消食、涩精止遗、通淋化石之功效。

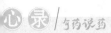

脸，不过敏感性肌肤的人要试着用。

高木木马上来了精神，每天都用蜂蜜醋洗脸，不到 1 个月，果真发现自己比平时白皙了很多。

醋为什么能够美白？你可以自己做一个实验，用醋涂抹你的嘴唇，你的嘴唇马上就白了。醋能够把你脸上的那些螨虫、灰尘、油污洗得一干二净，能够深层次清洁毛孔，还能收缩毛孔，让肌肤更加水嫩、紧凑、细腻、光滑。

7. 醋要酿到极致。

黄土高坡的一位汉子，把醋酿到了极致，像呵护孩子一样呵护他每次酿造的醋。

小叔问他，为什么喜欢酿醋？这并不是一份很有前途的工作。

他的回答像黄土地一样淳朴："我只想酿最好的醋给大家喝，纯手工，无添加。酿一些醋，种几亩田，不求荣耀，只为心安。酿醋，亦酿心，酿一杯清新，品一杯自然。"

超市卖的醋含有各种添加剂，如山梨酸钾、对羟基苯甲酸乙酯、食用香精、食用酒精、异抗坏血酸钠等。

白醋酸性比较强，要避免直接将白醋接触脸，可用温水稀释后使用。

酿造醋是在制醋原料中加入醋酸菌或利用天然的醋酸菌发酵后过滤而成。

真正的好醋需要充分自然发酵,不添加任何防腐剂。

不经过灭活处理,保留了更多的活性成分,也就是西医所说的酶,这些活性的酶可以为你节省身体的元气。

在这个浮躁的年代,如果有匠心的酿造,那么我们就可以放心食用,用于预防三高、开胃消食、通便止泻、杀菌消炎、预防结石、美白养颜。

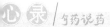

醋泡姜

　　小叔跟大家分享一个小小的食疗方。这个食疗方与醋有关，它可以强壮心脏，预防冠心病，国医大师一吃就是 40 年，坚持不懈。如果不是真的有效，国医大师又怎么会坚持 40 年呢。

　　"首都国医名师"路志正，在 90 多岁的时候，依然精神矍铄，依然在给老百姓看病。

　　北京卫视《养生堂》节目采访路老，问路老到底是怎么养生的，有什么养生妙药妙方。路老慈眉善目，微微一笑，和盘托出："其实我没什么特别的养生秘诀，就是每天吃饭前要吃三片醋泡姜，这个习惯已经坚持了 40 年。如果硬要问我有什么养生秘诀的话，这个就是我最大的养生秘诀。"

　　路老为什么这么喜欢吃醋泡姜呢？他说他是

跟孔子学的。孔子是圣人,也是养生大家。孔子每天都要吃姜,还说男子一日不可离开姜。在战乱年代,孔子颠沛流离,饥饱无度,也活了73岁,算是高寿了。

那么这个醋泡姜到底有什么好处呢?路老说姜可以保护心脏,可以强壮心脏的阳气,可以让心脏充满活力,可以预防冠心病。姜是辛温的,辛可以散,可以散掉我们身体里面的寒湿。辛可以解表,可以宣肺,可以把肺里面的寒痰水饮宣散出去。心肺是一体的,想要保护心脏,就要强壮肺。心是君主之官,君临天下,但需要宰相辅佐,不然会累死。肺就好比宰相,是相傅之官,辅佐君主,处理国事。

肺就好比天空,心就好比太阳,如果肺里面有很多寒痰水饮,就好比天空一片阴霾,天空乌云密布,就会遮住太阳。也就是说肺不好了,肺寒了,肺里面有积液、有痰了,就会影响心脏的阳气。心脏要消耗很大的气血来帮助肺祛除这些阴霾。这个姜可以直接解决肺里面的阴霾,把肺里面的积液化掉,把肺里面的寒痰化掉。乌云没了,太阳就

《神农本草经》里关于姜的记载:"干姜,味辛温,主治胸满,咳逆上气,温中止血,出汗,逐风,湿痹,肠澼,下利。"

出来了，可以为心脏节省很多的气血。

另外，姜是温热的，是充满力量、充满阳气的，可以直接温暖心脏，可以为心脏补充阳气。心脏要充满活力，一定要阳气充足。人老了，阳气少了，心脏难免会受寒。心脏最怕受寒了，受寒就会造成瘀堵，就会导致冠心病、心肌梗死。这个姜就可以解决心脏阳气不足的问题，可以把心脏里面的寒气祛除，可以温通心脉、行气活血，让心脏有温度、有力量。同时还可以扩张血管，让血脉更加通畅。血脉通畅了，自然血压也就降下来了。

姜还有开通的作用，可以把我们的胃口打开，促进消化，加强胃的蠕动力，是保护胃气的良药。你看张仲景用来强壮脾胃的脾四味里面就有姜。说实在的，中老年人最怕的就是胃口不好，吃不下饭，"廉颇老矣，尚能饭否？"判断一个老人身体是否健康，其中一个重要指标就是看他胃口好不好，能吃几碗干饭。人得胃气则生，失胃气则亡。作为国医大师，路老深深知道这一点，所以，路老选择用醋泡姜来开胃，促进消化，打开胃口。如果你的胃口不好，不妨试试醋泡姜。

醋泡生姜在温补阳气方面功效更大，而阳虚是万病之源。姜中加入醋，醋收敛可以既开阳气，又疏发肝气。

问题来了,直接吃姜不就可以了吗?为什么还要醋泡呢?之所以用醋泡,一方面可以让这个姜味道更好,让人能够吃得下;另一方面醋可以让姜不那么辣,可以缓解姜的温燥,用了醋泡之后,吃姜不容易上火。别小看醋泡姜,里面蕴含了大道理,蕴含了中医之道、阴阳之道。姜是散的,醋是收的,一散一收,就像拳头缩回来再打出去,这样更有力量。也就是说有了醋的协助反佐,姜的药性会更强大,而且不伤人。醋是阴,主收敛,姜是散,是阳,一阴一阳谓之道也。醋泡姜就是食疗版的桂枝汤,桂枝就好比生姜,白芍就好比醋。桂枝汤可是千古第一方。

其实醋泡姜也不麻烦,选上好的姜,老姜嫩姜都可以,加入白醋或者老陈醋都可以,放在冰箱冷藏,1周后就可以吃了。可以根据个人口味加点儿蜂蜜或酱油。记住,饭前吃,饭前吃特别开胃,一次三片,拇指大小一片。坚持吃,你的身体就会发生美妙的变化。

这个醋泡姜适合中老年人,以及胃口不好、有冠心病、身体阳气不足的人。阴虚火旺者和小孩子不建议吃。

心录 | 与药说药

《伤寒来苏集》评桂枝汤:"仲景群方之冠,乃滋阴和阳、调和营卫、解肌发汗之总方也。"

《道德经》:"道生一,一生二,二生三,三生万物。"

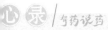

大蒜敷脚心

这里小叔又要分享一个偏方。

首先，小叔声明对偏方的态度，所谓偏方，就是剑走偏锋，对某些顽固性疑难杂症有特别的效果，但只是对某一部分人有效。因为即便是同一种病，中医的治法也可能不同。

这就是偏方。所以，我们抱着敬畏的心态对待偏方。偏方是老百姓的经验总结，是老百姓拿自己做实验的结果。我们要信偏方，但又不能迷信偏方。不能因为看到这个偏方治好了别人，就笃定一定能够治好自己的病。治不好自己的病就开始怨天尤人，这样的心态很不好，也不利于治病。

别说偏方了，即便是医圣张仲景的经典名方别人用了有效，你用了也不一定有效，难不成你要

偏方：意思是民间流传不见于古典医学著作的中药方。

去责怪医圣张仲景？

有些偏方不需要内服，只需要外用，这样的偏方比较安全，操作起来也方便，又不需要花很多钱，用一下又何妨？

今天介绍的这个偏方来自福建的一位朋友，他是小叔的一位忠实粉丝，一位年过花甲的大爷，对传统文化非常有兴趣，对中医情有独钟，经常会搜集一些小方子分享给小叔，说能够帮到大家很开心。

这位大爷说自己年轻的时候有过常年咳嗽的经历，三五年也没好，曾一度怀疑自己是不是得了肺癌，去医院检查什么也没查出来，但这个咳嗽就是治不好。咳嗽真的很难治，属于疑难杂症之一，为什么呢？因为中医有一句话："内不治咳，外不治癣"，因为这两种病太难辨证了，治不好就会丢大夫的脸。咳嗽，一般人都会想到是肺的问题，但中医却认为，五脏六腑都会引发咳嗽。

这位大爷所在的村子里面有一名赤脚医生，他懂一点儿中医，就建议大爷用大蒜切片，然后敷于脚心试试。赤脚医生说这个方子他推荐给很多

老舍《四世同堂》三十五："他记得不少的草药偏方，从地上挖巴挖巴就能治病，即省钱又省事"。

大蒜敷脚心，多敷于脚底涌泉穴。

人用过，治疗咳嗽效果还不错，又不花什么钱，完全可以试试。

大爷也抱着试试看的心态买来了独头蒜，结果，才敷脚心一个晚上，第二天咳嗽就减轻了很多。他心中窃喜，但并没有声张，像捡了一个宝似的。就这样连续敷脚心 7 天，大爷的咳嗽就这样好了。

大爷不理解，询问了很多人大蒜敷脚心治疗咳嗽的原因，也问了那位赤脚医生，可他们都说不清楚。

大蒜切片敷脚心为什么能够治疗咳嗽呢？这个问题一直困扰着大爷。直到有一天在朋友圈看到了小叔的文章，天天给小叔留言，说要分享一些妙方给小叔。小叔起初没有太在意，后来经不住大爷的坚持，联系上了大爷。

大爷就把他的经历告诉了小叔，问：大蒜敷脚心治疗咳嗽，到底是什么原因呢？

小叔是这样解释的：大蒜敷脚心是一个偏方，只能治疗一部分人的咳嗽，大爷刚好属于这部分人。大爷的咳嗽并不是肺引发的，标在肺，根源是在肾。肾哪里出问题了呢？是肾阴虚了，阴虚了就会生虚火，这个虚火就会灼烧肺，所以就会引发咳嗽。

用中医五行很好解释，肾水无法上行，心火无法下降，正常人的身体是心火下行，肾水上行，这叫既济卦，天地之间的运转也是一样的，地气一定要上升，天气一定要下降，天地沟通，万物才会生长。

肾阴虚的人，肾水不足，无法上行，无法克制这个心火，这个心火就会灼烧肺金。心五行属火，肺五行属金，火克金。也就是说，心火旺盛，多余的心火就会伤害肺。心火总是这么灼烧着肺，肺是娇脏，不能寒、不能热、不能燥，时间久了，肺里面的津液就会枯竭，就会肺燥，肺燥就会引发咳嗽。

大蒜属于辛温之物，有很强的刺激性。大蒜敷涌泉穴可以刺激涌泉穴，让肾水像泉水一样汩汩而出，肾水出来就会沿着肾经上行去扑灭这个心火，心火就不会灼烧肺，自然就不会咳嗽啦。

《黄帝内经》讲："肾出于涌泉，涌泉者足心也。"

这个涌泉穴是肾经的原穴，可以调理很多由肾水不足导致的疾病。

心录｜与药说药

咳嗽与肾的关系非常密切。涌泉穴属于足少阴肾经，肾经向上走，通过肝入肺，走喉咙，到达舌。

蒜为辛温之品，常可循经上温肺气，下暖肾阳，同时又可引火归原。

涌泉穴位于足底部，蜷足时足前部凹陷处，是肾经经脉的第一穴。

大爷还说，年轻时还经常流鼻血，自从用了大蒜贴脚心之后，流鼻血的毛病也没有了。

这是一样的道理。肺开窍于鼻，肺里面有虚火，一定会通过鼻子来泄火，本来肺是比较润的，现在肺燥了，当肺里面的津液匮乏到一定程度时，鼻子就很干燥，继续下去只能用血来代替，用血来湿润鼻子。

所以，大爷的流鼻血还是阴虚火旺导致的。大蒜贴脚心可以引火下行，让肾水流出，扑灭虚火。

大蒜贴脚心治疗的咳嗽一定是那种干咳，没有任何痰的。干咳其实最难调理，因为阴虚火旺导致的咳嗽就是干咳。

挑选大蒜的时候记得用独头蒜，效果更佳。

先贴1周，如果1周没有效果就不要贴了，说明你的咳嗽不适合这个偏方。事实上，还有很多人的咳嗽就是虚火上炎导致的，例如，小叔曾经分享的引火汤就是治疗虚火上炎导致的咳嗽的，很多人用了引火汤解决了多年的干咳。

小孩子皮肤比较嫩，要小心使用。

独头蒜无分瓣，蒜头为一整体，因此蒜中含有的活性成分——大蒜素比普通大蒜的含量高。

治疗带状疱疹可用杠板归

对于偏方，小叔的态度是这样的：存在即合理。我们相信偏方，但不迷信偏方。相信偏方有特殊的疗效，对某一个人或者某一类人有特效，但不能就断定这个偏方对所有人有效。偏方，就是不走寻常路，剑走偏锋，出奇制胜，可能对很多人有效，但对你就是无效，可能对很多人无效，就是对你有效。

所以，在安全的基础上，操作又方便的话，完全可以去尝试使用偏方。如果无效，就要学会掉头，立即停止，别一根筋一定要坚持服用下去。

今天小叔要分享的偏方就是一味药，一种野草，估计很多人闻所未闻，这种野草是带状疱疹的克星，蛇见了这种野草都要退着走。这个偏方也

识药｜说药

带状疱疹是由水痘－带状疱疹病毒感染引发，中医认为主要是湿热引起，故中医治疗多清热化湿、活血止痛。

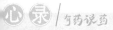

是一位民间中医告诉小叔的，他说他父辈时期，医疗条件不好，有个头疼脑热的不可能去医院，太远了，也没钱，就用草药解决。像这个带状疱疹就用这个草药解决，一般用上一两天就好，外敷、内服都可以，而且不留后遗症。

这种草叫作什么呢？它就是杠板归。小叔第一次听到这个草药的名字觉得好稀奇，寻常的中药材都没有它的影子，估计听说过这味药的人不多。杠板归是一种非常顽强的草，这种草有着三角形的叶子，它的藤有很多刺，蛇就是怕这些刺，所以见了杠板归绕道而行。

杠板归又叫犁头草，因为它的叶子长得像以前耕田时用的犁头。杠板归生在水沟的两边，结蓝色的果实，非常漂亮，果实还可以吃，就是太酸了，那种酸爽让你一辈子忘不掉。杠板归于夏季采收、晒干，做成中药材。

杠板归的果实是酸的，煮出来的水也是酸的，所以它有强大的收敛作用。同时杠板归又是寒凉的，具有清热解毒、利湿消肿的作用。酸味的药一般是走肝的，因为五味对应我们的五脏：酸入肝，

杠板归：味酸，微寒。归肺、膀胱经。具有清热解毒、利水消肿、止咳的功效。

苦入心，辛入肺，甘入脾，咸入肾。

杠板归为什么可以治疗带状疱疹呢？带状疱疹从中医的角度来说就是湿热之毒，这种湿热通常是肝胆湿热，这种湿热之毒从身体里面暴发出来，像火山爆发一样迅猛，所以长带状疱疹的人会很痛，密密麻麻地连成一片，亮晶晶的说明湿气很重，红红的、热热的说明热毒很重。凡是急性暴发的疮都可以当作火毒暴发来治疗，它要暴发我们就收敛，用什么收敛，就用酸寒的药。杠板归又酸又寒，所以可以把这个火毒收住。

如何使用杠板归治疗带状疱疹呢？如果有新鲜的杠板归最好，直接把杠板归的叶子捣成汁，用这个汁液去涂抹长带状疱疹的地方，每天用上 3 次，基本上 1～2 天就可以搞定带状疱疹。

如果没有新鲜的杠板归，也可以去药店买干品，一次用上 30 克，煮水。煮出来的水一方面加白醋外洗，另一方面直接内服，效果也差不多。

用多长时间呢？一般用上 2～3 天就好，最迟不超过 1 周，1 周都没有效果说明这个偏方不对症，不适合你，可以放弃了。

《本草纲目拾遗》："治臌胀、水肿，痞积，黄白疸，疟疾久不愈，鱼口便毒，跌打，一切毒蛇伤。"

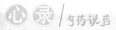

杠板归是寒凉的药,容易伤脾胃。如果内服,脾胃又虚弱的话,可以加上大枣与甘草来保护脾胃,外洗不需要。甘草加上 9 克,大枣放上 3～5 枚就可以了。

如果你或你的朋友正在被带状疱疹折磨,不妨试试这个简单的偏方。

体质虚弱者慎服杠板归。

淡竹叶茶治疗口腔溃疡

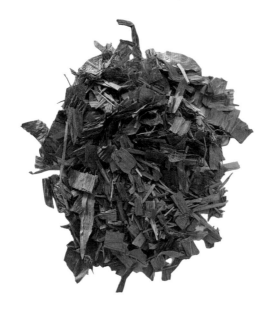

夏天的时候，人容易心火旺，心火旺容易得口腔溃疡。为什么心火旺容易得口腔溃疡呢？火性上炎，火的性子是往上走的，心又开窍于舌，心里有火，第一个遭罪的就是舌头，舌头上就会长口腔溃疡。

口腔溃疡从中医角度讲，多数与心脾热盛有关，多见于脾胃伏火型、心火上炎型、肝郁蕴热型、阴虚火旺型、气血两虚型。

今天这个小妙方、小茶疗方、小偏方就是治疗口腔溃疡的。

白开水里加一物，一杯下肚，口腔溃疡不见了，加的是什么呢？加的是淡竹叶。这是小叔一位云南朋友的经验，他是做药材生意的，大量收购淡竹叶，他说他们当地产一种药材，就是淡竹叶，治疗口腔溃疡效果特别好。他每次有口腔溃疡时，冲一杯浓浓的淡竹叶茶，喝下去就好得差不多，然后也让家人朋友在有口腔溃疡时喝，效果也非常不错。他就问小叔："你比较专业，淡竹叶治疗口腔溃疡效果这么好，是什么道理呢？"

好，现在小叔就告诉大家这个淡竹叶为什么可以搞定口腔溃疡。

首先淡竹叶是绿色的，绿色入肝，可以清肝火。肝五行属木，木可以生火，肝火少了，有助于降心火。

淡竹叶是非常轻薄的，属于花叶类药材。轻薄的花叶类药材善于走上焦、走头面目、走体表，所以淡竹叶可以疏风散热，把身体里面的热通过体表毛孔散出去。

淡竹叶：味甘、淡，性寒。归心、胃、小肠经。具有清热泻火、除烦止渴、利尿通淋的功效。

淡竹叶性子是寒凉的，苦寒入心，可以直接降心火。

最妙的是，淡竹叶属于甘淡之品，中医说甘淡的药材有一个特别的作用，那就是利湿，可以把身体的湿气通过小便利出去。火性上炎，这个火如何降下去呢？一是通过毛孔，二是通过大便，三是通过小便。淡竹叶可以利小便，让小便变得清澈，特别适合尿黄的人。阳随阴降，火就是阳，阴就是小便，喝了淡竹叶茶，小便增多了，这个火就会随着小便走了。

这就是淡竹叶治疗口腔溃疡的原理。

淡竹叶茶如何喝呢？很简单，一次用上 3～5 克泡茶喝即可，多一点儿少一点儿没关系。喝上一两天，你的口腔溃疡就好了。不过淡竹叶只对心火旺盛导致的口腔溃疡有效。

在炎炎夏日里，淡竹叶可以给你带来一丝清凉，心火旺的人喝起来吧，还可以清心除烦，对心烦导致的失眠也有很好的效果。宝宝心火旺，晚上睡觉哭闹，也可以喝一点儿。没有心火的不要喝，毕竟淡竹叶有些寒凉。

《本草再新》："清心火，利小便，除烦止渴，小儿痘毒，外症恶毒。"

淡竹叶性寒清利，故脾胃虚寒及阴虚火旺者不宜服用。

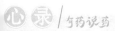

当归蛋具有调经止痛、温补活血、调肠通便的功效。

当归蛋

鸡蛋是非常美味的食物，营养也很丰富。小叔很喜欢吃鸡蛋，估计不喜欢吃鸡蛋的人不多吧。

问题来了，对于女人来说如何吃鸡蛋更加有益健康呢？

每天白水煮蛋未免单调了一些，那应该往锅里加点儿什么才好呢？

流传于民间的当归蛋你们有没有听说过呢？下面小叔就把当归蛋分享给你们。

当归蛋怎么做呢？去药店买来上好的当归，根据自己的情况放上 9～15 克，然后放一个鸡蛋即可。鸡蛋洗干净，带壳煮，用陶瓷锅小火炖煮 40 分钟至 1 小时。要把鸡蛋壳煮裂，目的是让当归的药性慢慢渗透到鸡蛋里面。

煮好后，吃蛋，再喝一小碗汤。每天1个当归蛋，连续吃上1个月，效果看得见。

女人为什么要吃当归蛋呢？

因为女人一生消耗太多了，每个月"大姨妈"要不要消耗？怀孕要不要消耗？生孩子要不要消耗？哺乳要不要消耗？都要。还有女人喜欢操心，思虑过度，也需要消耗。消耗什么？自然是血。女人以血为先天，所以女人一辈子需要好好补血。

而当归则是女人的血药，血家圣药，补血药之王，一辈子守护女人，让女人红颜不老。当归，就是让失去的血再次归来。当归不仅可以补血，还可以活血、化瘀。当然，当归最主要的功效还是补血。

当归解决女人血不足的问题，鸡蛋呢？鸡蛋从中医的角度来说是补精的，凡是可以孕育生命的东西，都可以补精，如植物的种子。肾藏精，肾主生殖，鸡蛋可以补精。精血同源，精足了，血就足。反过来，血足了，精也足。鸡蛋与当归搭配，精血同补，特别适合更年期女人服用。更年期的

《黄帝内经》说："天癸竭。"这个天癸，就是精血。

125

种种症状就是精血亏虚的表现。

当然，如果你感觉自己气也不足的话，还可以加上黄芪，加黄芪 30 克一起煮，这样气、血、精都解决了。

有的人说，吃当归蛋会上火，这个要看情况。一般来说，鸡蛋属阴，是寒凉的，当归温，可以中和。如果单独服用当归可能会上火，与鸡蛋一起煮，一般不会引发上火。不过有些脾虚的人，虚不受补，可能会上火，那就先健脾。另外，身体痰湿重的人也可能会上火，可以加陈皮、茯苓各 12 克，就可以了。最好的解决方法是，吃完进行适当运动。

当归蛋，每天 1 个，把血补回来。

月经期间的女性不宜服用，会导致月经增多，经期延长。

更年期女人的好朋友——地骨皮

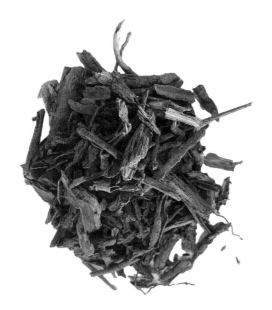

小叔有一位朋友说，更年期了，每天晚上睡觉盗汗，白天也经常感觉有一股闷热，这种热不是天气闷热，而是感觉这种热从骨子里发出来，即便吹空调也解决不了。同时还伴随着烦躁、失眠、心神不宁，总想发火，一句话不对就火冒三丈。

中医认为更年期综合征是肾气不足、天葵衰少，以至阴阳平衡失调造成的。

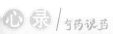

小叔说，这是典型的更年期综合征症状。导致更年期综合征的主要原因就是精血不足，精血无法滋养五脏六腑，就会出现各种燥的症状。精血属阴，阴分少了，阳就多了，身体阴阳就不平衡了。但这位朋友说不想吃药，觉得自己的症状还撑得住，问有没有什么简单的食疗方之类的，最好就是可以直接泡茶喝。

于是小叔就推荐了一个茶疗方给她，就一味药，泡茶喝。喝了二十多天后，最大的改善，就是骨蒸潮热的症状没了，睡觉不盗汗了，白天也不感觉燥热了。身体没有燥热了，自然脾气也好了很多。小叔又建议她喝点儿养肝茶，作为平常调理，缓解更年期症状。

这味药是什么呢？术业有专攻，它是专门治疗更年期潮热的，可以说是更年期女人的好朋友，它就是地骨皮。

什么是地骨皮？大家都认识枸杞，地骨皮就是枸杞树的根皮。注意不是枸杞树的根，而是枸杞树的根皮，根外面那一层皮。

为什么地骨皮可以调理更年期潮热呢？

地骨皮：味甘，性寒。归肺、肝、肾经。具有凉血除蒸、清肺降火的功效。

地骨皮为茄科植物枸杞或宁夏枸杞的干燥根皮。

首先我们知道，枸杞可以补肝、补肾。肾藏精，肝藏血，虽然地骨皮不是枸杞，但肯定也有补精血的作用。这个是治本，女人更年期的症状就是精血不足导致的，地骨皮可以补精血。

地骨皮，从这个药名来看，我们也会对它的药效窥探一二。地里面的药材都可以补肾，如地黄、黄精。枸杞树虽然不高大，但它的根系非常发达，就像地黄一样，可以深入地下，吸收大地的精髓。地骨皮用的是根皮，但也是根，根类药走下焦，植物的根就像我们的肾，所以地骨皮可以补肾。根系越发达的植物，它的根越能补肾。

地骨皮的味道有点儿甜，甘可以缓、可以补、可以缓急，缓急更年期的各种症状，又可以补益，补身体的阴分。

另外，地骨皮是不是一种皮呢？皮又有什么作用呢？中医说，皮类药可以收敛，地骨皮又是滋阴的，所以地骨皮可以收敛虚火、虚汗，可以止汗。

地骨皮的性子有些寒凉，寒凉可以降火。所以地骨皮一方面可以给干燥的身体加水，补充精血，补充阴分；另一方面又可以当作灭火器，给身

地骨皮善退虚热（除蒸）、凉血热、泻肺火，兼生津，不透散。

129

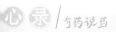

体灭火。这就是地骨皮调理更年期盗汗、潮热的原理。

如果你也有更年期潮热、盗汗，不妨试试这个地骨皮茶，用法很简单，就是用6～9克泡茶喝，建议用保温杯多泡一下，使药性发挥出来，泡出来的水代茶饮即可。

口臭的克星——丁香

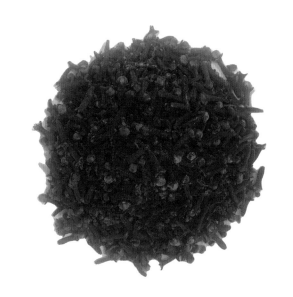

天地万物皆有灵性，一花一木都是良药。

下面小叔要介绍一味良药，它是一朵花，女人都喜欢，这朵花香气袭人，令人心旷神怡，放在嘴里慢慢咀嚼，然后张开口，一说话就是满口芳香，令人沉醉。这朵花可以含在嘴里，也可以徐徐咽下去，闻一下就觉得胃口大开，咽下去顿时感觉胃里面有一股暖流，很舒服、很惬意、很痛快。

这到底是一朵什么样的花呢？慢慢往下看。

小叔有一位朋友，常年为口臭烦恼，以至于产生了自卑心理，不敢社交，生怕一张口就会臭气熏人。其实，她的口臭并没有那么严重，不凑近还是闻不到的，只是她自己闻着很明显。开始以为是口腔问题，去检查，也洗了牙，但口臭依然如故。又说是胃肠问题，吃了西药不管用，也用了中药，用的是清热解毒的药，因为她觉得口臭是胃热，胃里面有火导致的。

但根据小叔的观察，她的胃里并没有火。你看她喜欢吃寒凉的食物，喜欢喝冰镇的奶茶，喜欢吃冰激凌，又喜欢喝寒凉的绿茶，还吃了那么多清热泻火的中药，胃里的火早就被浇灭了。

很多人以为，胃里的热往上走，把胃里面的酸腐之气带出来，所以导致口臭。这，当然说得通，如那些喜欢酒肉的男人，喜欢吃麻辣烧烤的男人，他们的口臭很有可能就是胃热导致的。但大部分女人的口臭其实是胃寒导致的。

寒性收引，寒则凝滞，胃里面一旦有了寒湿，就会阻碍胃气的运行。胃气就会停滞堵在那里，就不能顺利下降。中医认为，胃气以降为顺，就是说胃气一定要往下降。胃气往下降，身体的浊气才会归六腑、出下窍，才会往下排出去。如果胃气不降，这些浊气，如口臭，就会从上面排出来。

小叔的这位朋友，不仅有口臭，还有打嗝的毛病，一吃寒凉的水果就会打嗝，一喝冰镇的饮料打嗝更是不断。不打嗝还好，一打嗝，好家伙，臭气熏天。

朋友说，给我一个茶疗方吧，哪怕不治本，治标也好，我再也受不了自己口里的味道了。

小叔说，茶疗方可以有，这个茶疗方不仅可以治标还可以治本。不过前提是你一定要戒掉生冷寒凉，如果戒不掉，那就不要喝了，喝了也白喝。

她下定决心，照做。

于是小叔推荐了一款花茶给她，就是简简单单一朵花，让她每日代茶饮，不要喝别的水了，渴了就喝这个茶。

结果，朋友说，喝完一周后胃不堵得慌了，打嗝几乎没有了，食欲大开，更让她觉得不可思议的

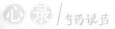

是，喝这个茶第一天就觉得自己的口臭减轻了，她特意哈出气闻了闻，真的没有以前那么难闻了。为了验证这个效果，她又找来父母，跟父母面对面，近距离交谈，父母也说她的口臭没了，表示惊讶！

是的，这朵花茶调理口臭就是这么厉害，它专门为清新口气而生，这朵花叫作丁香。丁香，一味散发着浪漫与芳香的古老中药，是丁香树的花蕾干燥后入药，一般用来直接泡茶，又叫丁香茶。

丁香，被誉为古代的"口香糖"，天然的，无任何添加的口香糖。

丁香：味辛，性温，归脾、胃、肺、肾经。具有温中降逆、补肾助阳的功效。

据说古代的官员要与皇上面谈的时候都会事先在嘴里含一朵丁香，为的就是祛除口腔异味，不然自己的口气让九五之尊的皇上闻到了，太伤大雅。口含丁香，不是一个人的行为，是一群人，是一种风气。

话说唐朝有一位大诗人叫宋之问，他才华横溢，长得也帅气，可就是有一个难以启齿的事，就是一说话口气很难闻。这让武则天一直不敢靠近他。宋之问很纳闷，武则天为什么如此不待见自己呢？后来经过朋友的提醒，才知道武则天实在受不了宋之问的口臭。宋之问觉得太不好意思了，于是听从朋友的建议，开始每日口含丁香。武则天再一次见到宋之问，见他呵气如兰，甚是诧异，一问才知宋之问口含丁香。于是，武则天就号召群臣都含丁香，口含丁香一时蔚然成风。

丁香，为什么能治疗口臭呢？

无论什么样的口臭，丁香都可以用，你不需要辨证，因为丁香调理口臭既可以治标又可以治本。

首先，中医认为，治疗口臭一定要治之以兰。什么叫治之以兰？兰，不是说兰花，而是指像佩兰一样散发着幽香的芳草，说白了就是要用芳香的药来治疗口臭。因为芳香的药材可以化浊、除秽，可以消除胃肠腐败的气味，可以洁净我们的身体。

丁香是辛温的药材，辛就可以散，口腔里面的浊气需要散，胃肠里面的浊气也需要散。丁香最大的功效就是温中降逆。温中温的是什么呢？温的是中焦脾胃。脾胃受寒导致气滞，胃气无法下行，丁香可以暖胃，胃温暖了，胃的通道就打开了，胃气就会顺利下行，就不会上逆，胃气不上逆，就不会打嗝、口臭了。

中医认为，口臭的根源在于湿热困脾，针对这一证型，《黄帝内经》提出："治之以兰，除陈气也"。

中医认为胃主受纳，腐熟水谷，有和胃降逆的作用，而脾胃互为表里，脾主升清，胃主降浊。

不仅仅是胃，整个消化道包括小肠、大肠，都会因为丁香的温散，浊气下行，胃主降浊。胃气下行，肠府之气也会下行。丁香一方面可以祛除消化道里面的寒气，另一方面又可以直接让浊气下行。

不仅如此，丁香还可以健脾胃，可以加强脾胃的运化能力，可以化掉脾胃的湿浊，可以升清，可以加强脾主升清的功能。治疗口臭，治本就要加强脾胃的运化能力。丁香很香，这种香可以醒脾，就是让脾胃醒来，不要慵懒，说白了就是让脾胃精神抖擞，自己起来干活。

总之，丁香一入口，整条消化道的浊气就会一路下行，最后消失于无形。丁香可以让胃动力十足，让肠道蠕动加快，是一味大快肠胃的良药。丁香可以暖胃、暖脾，还可以暖心、暖肾，是一味不可多得的暖女人的良药。

当然，丁香的药性还可以直达丹田，可以暖肾、强壮肾阳，女人宫冷痛经，男人阳痿，丁香都可以调理。

如果要调理口臭，记得用公丁香。公丁香香气更加迷人、浓郁。每日 3～5 克泡茶喝即可。

反酸的克星——瓦楞子

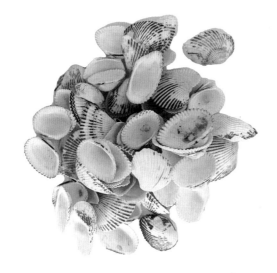

　　反酸的克星来了，无论寒热虚实都可以用，胃不好的人看过来。

　　经常有粉丝给小叔留言："小叔，我胃不好，总是反酸、烧心，怎么办?"说真心话，光说反酸、烧心，小叔也不知道怎么办。因为引起反酸、烧心的原因很复杂。

胃反酸可能是胃蠕动慢和饮食不规律导致的。也可能与不良情绪有关。

137

中医说，脾以升为健，胃以降为和。这里的升降指什么呢？就是气机。天地有气机，人就是小天地，人也有气机。这句话的意思是说，我们的脾气要往上升，胃气要往下降。脾气是清气，是清阳，脾气往上升，脾的运化功能就正常。胃气是浊气，胃肠之气往下降，胃肠就和睦。因为胃肠是腑，腑必须要保持中空的状态，所以胃肠里面的浊气必须要往下降。

那如果胃肠里面的浊气不下降，反而往上升了呢？那就是胃气上逆，这个浊气从口里出来了就会出现打嗝、反酸、呕吐的症状。所以这个反酸就是胃气不降的结果。

那我们进一步思考，胃气不降又是什么原因导致的呢？

脾胃属于中焦，中焦这个位置就等于十字路口，必须通畅，不能堵。如果堵了，交通就会瘫痪。身体也一样，如果中焦脾胃堵了，胃气就无法降下来，五脏六腑就会出现气机不顺的问题。

胃气不降是因为中焦脾胃堵了，又是什么原因导致中焦脾胃堵了呢？那就有的说道了，脾胃受寒了,运化不开,会堵;脾胃受热、湿气太多、有积食了也会堵,还有生气了导致肝气不舒,也会堵。

如此看来,反酸的原因真的太复杂了。如果有反酸症状该怎么办呢? 一方面我们要加强学习,做自己的医生,看看自己到底是属于哪一种;另一方面,小叔教你们一个救急的方法,无论寒热虚实都可以用,这个是偏方,是单方,是救急,是治标的,是反酸的克星。

这味药就是瓦楞子。

瓦楞子是什么? 是蚶科动物的贝壳,有点儿类似牡蛎,牡蛎也是蚝类的贝壳。瓦楞子属于贝壳类药,质地非常厚重,质地厚重的药材都有镇压的作用,会把身体的气机往下引,特别善于调理气机上逆的病。瓦楞子可以把胃气往下引,从而让胃酸往下走,这是瓦楞子制酸的原理。

瓦楞子味道是咸的。一般海里面的药材都是咸的,咸入肾,肾是下焦,所以瓦楞子的药性是往下走的。瓦楞子还可以化痰散结,身体里面有一些痰湿,瓦楞子可以软化,然后通过大肠排出去。胃肠里面有痰湿,也会导致脾胃不通,从而出现胃

瓦楞子:味咸,性平。归肺、胃、肝经。 具有消痰化瘀、软坚散结、制酸止痛的功效。

139

气上逆，引起反酸。所以，瓦楞子可以把胃肠里面的痰湿清理掉，让胃肠清清爽爽，从而达到制酸的作用。

总之，小伙伴们要记住一句话：瓦楞子就是制酸的，天生为制酸而生，是反酸的克星，只要是反酸就可以用它，不需要辨证，无论寒热虚实都可以用瓦楞子来制酸，因为它就是治标的。

瓦楞子治疗反酸如何使用呢？必须要用煅瓦楞子。煅瓦楞子收涩制酸作用更强。

用多少呢？金石类药质地比较重，需要多用一点儿，可用上 30 克。煎煮瓦楞子也需要注意：如果单独煮水，则需要煎煮 1 小时；如果与其他药材一起煎，需要提前煎瓦楞子 30 分钟，再下其他药材。

那如何根据自己的情况加减呢？如果是胃热导致的反酸，可以加黄连 6 克；如果是胃寒导致的反酸，可以加干姜 6 克；如果是胃里面的湿气导致的反酸，可以加苍术 6 克；如果是胃里面的痰导致的反酸，可以加陈皮 6 克；如果是肝气不舒、生气、郁闷导致的反酸，可以加柴胡 6 克；如果是瘀血导致的反酸，可以加三七粉 3 克。

回阳救逆——附子

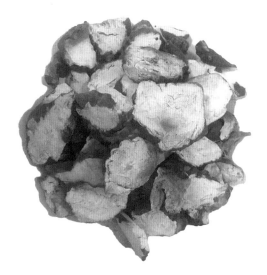

中药有四大起死回生的药,第一是人参,当一个人脉要绝、奄奄一息的时候,用人参来大补元气,把人从鬼门关拉回来;第二是大黄,当一个人得了大实之症,也就是当一个人的胃肠被积食、瘀血堵得死死的,如西医所说的急性阑尾炎、急性肠梗阻等,这个时候就可以用大黄来救命;第三是石

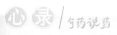

膏，当一个人得了大热之症，如高热不止、中暑等，就可以用石膏来力挽狂澜。

最后一味能起死回生的药是什么呢？当一个人得了大寒之症，全身发冷，脸色苍白，手脚如冰一样，举个简单的例子，就是当一个人快要冻死的时候，最后一味药就登场了。大寒之病需要大热之药。

附子：味辛、甘，大热；有毒。归心、肾、脾经。为补火助阳、回阳救逆之要药。

这味药是什么呢？它就是附子。附子可以把身体里的寒气全部祛除，把快要灭绝的阳气补回来。大寒之人，一碗附子汤下肚，全身立马温暖起来，犹如春暖花开，冰消雪融，手脚不再冰凉，脸色恢复红润。中医称附子这种起死回生的作用为回阳救逆。人参是回元救逆，是大补元气的；附子是回阳救逆，是大补阳气的。如果一个人阳气和元气都没了，附子可以与人参同用，把人救回来。

一听到附子，估计小伙伴们第一时间就会想到附子有毒。是的，影视剧经常有这样的情节，某一位妃子流产了，原来是附子惹的祸。

附子有毒，但此毒非彼毒，所有的中药都有毒，中医把它称作偏性，以药的偏性来纠正身体的偏性。所有的中药都有毒，偏性越大毒越大，附子就是偏性很大的一味药。附子用对了是救命良药，用错了就是毒药。

接下来，小叔就和小伙伴们聊聊附子这味药。

小叔的一位做中药的朋友说，自己每年都要用附子炖汤喝一喝，他将附子与排骨一起炖，用于祛湿散寒。他说他年轻的时候应酬多，经常喝冰镇的啤酒，导致身体寒湿很重。喝一喝附子炖出来的排骨汤，身体感觉舒服多了。

附子，我们用四个字来概括它的特点，即大辛大热。

药有四气五味，四气就是温热寒凉，附子是热药，而且不是一般的热药。干姜算是热药，附子是大热之药。附子的阳气很足，非常雄壮，性子就像张飞。附子绝对是中药中的纯爷们。

由于附子有这股无可比拟的阳气，所以它是阳虚之人的救星。附子可以调理任何部位的阳气不足，五脏六腑的阳气不足都可以用附子来调理。

有的人心阳不足，会出现心悸、心脏骤停、心慌等症状，可以用附子。心力衰竭的患者必须要

《本草备要》："大燥回阳，补肾命火，逐风寒湿。"

用到附子,附子是强心剂。著名老中医李可治疗心力衰竭的患者会大量用附子,效果卓著,不过李可老中医用附子都需要公安部签字。一般人没有李可老中医的魄力与勇气,不会大剂量用附子。

李可老中医治疗抑郁症也会用到附子。抑郁症有虚也有实,虚有气虚、血虚,还有一个就是阳气严重不足,一个人没有阳气就会出现萎靡不振的状态,这就像冬天万物凋零一样,如果要让一个人恢复生机,就要让这个人的身体状态回到春天的状态。附子就可以补阳气,祛除身体冬天般的严寒,还你春天般的生机勃勃。

阳气不足导致的抑郁症可以用四逆汤来调理。注意,如果是实证导致的抑郁症,如肝气郁结导致的,并不是阳气不足,不可以用附子。

附子可以强壮脾胃之阳气。脾胃阳虚就会导致消化不良,胃胀、腹胀,呕吐清水,经常腹泻。中成药附子理中丸就是专门调理脾胃阳虚的。

肾阳虚的人最离不开的就是附子,炮附子可温肾阳。很多老人起夜特别多,小便清长,这就是肾阳不足引起的,可以用附子。还有的人下肢水

四逆汤的组成:炙甘草、干姜、附子。是回阳救逆、温中祛寒的首选方。

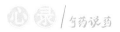

肿、手脚冰凉、宫寒精冷，这些都是肾阳不足引起的，可以用附子。

附子绝对是风湿、类风湿的克星。小叔观察，大部分的风湿、类风湿都是寒湿导致的，附子强大的阳气可以祛除全身上下，乃至骨头缝里的寒气。

附子可以搜刮全身上下关节里面的寒气。为什么风湿病很难治？因为关节是身体的死角，药性很难到达。寒湿就喜欢躲在关节里面，让你无可奈何。这个时候只有附子才能搜刮这些关节缝里的寒湿。

为什么附子可以搜刮关节缝里的寒湿呢？

因为附子有一个特点，即大辛，辛就会散，大辛就会大散，所以附子的药性绝对是走而不守的。附子进入身体会快速走动，绝不停留在一个地方，会走到全身上下，五脏六腑，四肢百骸，通行十二条经络，无所不达，无处不到。就像关羽过五关斩六将一样，附子所到之处，寒湿望风而逃，阴霾散去，阳光普照。

无论是大关节还是小关节，附子的药性都可以抵达。

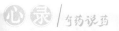

所以，当你有风湿、类风湿时，一定要想到附子：气雄，味烈，是剽悍的将军。

附子有强大的止痛作用。疼痛的原因有很多，但受寒导致的疼痛最多。因为寒则收引，寒则凝滞，凝滞就会导致血脉不通，不通则痛。老年人和大部分女人，全身上下不是这痛就是那痛，多数是受寒导致的。

只要你的疼痛遇冷加重，疼痛的部位发冷，就可以用附子。

附子止痛的作用就是通过它的散寒作用来实现的，寒气一去，气血进来，通则不痛。

附子有毒，如何解其毒呢？一物降一物，最能解附子之毒的就是甘草。现在能够买到的附子都是炮附子，就是用甘草炮制的附子。附子走而不守，甘草守而不走，甘草有缓急的作用，可以让附子的行走速度慢下来。附子大热，大热会伤阴，甘草甘甜多汁，可以补充津液。附子属阳，甘草属阴，一阴一阳谓之道也。

尽管附子经过甘草的炮制，但附子依然不改爷们本色，不过是野马给它加了一副缰绳，依然是野马。所以,附子不可多食。附子不是养生佳品,是治病救人的。一般人用附子必须要用炮附子,一次不要超过 10 克,且需要先煎煮 1 小时。总之,附子久服会伤气、伤血、伤阴。我们的身体需要一股火,需要的是少火,即少火生气,壮火食气。

想平时用附子来调理风湿的,小叔建议与排骨一起炖,炖 2 小时以上,然后喝汤。

不要轻易用生附子,这个必须要在专业医师的指导下服用。

识录 | 识药说药

附子辛热有毒,故孕妇忌服。

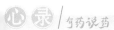

甘草的妙用

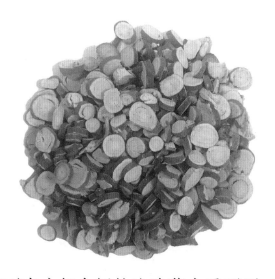

南朝医学家陶弘景将甘草尊为"国老"，并言："此草最为众药之王，经方少有不用者，犹如香中有沉香也。"

接下来小叔介绍的这味药太重要了，它是"药中国老"，又有母仪天下之风，所有方子都离不了它。

小叔很早就想为这味药写点儿什么了，却一直苦于不知道从何说起，因为这味药真的不好写，它的好处只能意会不可言传，这味药平凡得很多人对它视而不见,但它又重要得每一个方子都离不开它。

它有君子的大度,不争不抢,不卑不亢,它似乎没有什么很厉害的本事,但它却是很多药的好朋友。那些猛药、有独到之处的药都很喜欢它,因为得到它的帮助,这些药就可以发挥最大的功效,功成名就之后,光荣与掌声却不属于它,它事了拂衣去,无怨无悔。

它有母仪天下之风范,它是药中国老,它是默默无声的甘草。

甘草这味药,为它写书立传毫不为过,因为它真的太重要了。如果没有它,中药界可能会乱作一团,医圣张仲景特别偏爱它。

下面小叔就隆重介绍一下甘草的妙用,对于普通人来说,甘草是我们的良师益友,学会用它,可以解决身体上很多小毛病,可以让我们少吃很多药,少跑很多趟医院。

甘草有八大功效,这还是建立在小叔浅薄的医学知识基础上总结的。甘草是一座宝藏,只要你细心挖掘,就会挖出宝贝。

李时珍在《本草纲目》中释:"诸药中甘草为君,治七十二种乳石毒,解一千二百草木毒,调和众药有功,故有'国老'之号。"

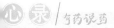

1. 甘草第一大功效是清热。

清热用的是生甘草。清热的药几乎清一色是苦寒之药。苦寒败胃，苦寒会伤害我们的阳气，所以用苦寒药清热的时候一定要小心再小心。不过有了甘草就方便多了，唯独甘草这味药一点儿不苦也不寒，还能清热，甘草的性子是平和的，不寒也不热，甘草是甘的，甘味的药还可以保护脾胃。也就是说，当你上火的时候，无论是实火还是虚火，都可以大胆用甘草来去火，根本不用担心苦寒败胃。如果甘草去不了你的火，再用其他苦寒药也不迟。无论你是心火、胃火、肺火，还是肝火、肾火、五脏六腑的火，从头到脚的火都可以用生甘草来去除。

2. 甘草第二大功效是解毒。

甘草可以解万物之毒，无论你是食物、药物中毒，还是农药、重金属中毒，都可以用甘草来解毒。甘草最善于解药物之毒，无论是中药还是西药。对于中药来说，药毒就是药材的偏性，有些药材偏性太大了，服用过量就会中毒，如附子、半夏、乌头等，如果服用这些药材中毒了，要及时用大量的甘

甘草：味甘，性平。归心、肺、脾胃经。具有补脾益气、清热解毒、祛痰止咳、缓急止痛、调和诸药的功效。

草水来解毒。甘草还可以解西药之毒，西药副作用很大，伤肝伤肾，尤其对肝损害很大，很多人有药肝。如何预防药肝呢？长期大量吃西药的人可以每天喝点儿甘草茶，这样就可以预防药肝。

3.甘草第三大功效是缓急。

什么叫缓急呢？就是当任何症状急性发作的时候，如突然肚子痛、咳嗽，急性胆囊炎，突然痛风等，只要是急性炎症，用甘草都可以缓解。甘草也许不治你的病，但一碗甘草水下肚，你会觉得症状不那么严重了。因为甘味的药材就有缓解紧急症状的作用。因为甘草可以缓，所以甘草可以让一个人放松，可以让一个人的神经放松，不那么紧张，从这个角度来说，甘草可以安神助眠。张仲景的甘麦大枣汤调理失眠的效果很好，里面就有甘草。

总之，任何急性炎症发作时都可以先来一杯甘草茶。

4.甘草第四大功效是止痛。

生病后最怕的就是死，其次就是痛，如果解决了痛，就无所谓病不病了。西药里止痛药副作用比较大，会损害心脏，会让人成瘾。甘草，是天然的止痛片。甘味的药有止痛效果。甘草可能不会完全解决你的痛，但至少可以缓解你的痛，当急性疼痛发作的时候，如突然头疼、牙疼、咽喉痛，试着喝一杯甘草茶，一定会让你觉得，好像不那么疼了。甘草止痛与白芍最搭，就是大名鼎鼎的芍药甘草汤。

5.甘草的第五大功效是调和诸药。

为什么说甘草是药中国老？为什么说所有的药、所有的方子几乎都离不开甘草？因为甘草是中药界的和事佬、天秤座，当药与药之间存在矛盾冲突的时候，甘草就会去调和。

调和诸药主要体现在：可以防止猛药对身体的副作用，例如，大热之药附子，用了甘草之后，就不会那么热了；大寒之药大黄，用了甘草之后，就不会那么寒了，对身体的伤害就会减小。有些药速度很快，走而不守，像关云长过五关斩六将一样，有些身体虚的人服用这些药会吃不消，这个时候用甘草就可以让这些药不那么着急。如用了附子，附子在前面跑，跑一下就会回头看看甘草，甘草妹妹在后面呼叫"附子哥哥等等我"。你说,附子哥哥听到甘草妹妹的呼叫,脚步能不停下来吗?

甘草调和诸药还体现在:一个方子有寒药、有热药,有补药、有泻药,要想这些性子不同的药和睦相处,就要用甘草来调和诸药,即一个复杂的方子里面一定会有甘草的影子。

6. 甘草第六大功效是补中益气。

甘草这一味药相当于补中益气丸。甘草是甘甜的,甘甜入脾,脾主肌肉,所以甘草可以益力气、长肌肉。甘草主要是补脾的,"补中"即补中焦,中焦就是脾胃;"益气"即益中焦脾胃之气。脾胃是后天之本,是气血生化之源,甘草稳居中焦,誓死守护我们的脾胃,难怪张仲景那么喜欢甘草呢,因为脾胃好了,五脏六腑都会好,脾胃不好,五脏六腑都会受到损害。

7. 甘草第七大功效是美白。

这个作用估计女人最喜欢了,据说美国的高端化妆品里面就有甘草的成分。

8. 甘草第八大功效是止咳。

甘草是一味很好的止咳药,孕妇都可以用的

止咳药。小叔有一位粉丝，怀孕了，感冒咳嗽一直不好，又不敢吃药，小叔就建议她喝点儿甘草茶。喝一段时间后咳嗽就好了。甘草为什么可以止咳呢？因为甘草可以缓急，咳嗽是一种紧急状态，甘草可以缓和。另外，甘草本身有止咳因子。再者，甘草可以大补脾胃，感冒后期咳嗽不好通常是由正气不足、脾胃不好导致的。咳嗽看似是肺的问题，但肺属金，脾胃属土，土可以生金，也就是说脾胃是肺的妈妈，肺不好引发的咳嗽，可以通过强壮脾胃来解决。脾胃好了，肺就好了，也就不咳嗽了。

这，就是平凡而又不简单的甘草，它是每个人的好朋友，家中必备的药材之一。服用很方便，需要的时候，随手抓一把，开水泡茶喝就可以了。

降压草——罗布麻

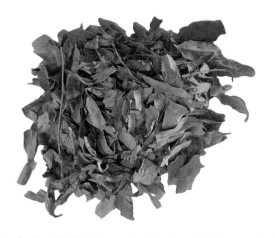

　　这里小叔要分享一个偏方，就是一味药泡茶喝可以降血压。

　　小叔的一位朋友，自学中医多年，与小叔在素食馆吃饭，言谈中无限感慨：老父亲的一身医术没有继承，只留下了几个家传秘方，见到有缘之人就分享。他送给小叔一包很不起眼的茶，说："这可不是普通的茶，它是中药茶，是可以降血压的，老

罗布麻：味甘、微苦，性凉。归肝经。具有清热平肝、利水消肿的功效。

父亲用了几十年的秘方、偏方，治好了数不清的高血压患者。如果你认可，可以分享给你的粉丝，造福百姓。"

这位朋友送给小叔的是一包茶，是一包叫作罗布麻的中药茶。后来小叔才知道，这罗布麻很不简单，被誉为"西域神草"，老百姓的长寿草，汉武帝的仙草。罗布麻长在罗布泊附近的一个村庄，这个村庄没有肥沃的土地，多数是盐碱地，罗布麻就在盐碱地里面顽强生长，生命力极强。

据说汉武帝对长生不老之术特别喜欢，经常派人去全国各地搜索仙草、仙药，后来张骞出使西域带回了一种神草，据说可以延年益寿，这个神草就是罗布麻。

小叔进一步查阅资料才发现这个罗布麻早已是降压之药，很多降压的中成药中都有罗布麻。中医药博大精深，小叔有点儿孤陋寡闻了，真是惭愧。这么好的降压药，直到现在才有缘认识。

这个罗布麻降压效果如何呢？小叔印象中，至少已经推荐给六位粉丝用过。他们纷纷反映说，上午喝下午血压就降了。有的人经过一段时间的调理，降压药越吃越少，甚至干脆不吃了，血压也正常了。

那么这个罗布麻到底是如何降血压的呢？

最新版的《中华人民共和国药典》载罗布麻味道是甘的，有点儿苦，性子是稍稍偏寒凉的，主要归肝经。罗布麻主要是通过平肝来降血压的。中医认为，高血压主要与肝有关，罗布麻特别擅长调理肝阳上亢导致的高血压。有这种高血压的人急躁，爱生气，身体壮实或偏瘦，容易心悸、心烦、失眠、头晕耳鸣，尤其是眩晕，症状轻的闭上眼休息一会儿就好，严重的如同天旋地转，很难受。

小叔来解释一下什么是肝阳上亢。每一个脏腑都有阴阳，肝也不例外，肝也有肝阴、肝阳，肝体阴而用阳，如果肝阴不足，肝阴虚了，如经常熬夜、生气、喝酒、纵欲都会损害肝阴，本来阴阳是平衡的，现在肝阴不足了，阴就无法制约阳，阳就相对多了，这个多余的阳气就要往上走，就会出现肝阳上亢。也就是说，肝阳上亢本质上是肝肾阴虚导致的，即先有肝肾阴虚，再有肝阳上亢。

这个罗布麻最大的作用就是平肝抑阳，把多

余的肝阳引到肝脏里，让它不要乱跑。这个有点儿像矿石类药，如牡蛎、石决明，这些矿石类药都有重镇平肝的作用。

罗布麻降压就是通过平肝来降压的。喝完罗布麻心情会变得平静，不再火烧火燎，睡眠也会好很多。因为肝火没了，自然心神也会安宁。

其次，罗布麻还有清热解毒、利尿消肿的功效，也就是说喝完罗布麻茶小便会多起来，变得更加通畅。小便一多，上面的压力就少了，血压就降下来了。罗布麻可以通过利尿的方式来降压。尤其那些有肾炎水肿又伴高血压的患者，用罗布麻效果很好。一方面罗布麻可以利尿消肿，另一方面还可以降血压，太合适不过了。

罗布麻降压还表现在：可以润肠通便，可以让大便更通畅，排便更轻松。罗布麻不是泻药，只是让排便更轻松。血压高本质上就是堵了，身体不通或通而不畅，因此身体压力就大，血压就升高了。如果大便不通，也会导致高血压，大便一通，血压就降下来了。罗布麻可以通过润肠通便的方式来降压。这一点类似决明子。不同的是决明子

决明子为清热药，能清肝火，益肾阴而明目，为目赤、肿痛及目暗不明之要药。

是降实火的,罗布麻更侧重调理肝肾阴虚。

罗布麻降压如何用呢？太方便、太简单了,就像泡绿茶一样,每次用上 3～5 克,代茶饮。常年血压高的人可以喝上 1 个月看看,喜欢喝绿茶的可以与绿茶一起泡。

是不是罗布麻茶可以调理所有的高血压呢？当然不是,这个毕竟是偏方、单方,不能治疗所有的高血压。例如,老年性瘀血导致的高血压,罗布麻茶就不适合了,这种瘀血导致的高血压需要活血化瘀,用三通汤就好。

另外,小叔需要提醒的是,罗布麻茶有些寒凉,脾胃虚寒的人需要加点儿甘草来保护脾胃。

总之,罗布麻茶适合那些脾气暴躁、动不动就发火、动不动就脸红脖子粗的人,这样的人有高血压就可以大胆喝罗布麻茶了。

孕妇禁用罗布麻。

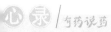

每天吃一点儿枸杞好处多多

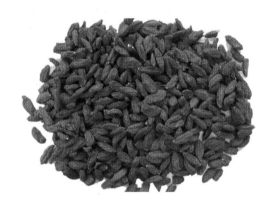

一粒枸杞就相当于十全大补丸，每天吃一点儿枸杞到底有什么好处呢？下面小叔就和小伙伴们聊一聊枸杞的好处。

1. 枸杞对头发非常好。

中医认为，发为血之余，这里的血就是肝血，枸杞可以补肝血，肝血足了，头发自然就会乌黑亮丽。中医还认为，发为肾之华，头发是肾开出来的花朵，肾好了，头发就会茂密，枸杞可以补肾精，所

十全大补丸的组成：肉桂、党参、当归、白术、茯苓、炙甘草、川芎、白芍、熟地黄、炙黄芪。

以对头发好。

2. 枸杞可以助听，改善耳鸣耳聋。

枸杞可以改善老年人的听力。中医认为，肾开窍于耳，肾虚的人会耳鸣耳聋，这种耳鸣不是实证，不是那种轰隆隆的耳鸣，是非常细小如蝉鸣一样的那种，是肾虚导致的，枸杞可以补肾精，防止虚火上炎，所以可以调理耳鸣耳聋。

3. 枸杞对眼睛非常好，可以改善眼干、眼花、白内障、近视等。

中医认为，五脏之精上注于目，我们的眼睛需要五脏的精华来供养，其中最重要的是肝之精，肝之精就是肝血。中医还认为，肝开窍于目。眼睛的问题与肝有着直接的关系，肝血足了，眼睛就会明亮。枸杞可以大补肝血，所以可以明目，对近视眼、老花眼、白内障都有预防与调理效果，尤其对长时间看手机导致的眼干有特别的效果。

4. 枸杞对大脑非常好，可以增强记忆，预防脑萎缩、脑梗死、老年痴呆、帕金森等，总之与脑相关的症状都可以改善。

为什么枸杞可以补脑呢？补脑一定要吃种子

枸杞子：味甘，性平。归肝、肾经。具有滋补肝肾、益精明目的功效。

食物,枸杞就是种子。种子蕴含了天地的精华,可以补肾精。这个肾精会化成髓,即精髓。精髓一部分给了脑叫脑髓,脑需要大量的脑髓来滋养,所以枸杞可以通过补肾来补脑。

5.很多人有头晕症状,感觉头重脚轻,像踩了棉花一样,这种情况用枸杞最好。

这种头晕就是下元亏虚、上实下虚的表现。我们的身体应该是下实上虚。一个人下盘要稳,下盘不稳就像一棵树的树根不行了,总是摇摇晃晃。这种头晕就是肾虚导致的,需要补肾精,枸杞可以补肾精,所以对头晕很有效果。

6.腰不好的人可以吃枸杞。

枸杞可以强壮我们的腰,如有的人经常腰酸,站一会儿腰酸得不行,这个时候就可以吃枸杞。枸杞为什么可以强壮我们的腰,让腰有力量呢?因为中医说,腰为肾之府。腰是肾的家,一个家好不好,自然要看主人好不好。肾是腰的主人,肾好了,腰自然就好。所以枸杞可以通过补肾来强壮我们的腰。

《食疗本草》:"坚筋耐劳,除风,补益筋骨,能益人,去虚劳。"

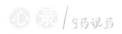

7.枸杞对我们的膝盖和骨骼也很有好处，可以预防骨质疏松。

为什么枸杞可以强筋健骨呢？因为枸杞可以补肝血，肝主筋。又因为枸杞可以补肾，肾主骨。我们的骨骼需要大量的骨髓来滋养，这个骨髓来自哪里呢？来自肾精。肾精可以化成骨髓，枸杞可以补肾精。

8.对女人来说，枸杞最大的好处就是补血，可以调理血虚，贫血的女人一定要吃，可以养出女人好气色。

民间流传甚广的补血方子五红汤的主要原料就是枸杞。枸杞为什么可以补血呢？枸杞色红入心，心主血脉，补心就可以补血。枸杞可以补肝，肝藏血，补肝就是补血。枸杞可以补肾精，精血同源，补精就是补血。枸杞味甘入脾，脾统血，脾胃是气血生化之源，补脾就是补血。可见，枸杞是不折不扣的补血高手。

9.枸杞可以清虚热，总是低热的人可以吃枸杞。

这种低热不是很高，38℃以下，喜欢在傍晚或晚上发作。有低热症状的人舌苔比较薄，捎带一点儿黄，容易口干，这种低热就是由肾精不足、肾水不足造成的。阴少了，阳就相对多了，所以会引发低热。枸杞可以补肾精，可以滋阴，从而收敛虚火。

10. 晚上睡觉经常盗汗的人可以服用枸杞。

这种盗汗是什么样子的呢？就是感觉身体里面有一股燥热，明明冬天很冷，还是忍不住要掀开被子，手心脚心发烫，烦热，心烦失眠，这种就是阴虚火旺导致的。枸杞可以补肾、滋阴、调理盗汗。

11. 对老年人来说，比较尴尬的是憋不住尿，枸杞可以帮你。

中医认为，肾司二便，肾管着我们的大小便，肾动力不足，肾气虚，肾的封藏和固摄能力就会下降，如此大小便就会失禁。枸杞可以补肾，可以加强肾司二便的能力。枸杞补肾的好处就是，不仅补肾阴还可以补肾阳，阴阳同补，这样的食材不多，怀山药也是。

12. 对男人来说，枸杞可以调理很多男科症状。

首先，枸杞可以改善遗精早泄。阴虚火旺的

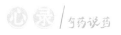

人会遗精早泄,就是很着急,为什么着急呢？因为阴少了,虚火就来了,这个虚火会扰动精室,打开精门,这样就会早泄遗精。枸杞可以滋阴改善早泄遗精。

其次,枸杞可以改善阳痿。前面说了,枸杞是阴阳同补的,阳痿主要是肾阳不足,枸杞可以补肾阳。枸杞可以补心,可以让人有想法,特别适合那些性冷淡的人服用。古人有一句话说"远行千里,勿食枸杞"。意思是说,出门在外,妻子不在身边,吃多了枸杞容易乱性。所以,本身欲望很强的人就没有必要吃枸杞了。

另外,枸杞还可以改善慢性前列腺炎,就是那种无菌性的,可以改善男人的精子质量,让精子数量增多,让精子活力增强。备孕的人可以服用枸杞,男女都可以服用。

13. 经常口干口苦的人可以试试枸杞。

调理喝水无法解决的口渴口干,首先要滋阴。我们的口腔需要唾液来滋润,这个唾液从哪里来呢？从肾里面来。肾之液为唾。肾阴又是一身之阴的根本,肾阴不足,唾液就会减少,自然就会口干口渴。这样的人喜欢喝凉水。这个时候就可以用枸杞了。

口苦的人也可以试试枸杞。口苦通常表示肝胆有火，肝火会让胆气上逆，胆汁是苦的，胆汁被肝火带到口腔，所以会口苦。先用小柴胡颗粒，小柴胡颗粒解决不了就用枸杞。因为枸杞可以解决虚火，虚火也会导致胆气上逆。

同样的道理，有干燥综合征的朋友可以试试枸杞。原理前面说了，治疗干燥综合征首先要滋阴，肾阴是一身之阴的根本，肾阴足，全身的阴分就足，身体的津液就足，就不会干燥。

14. 对习惯性便秘的人来说，枸杞可以润肠通便。

什么样便秘的人适合吃枸杞呢？就是大便干燥，像羊屎蛋一样的，这是肠道缺乏津液、阴虚导致的。枸杞可以滋阴、润滑肠道，久服不伤身体，特别适合习惯性便秘的人服用。

枸杞就是这样一个宝，色红入心，味甘入脾，质润补肺，又可以补肝，种子入肾，可谓五脏六腑都补了。血虚可以补，气虚可以调，阴虚可用，阳虚也可以用,一颗枸杞就是一粒十全大补丸。难怪《神农本草经》把枸杞列为养生上品,久服可以轻身延年、让人精力充沛、让男人强壮、让女人容颜不老,而且其性子平和,男女老少都可食用。

有人说吃了枸杞会上火,这样的人可能是痰湿体质,枸杞毕竟属于滋补品,这样的人服用枸杞可以用保和丸开路或用温胆汤泡脚。还有的人是脾胃运化不好,容易上火,一来少吃,二来可以服用枸杞原浆,吸收效果好。至于小孩子,发育迟缓的可以吃枸杞,正常小孩子不建议补肾。

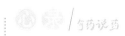

外邪实热者、脾虚泄泻者禁服。

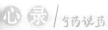

治骨折骨伤之独一味

世上有成百上千种药材，唯有这味药治骨折最妙，古代军人压箱底的药。

这味药是骨折骨伤妙药，没有其他的本领，最大的本领就是修复骨伤，让骨头快速愈合。冷兵器时代，古代军人打仗难免会造成骨伤，这味药就是古代军人的救命药。都说伤筋动骨一百天，如果有了这味药的鼎力相助，不需要一百天，可能只需要两个月，甚至更短的时间，就可以丢掉拐杖，行动自如。

小叔的一位粉丝亲自见证过。她说自己的老母亲洗澡时摔倒了，造成轻度骨折，问小叔怎么办。小叔说，该怎么办就怎么办，该送医院就送医院。然后小叔给她两个妙方，一个是罗大伦老师

独一味：味甘、苦，平。归肝经。具有活血止血、祛风止痛的功效。

治疗骨折的家传秘方,就是用三七粉炖土鸡腿骨汤喝;还有一个妙方就是独一味。

独一味这味药,小伙伴们很少听说过吧,今天又让你们长见识了。小叔告诉她每天用独一味加点儿甘草片泡茶喝,可以帮助骨骼愈合,修复骨伤。

结果怎么样呢?大概不到两个月,她说她母亲的骨折全好了,一点儿不痛了,活动自如,生活可以自理了,上次还去菜市场买菜了。医生说需要半年的时间才能好,想不到不到两个月就好了。你说,这是三七粉炖鸡腿骨的作用呢,还是独一味的作用呢?

当然,两者都有,但最主要的是独一味。

接下来,我们就聊聊独一味这味中药。这味药全草入药,平原地区几乎见不到它的身影,它在高原地带扎根,常年感受风寒,生命力极强,主要分布在青藏高原,西藏居多。所以,独一味不仅仅是中药,也是一味不折不扣的藏药。

独一味的植株比较矮小,其叶子有点儿像紫苏叶,开紫色的花。

独一味味苦,偏性比较大,有点儿寒,有人说它有小毒,也有人说它无毒。小叔专门查了《中华

《四川中药志》载:"活血行瘀,止痛,行气消肿,续筋接骨。治跌伤筋骨及闪腰挫气等症。"

人民共和国药典》，其中没有记载独一味有毒，所以它是安全的。

独一味最大的作用是什么呢？与三七有点儿类似，独一味可以止血、活血、化瘀、止痛。独一味具有双向调节作用，也就是说，当你出血的时候，它可以把血止住，止住的时候还可以消肿、止痛，让你的伤口不那么痛。如果你身体有瘀血，这种瘀血通常是外伤导致的，独一味就可以把这个瘀血化掉，加快气血的流通，让新血生出来。新血生出来了，这个伤口就会愈合得快。

与三七不同的是，独一味偏性较大，用药霸道，没有补益作用，所以身价没有三七高，三七与人参属于同一科，三七活血的时候还有一定的补血作用。所以，现在的人只知道三七，很少知道独一味。

正因为霸道、专注，独一味修复外伤比三七速度还快，而且独一味特别擅长于修复骨伤。一般药很难进入骨头，必须要独一味这种有钻劲的药材。我们看独一味这个名字，很有意思：独，独立也，人如何才能独立呢？必须要有矫健的双腿，必须要有强壮有力的骨骼。独一味让人独立，所以这味药对下肢作用特别大，对治疗骨病特别有效。

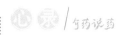

骨折后，用独一味 3 克煎药喝，不需要加别的，这就是偏方，剑走偏锋，力道专注，药性长驱直入，直达骨骼，快速止血止痛，然后把死血化掉，修复骨骼。可以说，独一味就是骨伤的特效药，修复骨伤，独独这一味也。如果脾胃不好，那就加甘草片 3～5 克即可。喝多久呢？喝到骨伤差不多愈合为止。当然你也可以买中成药独一味胶囊。独一味胶囊就独一味一种药，再无其他。可见独一味在调理外伤、骨伤时多么强大、独立，不需要别人来帮助。

不仅仅是骨伤，独一味外用，还可以治疗很多外伤，不管你是刀伤、剑伤，还是枪伤，都可以用独一味打粉用蜂蜜调匀，外敷。可以直接镇痛，敷上去疼痛大大减轻。例如，小叔的一位粉丝，不小心闪腰了，直接用独一味外敷，很快就不疼了。

外科医生都知道独一味，如果你做了外科手术，伤口发紧疼痛，你一定要记得独一味，用独一味外敷再加上内服，可以止痛。

独一味，修复骨伤独此一味。孕妇不要服用，没有外伤、骨伤的人不要服用。

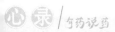

懂女人的水果——桂圆

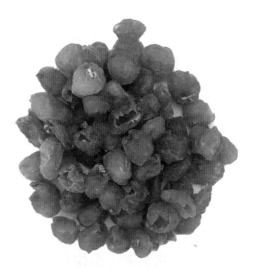

　　小叔说过，女人属阴，不适合吃太多水果。因为现在的水果太甜了，这种甜有点儿不自然。太甜的水果容易助长湿邪，而水果本身就是湿气很重的。还有，大多数的水果偏寒凉，女人吃多了水果会损害脾胃，损害阳气，而女人的阳气本来就不足，所以小叔建议女人一定要忍住甜蜜的诱惑，对于水果要根据自身的情况适可而止。

但有一些水果例外，下面小叔要隆重介绍的水果就是例外，多数水果是寒凉的，它却是温的。多数水果湿气比较重，它晒干后的湿气可以大大减少。多数水果不适合晒干，这种水果晒干了吃养生效果更好。多数水果是帮助我们身体疏通的，补益作用不大，而这种水果补益作用很强。如果晒干了吃，慢慢咀嚼一颗，徐徐咽下去就等于服用了一颗归脾丸。

归脾丸是什么？归脾丸是非常懂女人的中成药，适合心脾两虚的女人服用。

这种水果广东人最爱、最熟悉，这种水果最宠女人、懂女人、养女人，这种水果是什么呢？

它就是人见人爱、花见花开的桂圆。

桂圆到底如何吃最补呢，如何吃不上火，上火了又怎么办呢？

首先，我们要知道桂圆到底补什么。你们看桂圆长得像心脏，所以它一定是补心的；晒干以后的桂圆肉是红棕色的，红色入心，所以桂圆还是补心的。桂圆第一个作用就是直接补心血，适合心

归脾丸的组成：党参、炒白术、炙黄芪、炙甘草、茯苓、制远志、炒酸枣仁、龙眼肉、当归、木香、大枣（去核）。

桂圆，即龙眼，《本草纲目》中记载龙眼"食品以荔枝为贵，而资益以龙眼为良"。

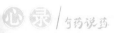

《黄帝内经》说："脾生肉""脾主四肢""四肢皆禀气于胃"。

桂圆具有开胃健脾、补虚益智的功效。

血虚的女人，如很多人心肌缺血，就适合吃桂圆。

桂圆我们吃的是什么，吃的不是皮，不是种子，是果肉，是实实在在的果肉。很多水果晒干后只剩下纤维了，没有了果肉。桂圆晒干后，桂圆肉干是不是肉乎乎的，这种肉厚的食物一定是补脾的，因为中医有一句话叫脾主肌肉。所以总是吃不胖的人就需要吃桂圆。

另外，桂圆味道不是酸的，不是苦的，不是辛辣的，也不是咸味的，是甘甜的，甘甜的食物一定是补脾的，所以桂圆的第二大作用就是补脾。

新鲜的桂圆剥了壳，晶莹剔透的，像白玉一样，白色的又多汁，有什么作用呢？白色入肺，所以可以润肺，肺主皮毛，肺好了，皮肤就好了，所以桂圆可以美白润肤，让肌肤白里透红，光滑细腻。

总结一下，桂圆肉有三个作用，即补心、补脾、润肺，对女人来说最大的好处就是补血，女人的血充足了，脸色就会好，身体有力气，精神抖擞，睡眠也会好。

为什么小叔说桂圆是懂女人的水果呢？因为一颗桂圆肉就等于一颗归脾丸。女人有一个特点,即心思细腻,想得多,也容易胡思乱想。中医说思虑过度最伤脾,即思伤脾。还有,思虑过度还耗心血,别看一天到晚不做什么事,就东想西想的,这种最伤心血,而且不容易补回来。身体累了睡一觉就好了,心里想多了,心累了,需要调理很久很久。

女人思虑多就会伤心、伤脾,这个时候最懂女人的水果登场了,桂圆知道女人思虑多,知道思伤脾、伤心血,所以它就补女人的心血,补女人的脾血,最适合心脾两虚的女人。

问题来了,桂圆怎么吃最补女人呢?不是新鲜的桂圆,一定是桂圆干,是桂圆晒干了后里面的肉,只有桂圆肉干才可以入药。

如何服用桂圆不上火呢?有一个很好的方法,那就是煮全桂圆茶喝。买来上好的桂圆干,不要去壳,就整个一起煮,煮多少看个人情况。桂圆是补益佳品,可以煮久一点儿,煮 40 分钟至 1 小时没有问题。然后就喝这个全桂圆茶,不吃桂圆肉了,因为桂圆肉已经变成药渣了,药性都在水里面了。这样煮出来的水不容易上火,因为桂圆肉是温热的,桂圆壳是清热的。

用药说药

思伤脾,怒伤肝,喜伤心,忧伤肺,恐伤肾。

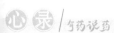

吃桂圆上火的人一般都是湿热体质或痰湿体质，桂圆虽然补益作用强，但吃多了肯定也会生湿热的。至于痰湿体质，是脾胃运化不好，桂圆属于滋补的，吃进去没有运化，变成痰湿，堵在身体里，所以会使人上火。痰湿体质的人在吃完桂圆后可以适当运动，如果还是上火了则可以用保和丸。湿热体质吃桂圆上火了可以喝三豆饮。

那么，桂圆如何吃最补女人呢？对于血虚的女人来说，最佳吃法就是用桂圆肉干制作玉灵膏。这是清朝名医王孟英的食疗方，其制作方法很简单，就是用1份西洋参，10份桂圆肉，一起剁碎，搅拌，放在锅里蒸，蒸40小时，就可以装入瓶子里，放入冰箱，冷藏。每天吃1勺。

为什么这样吃最补女人的血呢？因为中医认为气血不是孤立存在的，补血一定要补气，补气一定要补血，这样才能气血双补。气为血之帅，血为气之母。补血不补气，血就是死血；补气不补血，气无所归依，气有余就是火。

玉灵膏，西洋参与桂圆的组合，西洋参补气，桂圆肉补血。而且桂圆肉是温的，西洋参是凉的，这样就不会导致上火，一阴一阳谓之道，阴阳平衡百病消。

三豆饮：指用适量黑豆、绿豆、赤小豆、甘草、白糖熬制而成的粥品或用三种豆子磨成浆，兑水服用的饮品。

玉灵膏出自《随息居饮食谱》，是补血补气的臻品。

176

老鼠痣的克星——旱莲草

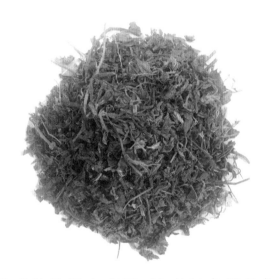

皮肤病的种类太多了，治疗起来很是棘手，这也是为什么古代医家有"外不治癣"的说法，就怕治不好丢脸。下面小叔介绍一个治疗皮肤病的偏方。

有一种皮肤病，老百姓称其为老鼠痣或瘊子，西医称寻常疣。老鼠痣不是普通的黑色素痣，也不是肉痣。老鼠痣颜色是灰白色的，摸起来手感很粗糙，看起来很难看。老鼠痣是会复制的，也就是说长了一颗老鼠痣，有可能会沿着一条经络长一大串，密密麻麻的，真的很影响美观。有的老鼠痣永远是一颗，不会复制。原因竟然是老鼠痣有公母之分，公的不复制，母的就会繁殖复制。

所以要治疗老鼠痣一定要找到源头，就是母的老鼠痣，即最开始长出来的那一颗老鼠痣。把这个母痣搞定了，其他就跟着解决了。

到底如何治疗呢？小叔下面介绍来自一位民间中医潘德孚的治疗经验，是一个偏方，潘老说这个偏方在民间流传很久，效果很好，而且方便廉价。

这个偏方是什么呢？就是一种野草，也是一味中药，即旱莲草。旱莲草是一种常见的野草，农村老房子房前屋后、水沟边、田埂旁边到处都有它的身影。这个旱莲草的汁液是黑绿色的，所以又叫墨旱莲。

旱莲草有什么特殊作用呢？最大的作用就是止血，血见黑则止，一般止血的药都是黑色的，如各种炭，血余炭、荷叶炭、地榆炭等都是止血的。老一

旱莲草：味甘、酸，性凉。归肾、肝经。有补益肝肾、凉血止血的功效。

取本品，浸水后，搓其茎叶，显墨绿色。

178

辈人外伤出血了，没有条件去医院，就会采一把旱莲草，弄出汁液来，涂抹伤口。

墨旱莲流黑绿色的汁液，黑色入肾，所以现在的中医用墨旱莲来补肾。肾好了，头发就好，肾，其华在发，头发是黑色的，所以墨旱莲可以乌发。总之，墨旱莲可以凉血止血、补益肝肾，可以调理头晕耳鸣、乌发明目。有一个经典的中成药叫二至丸，对由女人更年期导致的白发效果不错，里面就有墨旱莲。

问题来了，如何用旱莲草来治疗老鼠痣呢？首先要找到那颗母痣，如果找不到就要麻烦一些，所有的老鼠痣都要用墨旱莲的汁液涂擦一次。就是用新鲜的旱莲草，想办法弄出汁液，用这个黑色的汁液涂擦老鼠痣，据说快的话涂擦一次就好。

如果能找到老鼠痣的母痣，只要在这个母痣上涂擦，第二天就会发现这些老鼠痣会萎缩或裂开，说明药效正在发挥作用，坚持下去直到脱落。

为什么旱莲草的汁液可以治好老鼠痣呢？小叔也解释不清，只能说大自然太神奇了，医学太博大精深了。西医说老鼠痣是病毒感染引发的，可

二至丸的组成：
女贞子、墨旱莲。

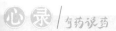

能这个病毒最怕的就是墨旱莲黑绿色的汁液吧，正所谓一物降一物。万事万物都是相生相克的。

如果你也有老鼠痣，不妨试试这个廉价的偏方。如果找不到新鲜的旱莲草怎么办？干品泡水榨出汁液也是可以的，只是效果可能没有新鲜的好。

荷花全身都是宝

　　小叔估计没有人不喜欢荷花的，小叔的家里插了很多莲蓬，是那种干枯的莲蓬，小叔依然觉得很美。因为荷花淡泊名利，让人心如止水。荷花一直是文人雅士歌颂的对象，最著名的一句莫过于"出淤泥而不染"。在这个喧嚣的尘世，不同流合污已经很不错了，还能够出淤泥而不染，那就更难得了。

　　接下来，小叔介绍一下荷花的养生功效。

　　荷花全身都是宝，从映日荷花到无穷碧的荷叶，再到深埋淤泥之下的莲根都有独特的养生价值。

　　首先说灿烂无比的荷花。荷花有什么作用呢？花类药都有散的作用，即疏散的作用，散什么呢？荷花可以散瘀血、散瘀热。荷花的养生功效

荷花: 味甘、微苦, 性温。归脾、肾、心经。具有活血止血, 祛湿除风的功效。

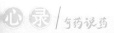

凉利之物生湿地。也就是说，可以祛湿利水的药材通常长在水湿的地方，荷叶就是典型的代表。

有的类似红花，可活血化瘀。

不过我们很少用荷花来入药，我们经常用来入药的就是荷叶了。荷叶真的是自然赐予我们的一味药食同源且老百姓也用得起的良药。

荷叶最大的作用就是祛湿。荷花生长在水湿之地，荷叶长期被水浸泡却不腐烂，说明荷叶有一种利水祛湿的本领。

荷叶祛湿的同时并不会伤害我们的阳气，反而能够升发我们的清阳，这就很难得了。荷叶一方面生在湿地可以利水，另一方面荷叶都飘在水面，吸收了太阳的光辉，可以生发清阳。用一句话来概括就是，荷叶有升清降浊的功效。荷叶把身体里面的浊水往下排，浊水往下走，清阳就会上升，清阳会滋养我们的四肢皮毛和头面七窍，所以我们就会神清气爽。

荷叶祛湿还不伤脾胃。很多人担心荷叶有些凉，其实荷叶是性平的，再加之荷叶有生发清阳的作用，所以荷叶祛湿一点儿也不伤脾胃，反而能健脾。因为脾胃本来就是要升清降浊的，脾主升清，胃主降浊。荷叶这一味药就可以让脾胃升降运转起来，即该升的升，该降的降。

　　而且荷叶有一股清香，小叔相信没有人不喜欢荷叶这股清香的，闻之让人心旷神怡，要不然那么多的珍馐佳肴都有荷叶呢，如荷叶鸡、荷叶饭、荷叶粉蒸肉、荷叶蒸排骨等。荷叶可以化解这些肥甘厚味的滋腻，能够打开你的胃口。荷叶的这股清香特别能够醒脾，芳香的药材都可以醒脾。

　　因为荷叶独特的健脾祛湿作用，又加之荷叶非常廉价，容易获得，很多人都会用荷叶来减肥。很多人的肥胖都是脾胃不好导致的。我们吃进去的食物需要脾胃的运化，脾胃运化不好，身体就会出现痰湿，从而导致肥胖。健脾是减肥最根本的办法。荷叶刚好可以健脾，所以可以减肥。

　　另外，有很多女人的肥胖，俗称喝水都胖的女人，身上的肉松松垮垮的，这都是水湿导致的肥胖。荷叶可以祛湿利水，所以可以减肥。

　　荷叶减肥如何使用呢？荷叶与陈皮加山楂搭配一起泡茶就可以了。三种材料各5～6克，荷叶祛湿，陈皮化痰，山楂消食通便，基本上适合任何体质的肥胖。

心录 | 与药说药

《本草再新》："清心，凉血，解热毒，治惊痫，消湿去风治疥疮。"

苏梗，即紫苏梗，为理气药，具有理气宽中、止痛、安胎的功效。

莲子具有补脾止泻、止带、益肾涩精、养心安神的功效。

接下来是荷梗。一般梗类药都有疏通的作用，如苏梗，可以宽胸下气。荷梗主要的作用是行气利水，可以把心火通过小便的形式导出体外，能够把上半身的湿热导下来，通过膀胱利出去。

接下来是莲子。莲子是历代养生家推崇备至的养生佳品，也是厨房里非常熟悉的美味食材。

莲子都有哪些功效呢？莲子首先是荷花的种子，种子的药性都走肾，种子是植物的精华，对应的就是先天之本肾，所以莲子可以补肾。另外，莲子味甘，甘淡的东西最养脾，莲子又是肉乎乎、圆嘟嘟的，脾主肌肉，所以莲子可以健脾补脾。莲子色白入肺，可以润肺。莲子心是苦的，苦入心，可以清心火，可以安神，调理失眠。

莲子属于种子，种子是藏精的，我们的肾也是藏精的，所以莲子有强大的固精作用，可以止泻止带，可以调理遗精、白带过多等症状。

总之，莲子作为食物也好，作为药物也好，几乎每个人都可以食用，除了莲子心有些寒凉，脾胃虚寒的人需要谨慎之外，人人都可以大胆吃莲子。

接下来就是藕。藕是老百姓餐桌上最常见的

食物,藕最佳的食用方法就是炖汤喝。藕有补血的作用,有些凉,所以人又血虚又血热的时候可以多吃莲藕。藕与藕之间连接的部位叫作藕节,藕节有什么作用呢? 可以止血。当你流鼻血、咯血、尿血、便血的时候都可以用藕节炖汤喝。当然,用藕节炮制成藕节炭,其止血的功效更大,血见黑则止,很多止血的中药都是炭,如血余炭、荷叶炭。

药录 | 与药说药

藕具有增强免疫力、止血、补益脾胃的功效。大便燥涩者禁食。

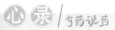

黑白二丑可同时通利大小便

　　一种野花的种子，可以通大便又可以利小便，退热效果非常好。这种野花生命力很强，分布很广，遍及大江南北，到处都是，屋前屋后、水沟旁边、栅栏旁边、田野的小土坡旁边、围墙下等都有它美丽的身影。

　　小叔小时候在老家看不到太多美丽的花儿，看得最多的就是这种野花。这种野花你们都见过，那就是牵牛花。

　　大家都认识牵牛花，但很少有人知道牵牛花的种子是一味良药，更没有人知道牵牛花的种子有两种颜色，一种黑色，一种白色，所以我们又把牵牛花的种子叫作黑白二丑。

　　那黑白二丑有什么作用呢？说出来会让你大

吃一惊,啧啧称奇。一般来说,一味药有自己独到的作用,如有的药专门通大便,像大黄、芦荟、火麻仁等;有的药专门通小便,像车前子、萹蓄、石韦等。但能够通大便,又能够通小便的寥寥无几,这个黑白二丑就是其中之一,可以同时通利大小便。

当大便几日不通的时候,或急性肠梗阻、急性胰腺炎、急性阑尾炎的时候就可以用黑白二丑来通便。服用黑白二丑后,排便犹如排山倒海之势,那感觉真叫一个痛快。

当你小便不利的时候,如尿少、尿刺痛、尿路感染的时候用黑白二丑,小便犹如长江之水滔滔不绝,当然,小叔这是比喻的说法。总之,当身体水湿泛滥、水肿的时候,如肝腹水、慢性肾炎导致的水肿都可以用黑白二丑,把身体的水湿排出去。

黑白二丑消食导滞的作用很强大,比山楂丸之类的强太多,特别适合那些暴饮暴食的人。大鱼大肉吃多了,舌苔厚腻发黄,胃胀腹胀,又大便不通,这个时候用黑白二丑最合适不过了。

黑白二丑退热的效果非常好。特别是积食发热。一般小孩子容易积食发热。吃多了,身体里

录 | 与药说药

黑白二丑有利水消肿、泻下通便、杀虫攻积等功效。

的热排出不去，又吹了风，很快就会发热。这个时候仅仅服用感冒药效果不是很好，因为退热之后还会导致再次发热，即身体里面的积食没有解决，积食化热会导致再次发热。这个时候用黑白二丑可以起到釜底抽薪的作用。

黑白二丑退热的原理是什么呢？有三点：一是把胃肠里面的积食清理干净，没有积食了就不会化火，这是治本。其次，黑白二丑可以把身体里面的热通过大便排出去，发热主要是肺里面有热，肺与大肠相表里，肺里面有热可以通过大肠来泄热，大便一通，肺热就少了一半。宝妈们一定要记住，如果你的孩子发热了且大便不通，一定要先通大便。最后，黑白二丑可以把身体里面的热通过小便利出去。肺与膀胱相别通，意思是说，肺里面有热，可以通过膀胱来泄热。

大小便通畅了，积食没了，这样热很快就退了。小叔之前说过石膏退热也不错，但如果有积食，石膏的作用就发挥不出来，比不上黑白二丑。

唯一的缺点是黑白二丑有点儿寒凉，有点儿小毒，但不要慌，只要剂量在合理范围之内就不用担心，而且无须长期服用，只用于救急。

《中华人民共和国药典》载，黑白二丑，也就是牵牛子，生用每次不超过 6 克，煎水喝，小孩子 3 克就可以了。黑白二丑药性峻猛，一般人也不敢用，不过可以通过炒熟来降低黑白二丑的毒性与燥烈之性，还可以缓解辛辣刺激之性，当然还可以加入红糖、大枣一起煎水。

总之，黑白二丑特别适合用来救急，因胡吃海塞导致的各种胃肠不适及积食发热的人都可以大胆用它。

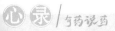

黑豆的妙用

小叔曾与朋友聊天,朋友好奇地问:"你每天都喝些什么来养生? 我指的是每天必喝的,雷打不动,坚持很多年的。例如,有些人天天喝牛奶,有些人天天喝菊花茶。"

小叔说:"这个要看情况,我会根据时令的不同选择最适合的养生佳品,一般来说,春天需要养肝,我每天晚上喝点儿养肝茶;夏天,皮肤开泄,是祛湿的最佳季节,我会喝点儿祛湿茶,同时因为夏天出汗多,夏天还可以喝点儿酸梅汤,酸甘化阴,把白天流失的津液补一补,当然如果是寒湿体质的人,夏天早上还可以喝点儿姜枣茶,祛湿散寒最好不过;秋天,好像没有什么喝的,就喝点儿怀山药水,润一下肺;冬天是养肾的最佳季节,肾主藏精,冬天养藏,我就喝点儿养肾茶。"

朋友说:"佩服佩服,难怪你看起来比同龄人年轻十岁呢。"

小叔笑笑,说:"不过有一种东西我每天晚上都喝,因为我不喝牛奶,也不喝酸奶,我每天晚上都会喝一杯黑豆浆。"

朋友眉毛一扬,"哦?黑豆浆有那么好吗?"

估计很多小伙伴都很好奇,黑豆浆有那么好吗?下面小叔就给小伙伴们介绍一下黑豆的养生功效。

1. 黑豆,对头发特别好,用来乌发最好不过了。

为什么黑豆对头发好?发为肾之华,头发是肾开出来的花朵。也就是说,一个人的肾好不好,肾精足不足,从根本上决定了头发好不好。肾好的人,头发茂密,乌黑油亮。肾不好的人,头发稀疏,干枯没有光泽。树大根深,一棵树是否枝繁叶茂,就要看这棵树是否根系发达。树根就像我们的肾,是先天之本。

黑豆,是所有豆类中最补肾的,被称为肾豆。为什么黑豆最补肾?黑豆,首先是种子,种子就有

《本草纲目》载:"药黑豆有补肾养血、清热解毒、活血化瘀、乌发明目、延年益寿的功效。"

生发繁衍的能力，繁衍的能力归肾管，所以种子类的药材或食物都走肾。黑豆，是黑颜色的，中医讲黑色入肾，黑色的食物最养肾。然后黑豆又长得像肾，所以黑豆最补肾。

补肾，自然就会对头发好。经常吃黑豆的人，头发会乌黑油亮。养马的人最知道黑豆的妙处了，他们会给马喂黑豆，吃了黑豆的马有一个明显的特征，那就是鬃毛特别油亮乌黑，也特别茂密。

2.黑豆，对耳朵也特别好，听力下降或有耳鸣的人建议每天一杯黑豆浆，让你耳聪目明。

耳朵好不好与什么有关呢？也与肾有最直接的关系。因为肾开窍于耳。为什么说耳朵大有福？这不是玩笑话，是有一定道理的。说明什么呢？说明父母给这个人的资本好，先天肾好，肾精足。一个人肾精足，听力就好。黑豆就可以补肾精。另外，黑豆对阴虚火旺导致的耳鸣也很有效果，就是那种耳鸣声音不是很大，白天听不到，晚上就可以听见，像蚊子一样叫个不停。肾阴不足，阴不制阳，这个虚火就会往上冒，冒到耳朵里就是耳鸣。黑豆可以滋阴，让虚火降下来。

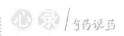

当然，如果是实火导致的耳鸣，黑豆效果就不大了。

3. 黑豆，对眼睛也特别好，有很多粉丝用黑豆来改善视力，摘掉了眼镜。

有小伙伴问了："小叔，不是肝开窍于目吗？黑豆补肾，又不是补肝，怎么对眼睛还好呢？"

是这样的，肝开窍于目是没错，眼睛好不好与肝血有直接的关系，但千万别忘记了，肝的妈妈是谁，肝的妈妈是肾。中医认为，肝五行属于木，肾五行属水，水能生木。中医还认为，肝肾同源，肾好了，肝也会好，肾不好，肝也会不好。黑豆补肾，肾精足了，肝血也会充盈，眼睛自然就会好了。

我们的眼睛是一个很耗精气的窍门，五脏六腑的精气都会上注于目。肾主藏精，我们天天用眼睛，就需要源源不断的精气，这就像车子需要源源不断的汽油一样。我们平常用眼，你以为用的是眼睛吗？不是，是肝血与肾精。

黑豆用于改善视力怎么吃才好呢？醋泡黑豆。这是小叔一个朋友的经验，用醋泡黑豆调理好了孩子的视力，不过她孩子属于假性近视，度数不高，一百五十度左右。为什么要用醋泡呢？因为醋泡黑豆就可以引药入肝，醋是入肝的，可以酸收，用醋炮制的药材都是为了引药入肝。肝开窍于目，所以醋泡黑豆可以调理近视。

4.黑豆还可以调理痘痘，特别是那种下巴冒出来的痘痘。

下巴冒出来的痘痘是什么引发的呢？通常是肾火导致的，肾里面的虚火冒到了下巴。例如，很多人一熬夜就会长痘痘，就长在下巴上，这个时候用黑豆最好了。黑豆可以滋阴，清理虚火。

怎么服用效果最好呢？可以炖汤，即黑豆薏米海带汤。黑豆补肾水，治本；海带可以软坚散结，治标；薏米可以解决痘痘化脓，治标。各50克就可以了，多一点儿少一点儿没有关系。别小看这个食疗方，小叔推荐给了很多粉丝服用，既安全又实用。

黑豆不仅仅可以调理痘痘，还可调理虚火上炎导致的很多症状，如眼睛有红血丝、耳朵发红、口腔溃疡等。

5. 黑豆可以退热，尤其是对那种缠缠绵绵好久不退的低热效果较佳。

发热有两个大的原因，一个是外感，感冒了，风寒、风热都会导致发热，这个时候要解表清热；另一个是内伤，内伤也会导致发热，不过是低热，如血虚、阴虚的人都会低热。黑豆就专门调理阴虚导致的低热。

这种低热怎么判断呢？没有外感的症状，如打喷嚏、流鼻涕、头痛、全身酸痛，就仅仅是低热。另外，这样的人舌头很红，几乎没有舌苔，通常会口渴，喜欢喝凉水，晚上睡觉会梦多、盗汗，还会手心发烫。

这个时候怎么用黑豆最好呢？经典的退热方子乌梅三豆饮：乌梅9个，黑豆、绿豆、黄豆各50克。乌梅酸收，黑豆补肾水，绿豆与黑豆清热，同时可以利湿。

6. 黑豆，可以调理腰痛。

腰为肾之府，治腰一定要治肾。引发腰痛的原因很多，如瘀血、寒湿、湿热、肾虚都可导致腰痛。

黑豆治疗什么样的腰痛呢？黑豆主要是补肾

的，治疗肾虚兼有一些湿气的腰痛。黑豆一方面把肾精补了，另一方面把腰间的湿气利出去，一味药就可以兼有一补一泄的作用，对肾虚夹湿气的腰痛最好。

7. 黑豆，可以调理男人不安分的"大姨夫"。

女人的"大姨妈"叫作月经，经常不安分，让女人烦恼。男人也有"大姨夫"，叫作遗精，也经常不安分，让男人烦恼。正常的遗精倒也没什么，就怕这个"大姨夫"来得太频繁，一滴精十滴血。例如，很多小伙子会频繁遗精，不妨试试黑豆。黑豆调理遗精的原理是这样的：黑豆一方面可以益肾填精，肾精足了，肾主封藏的能力就会加强，就不会遗精。另外，黑豆还可以清理虚火，没有虚火干扰精室，就不会遗精。还有黑豆可以把肾里面的湿邪利出去，没有湿邪化热，也不容易遗精。

调理遗精如何用黑豆呢？与芡实一起最好，各 50 克即可。

对中老年人来说，黑豆对骨骼也有好处，可以预防骨质疏松，西医说骨质疏松要补钙，黑豆里面的含钙量足以满足每天的需要。中医认为，肾主

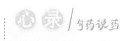

骨,预防骨质疏松要补肾,黑豆就是补肾的食物之一。

　　总之,黑豆是一味很平和的食物,人人可食用。平常人怎么用黑豆养生呢?很简单,每天晚上一杯黑豆浆就好了。黑豆没有转基因,黄豆大多是转基因的,转基因的食品还是少吃为好。

心 录 丨与药说药

心脏的"保护神"——红景天

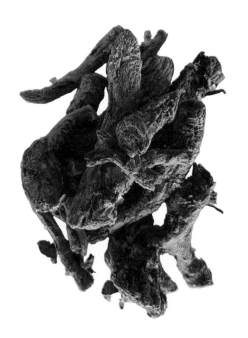

近来有一位北京的大妈说，用小叔推荐的一味良药泡茶喝，解决了她多年的胸闷、气短问题，感觉心脏越来越好了，这味药就是心脏的"保护神"，关键是味道好，不然喝不下去，坚持不了。这

位北京大妈因为长期的胸闷、气短,心脏有时候刺痛,去医院检查说是心肌缺血。

什么是心肌缺血呢?西医认为,红细胞里面的含氧量不足,我们的血液里面有很多氧气,氧气不足就会导致类似高原反应的症状,如头晕、头痛、胸闷、心悸、气短,这是由心脑供血不足导致的。

心肌缺血最典型的症状就是心前区出现闷痛、憋闷的感觉,伴随着疼痛,有点儿类似轻度的心肌梗死,所以有心肌缺血的人要注意预防心肌梗死。

心肌缺血的人特别容易感觉到累。心是身体最重要的器官,心动力不足,全身的动力都会不足,所以心肌缺血的人干点儿活就会累,走远一点儿就会累,累的时候胸闷、心慌、气短更加明显。

那从中医角度来说,心肌缺血是怎么一回事呢?

其实就是血虚加血瘀。有的人血虚多一点儿,有的人血瘀多一点儿,大多数是血虚加血瘀。因为血虚在先,血虚了,气血流动缓慢,慢慢就会形成瘀血。血虚的人疲惫的症状多一些,血瘀的

红景天:味甘、苦,性平。归肺、心经。具有益气活血,通脉平喘的功效。

人心前区闷痛的症状多一些。

小叔给大妈推荐了什么茶呢？就是红景天茶。

红景天到底是如何解决心肌缺血，如何强壮我们心脏的呢？红景天，对心肺都很好。我们光看红景天这个药名，就可以略知红景天的作用。红色入心，红景天自然可以强壮心脏。红景天这个名字中有一个"天"字，这个"天"对应的也是心脏，心是君主之官，君主就是天子，代表天，心脏就等于天。所以红景天对心脏很有好处。

当然这是小叔为了大家更好地记住红景天的作用才这么解释的，红景天之所以是心脏的"保护神"，在于它对血虚可以补，对血瘀可以化，也就是说，红景天既可以补血又可以活血化瘀，心肌缺血不就是血虚加血瘀导致的吗？所以红景天可以调理心肌缺血。

其实西医也研究了红景天，发现红景天可以增加红细胞载氧量，什么意思呢？就是说，原本一个红细胞载氧量是100，现在一个红细胞载氧量增加到150，这样，心脏、大脑，乃至全身的细胞都不

红景天为藏药"吉祥三宝"之一，另外两个为藏红花、雪莲花。

《中国藏药》："养肺，清热，滋补元气，治肺病。"

会缺氧了,也就不会发生高原反应了,就不会头晕、心慌、气短、胸闷了。

这就是红景天改善心肌缺血的中医原理,所以,红景天不仅仅可以抗高原反应,还可以益气补血、活血、强心益肺。

红景天如何服用呢?很简单,可以直接泡茶喝,一次 3 克左右。也可以把红景天打成超细粉,一次服用 3 克左右,更容易吸收。红景天味道还好,有一点儿甘甜,有一点儿苦,还有一股淡淡的玫瑰花香气,闻着特别舒服。红景天不寒凉,可以长期服用,《神农本草经》说:久服可以轻身延年。切记,孕妇不要吃,感冒的时候也不要吃。

如果你总是觉得心累、心慌、气短、胸闷,被医院诊断为心肌缺血,那就把红景天茶喝起来吧。

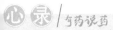

湿热的克星——黄柏

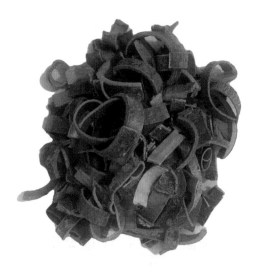

黄柏：味苦，性寒。归肾、膀胱经。为治湿热火毒之要药，具有清热燥湿、泻火除蒸、解毒疗疮的功效。

下面介绍的这味药叫作黄柏，它是一种树皮，四大苦寒药之一。四大苦寒药是哪四大呢？苦参、龙胆草、黄柏，还有大家非常熟悉的"哑巴吃黄连，有苦说不出"的黄连。

黄柏这味药很特殊，很多中成药里面都有它，如二妙丸、四妙散、知柏地黄丸等。黄柏主要功效

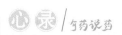

是清热燥湿。身体有湿邪,这个湿已经化热的时候用它最好。黄柏最大的作用就是治疗各种毒疮,即热毒、湿毒导致的毒疮。

这个疮到底是什么东西?就是长在皮肤上的,红肿热痛化脓的、溃烂的,如我们常说的痤疮、痔疮等。疮有寒热阴阳之分,黄柏治疗的就是阳疮热疮,这种疮就像火山爆发一样,身体里面有火了,而且是实火,这个火主要由吃太多肥甘厚味,吃太多大鱼大肉引发的,如果还喝酒的话,这个热就更多。身体里面有热,少量的还可以,压得住,慢慢的,越来越多,压不住了怎么办?压不住了只有发出来,皮肤就是最好的出口,身体的湿热从皮肤上发出来就是疮。这个疮像不像火山爆发一样呢?如果把皮肤比作大地,那么这个疮就是爆发的火山,疮口流出来的黄色液体就是火山喷发出来的岩浆。

这个疮可以从身上任何一个地方长出来,如头上、脖子上、后背、屁股等,这种疮是凸出来的,伴随着红肿热痛,最典型的就是青春期暴发的痤疮,这个时候就可以用黄柏了。

黄柏治疗热毒导致的疮最拿手。这是什么道理呢？首先黄柏是树皮，皮类药一般善于治疗皮肤病，疮也是一种皮肤病。第二，身上长疮是身体里面的火发出来了，如何解决这个火呢？一方面可以发出来，长疮就是一种发。如果不想让它从皮肤上发出来，我们就要把这个火灭掉。如何灭？一是通过小便，二是通过大便。另一方面，黄柏的药性主要走下焦，尤其走膀胱与肾，可以利尿，把身体里的热通过小便利出去。身体里的热通过小便走了，就不会从身上暴发出来了，就不会长疮了。

黄柏还可以直接清热，因为黄柏是寒的。黄柏还可以燥湿，可以把皮肤表面的湿气清理掉。我们经常说的湿疹，中医也叫作疮或湿毒疮，这个疮如果是湿热导致的，就可以用黄柏。

所以，黄柏治疗湿疹效果很好。尤其是下焦长湿疹用黄柏最好，例如，男人的阴囊湿疹，女人的外阴湿疹或阴痒，直接用黄柏煮水熏洗就好，黄柏止痒的效果也很好。

还有口腔溃疡、肛周湿疹、痔疮也是一样，都可以用黄柏煮出来的水嗽口或熏洗。

如果你不小心长疮了,可以试试黄柏,用法很简单,一般外用就可,因为是苦寒之药,能不吃就不吃。外用时可以把黄柏打成粉敷在疮口或用煮出来的水外洗。尤其是身上长湿疹的时候用它煮水外洗效果很好。外用时可以用30克黄柏煮水外洗。

黄柏清热还有一个与众不同的特点,一般的药要么清理实热,要么清理虚热,而黄柏不仅可以清理实热,还可以清理虚热。不过黄柏清理虚火需要经过特别炮制,用盐来炮制,叫作盐黄柏。例如,有些更年期女人骨蒸潮热,这个热不是吃了什么上火的食物,就是莫名其妙的,从骨头里散发出来的,这个就是精血亏虚导致的虚热,是身体的阴不足,阳多了。这个时候一方面要滋阴,另一方面要清理虚热。此时,盐黄柏就可以派上用场了。清理虚热的中成药知柏地黄丸里面就有黄柏。

好了,黄柏这味药就介绍到这里了,小伙伴们记住:黄柏是苦寒之药,作用是清热燥湿,药性善于走下焦,可以治疗各种热毒、湿毒导致的疮,是治疗湿疹经常要用的一味药。内服一般用量6～12克,一般不单独内服。外用时根据具体情况而定。

心录丨与药说药

《本经逢原》:"黄柏苦寒迅利,疏肝脾而泄湿热,清膀胱而排瘀浊。殊有捷效。最泻肝、肾、脾、胃之阳,后世以此为滋阴补水之剂。"

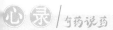

想要去火找黄连

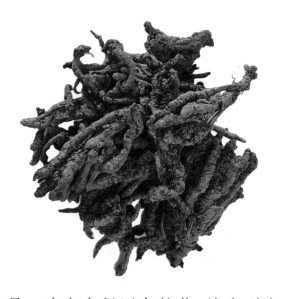

黄连：味苦，性寒。归心、脾、胃、肝、胆、大肠经。具有清热燥湿、泻火解毒的功效。

这是一味去火很厉害的药，从头到脚的火它都可以搞定，是四大苦药之一。相信大家已经猜到了，它就是大名鼎鼎的黄连。一句歇后语让黄连走红大街小巷：哑巴吃黄连，有苦说不出。这句话说明了什么呢？说明了黄连是很苦很苦的药。

不过小叔告诉你们,黄连还不是最苦的,中国有四大苦药,即黄连、黄柏、龙胆草、苦参。黄连的苦排在第四,苦参排第一。

小叔告诉你们一个秘密,但凡带黄字的药基本上都是很苦的,不是绝对,但九成以上都是,如大家都知道的大黄、黄芩等都是苦药,不仅苦,而且寒。

黄连是苦寒之药,大家应该明白黄连的作用了。根据五味入五脏的说法,甘入脾,酸入肝,辛入肺,咸入肾,苦就是入心。所以,黄连入心,黄连又是寒的,所以黄连最主要的功效就是清心火。五脏之中,只有心是火脏,最容易上火,火性上炎,火的性子都会往上走,上火的时候通常的表现就是头面部会出现各种症状。那么,黄连,就是心火的克星。

苦寒折下,火往上冲,黄连就把这个火折下来。几乎所有清火的方子都会有黄连,如黄连上清丸、三黄片、黄连解毒丸、牛黄解毒丸等。黄连不仅可以清心火,还可以清胃火,可以扑灭胃里面的熊熊大火。例如,有的人食欲特别旺盛,还容易

心录 | 勺药说药

黄连最善清心胃之火,除中焦湿热。

饿，吃饭狼吞虎咽，口臭非常严重，经常牙疼，这就是胃火大的症状，可以用黄连来扑灭。

黄连主要清心火、胃火，其他五脏六腑的火也可以顺带清一清，只要是实火，头面目上火也都可以用黄连。小伙伴们记住，一定是实火，不能是虚火，虚火越清越严重。

如何判断是实火还是虚火呢？实火就是多出来的火，比如因吃多了煎、炸、烧烤的食物发的火就是实火。另外，肝气郁结，这个气堵在那里，气郁化火，这个火也是多出来的火，就是实火。

虚火又是怎么回事呢？虚火就是身体里面的水少了，阴虚了，这个火相对多了，实际上火没有变，只是水少了，水无法制约这个火，所以才会上火。

打个比方，我们烧一壶水，锅底下有柴火，锅里面有水。柴火与水处于平衡的状态，水没有沸腾，如果我们加一些柴火，这个水就会沸腾，这个就是实火，就是柴火多了。如果柴火没有变，烧着烧着，锅里面的水少了，水沸腾了，这个就是虚火。所以，实火就要撤柴火，虚火就要加水。

虚火怎么来的呢？一般是长期熬夜或吃辛辣导致的。

黄连最擅长的就是去除实火。当我们身体的某一个部位突然像火山爆发一样出现上火症状的时候，如突然头痛、眼睛红肿、牙疼、咽喉红肿、耳朵流出黄色的脓、鼻子长疮了火辣辣的，这些都是实火，都可以用黄连。

对了，黄连还有一个杀手锏，那就是治疗痢疾。就是湿热下注，肚子特别痛，拉了感觉还想拉，拉不尽，肛门部位火烧火燎的，还便血。有一个中成药叫作香连丸，木香可行气止痛，调理湿气导致的气滞，黄连可清热燥湿，调理肠道的湿热，即轻轻松松缓解痢疾。

这就是黄连，良药苦口利于病，虽然苦寒，但也不要害怕，用对了就是良药，用错了就会伤害我们的脾胃。

最好的黄连是川黄连，长得像鸡爪似的，又叫鸡爪黄连。

黄连如何用呢？单味药一般用上 3～5 克，煮水喝。

脾胃虚寒者忌用黄连。

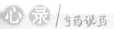

醋加鸡内金治疗痔疮

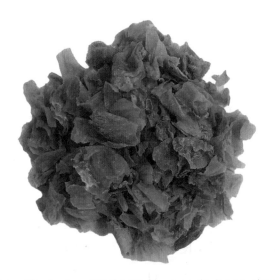

鸡内金： 味甘，平。归脾、胃、小肠、膀胱经。具有健胃消食、涩精止遗、通淋化石之功效。

醋加鸡内金，搞定了他30多年的痔疮，省了好多手术的钱。一位大姐说，她儿子有30多年的痔疮了，总反反复复，后来看到小叔有一篇文章是讲胆结石的，其中有一个偏方可以化胆结石，尤其是对泥沙样胆结石效果很不错，这个偏方就是醋加鸡内金。大姐原本想用这个方子调理一下儿子的胆结石，万万没想到却把儿子 30 多年的痔疮调理好了，大姐的儿子得的是混合痔，就是内痔、外痔都有，原本还想着让儿子去医院做手术呢。

有一句话说"十男九痔"，即十个男人有九个会得痔疮，当然这是夸张的说法，但还有一种说法是"十女十痔"，即十个女人十个都有痔疮。这些说法无非就是表达一个意思，在吃货的年代，在麻辣打遍天下的年代，痔疮发病率非常高。

关于治疗痔疮的方子小叔也写过，既有正儿八经的方子乙字汤，也有贴肚脐的方子，还有偏方地龙粉等，效果都不错。小叔的经验是，得了痔疮根本没有必要去医院做手术，小叔见证了很多人用中药调理好了。

醋泡鸡内金能够治疗痔疮，这到底是什么原理呢？

小叔思考了很久，应该是这样的：从中医角度来说，痔疮就是一团死肉，多余的肉，是气血进不去的肉；就是一团死血，一个瘀滞，就是最大的瘀血。所以中医调理痔疮一定要活血化瘀，有粉丝用三七粉或三通汤调理好了痔疮，就说明痔疮需

鸡内金始载于《神农本草经》，"主泄利"。

要活血化瘀，三通汤就是活血化瘀的。

醋泡鸡内金至少可以从两个角度来搞定痔疮。

第一个，醋有活血化瘀的作用，经常喝醋的人，血管弹性都很好，很少得高血压、高血脂，据说那些在醋厂工作的人身体都很健康，免疫力强，很少感冒，也很少有心脑血管疾病，几乎不长结石。鸡内金也有活血化瘀的作用，这个是张锡纯告诉小叔的。张锡纯很喜欢用鸡内金来化身体里面的一些瘀滞、瘀堵或包块等。例如，张锡纯就喜欢用鸡内金调理子宫肌瘤。

鸡内金就是鸡胗外面那一层金黄色的皮，张锡纯就观察，鸡在觅食的时候难免会把一些泥沙、小石头吃进去，却没有受伤害，说明鸡的胃有强大的、无可比拟的消化能力，可以化掉一些坚硬的东西。张锡纯由此得出结论并验证，鸡内金有活血化瘀的作用。现代医学也研究了鸡内金，发现其里面有很多活性酶，这些酶可以帮助消化。

这个痔疮本质上就是一团瘀血，醋和鸡内金都可以活血化瘀，强强联合，起到一加一大于二的作用，使活血化瘀的作用更强大了，所以可以治疗痔疮。

第二个，醋与鸡内金还有一个相同的作用，那就是软坚散结。有经验的人会在炖肉的时候加点儿醋，或在炒鸡蛋的时候加点儿醋，这样炖出来的肉、炒出来的鸡蛋格外鲜嫩，可见醋可以让硬的东西变软。鸡内金也是一样，也可以把硬的东西变软，比如我们身体里面的一些坚硬的包块，如息肉、肌瘤、结石等。鸡内金在化结石这方面尤其被医家津津乐道。结石这么硬的东西都可以化掉，何况痔疮呢？痔疮也是一团坚硬的包块。

醋加鸡内金治疗痔疮的原理就是活血化瘀、软坚散结。

醋加鸡内金治疗痔疮如何使用呢？很简单，将生鸡内金打粉，必须是生鸡内金，因为生鸡内金能活血化瘀，炒鸡内金能健胃消食。生鸡内金粉 6克，用老陈醋送服，也可以用各种果醋、蜂蜜醋等，酸度自己拿捏。每天 1 次，饭后半小时服用。建议服用 21 天看看。

心录 | 勺药说药

妊娠期妇女、脾弱无积者慎用。

213

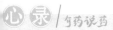

鸡屎藤的三大妙用

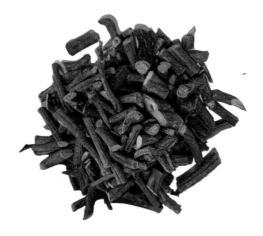

鸡矢藤：别名鸡屎藤。味甘、微苦，性平。具有消食健胃、化痰止咳、清热解毒、止痛的功效。

　　小叔每去一个地方都喜欢尝尝当地的特色美食。

　　有一次小叔去海口，朋友带小叔去美食街，特意买了一个粑粑给小叔尝尝，说这是海南人很喜欢的一道美食，大街小巷随处可见，而且用的食材还是一味中药。小叔一听说中药就来了兴趣，问是什么中药，朋友笑而不答，说吃完了再告诉你。

小叔闻了闻,觉得粑粑有一股臭臭的味道,然后咬了一口,不成想,吃在嘴里还是挺香的。吃完后,朋友才笑着跟小叔说,这个粑粑是用鸡屎藤做的,我怕一说出来你不敢吃了,这鸡屎藤不就是一味中药吗?

是的,鸡屎藤确实是一味中药,小叔早有所闻,但吃鸡屎藤做的粑粑还是头一回。下面小叔就和小伙伴们分享一下鸡屎藤这味中药的作用,说完以后,你们肯定会把鸡屎藤买回来,因为这个时代太需要了。

这个时代最需要什么呢?第一大需要就是减肥、瘦身,现在肥胖的人太多了,不信你就看看周围的朋友。肥胖会导致很多疾病,如高血压、高血糖、高血脂、高尿酸、心脏病、脑梗死、脂肪肝等。你们去好好观察,长寿的人很少有肥胖的。

鸡屎藤是通过什么来帮助减肥的呢?鸡屎藤以臭治臭,以浊治浊。鸡屎藤,顾名思义,就是散发着一股鸡屎的臭味,据说鸡闻了都会跑开。但正是这股臭味才可以把我们肠道的积食宿便清除出去,可以把肠道里面停留很久的、腐败的、臭浊的垃圾毒素全部排出去。简单一点儿说，鸡屎藤可以排肠毒、清宿便、刮油，给肠道减负，现在的人胖就是胖在肚子，给肠道减负，就是给身体减肥。

而且用鸡屎藤减肥不像服用泻药那样伤害身体的阳气和脾胃，因为鸡屎藤不是泻药，性子也是平和的，不寒也不热，非常安全。但鸡屎藤的作用毕竟属于通的范畴，如果有气虚，则可以加上苍术一起；如果身体很结实，则一味鸡屎藤就可以了。

单用鸡屎藤要用上 50 克，如果配合苍术，则可以用苍术 9 克，鸡屎藤 50 克。

这个时代第二需要的就是消食化积。为什么呢？因为这是一个胡吃海塞、无肉不欢、为欲望而吃的时代。小叔曾经介绍过保和丸，保和丸专为这个时代好吃的人而生，专治这个时代吃出来的病。那么，小叔这里介绍的鸡屎藤就是食疗版保和丸，一味鸡屎藤就相当于保和丸，而且还是食物，食物是很安全的。

家里有宝宝的要注意了，如果不敢给宝宝吃保和丸，那么鸡屎藤可以放心地吃，海南人都把它当作美食来吃。你可以把鸡屎藤买回来做成各种

保和丸为消食、导滞、和胃的传统中成药。

216

糕点或放在粥里面,同样可以起到消食化积的作用。看到宝宝舌苔厚,有口气,大便干且黏马桶,给孩子吃一吃,总是有好处的。

如果孩子已经积食,鸡屎藤就要重用了,也要用到 50 克以上,直接煮水喝即可,还可以放一点儿蜂蜜。

海南的朋友说,他认识一位老中医,治疗小孩子的病特别厉害。有一次朋友问老中医有什么秘方,老中医就说:"哪有什么秘方,就是将我们经常用来做美食的鸡屎藤打成粉,只要遇到小孩子的病,无论是发热、咳嗽,还是胃口不好、腹泻、便秘,或是各种皮肤病,我都先给他吃一吃鸡屎藤,因为孩子的百病之源是积食,积食消了,很多病自己就消失了。"

这是治疗小孩子病的秘诀,家长们一定要学会。

鸡屎藤对这个时代还有第三大好处,小叔把这个好处说出来,你们一定会如获至宝。那就是鸡屎藤可以解农药之毒,可以清除我们身体里的农药残留。

这个时代农药用得太多了,人们很难吃到天

甘草具有益气补中、祛痰止咳、解毒、缓急止痛、缓和药性的功效。

然的食物。很多蔬菜、水果都是农药喷出来的，很多人把水果买回来，都没有认真清洗就吃了，久而久之，身体残留的农药越来越多，这些农药会损害我们的肝肾。怎么办呢？这个时候鸡屎藤可以派上用场，我们可以用鸡屎藤煮水喝，1个月2次，每次喝3天左右，把身体里面的农药清一清。

清除身体残留的农药需要重用鸡屎藤，起码用到80克以上，还可以加点儿甘草，甘草也可以解毒。

白术的妙用

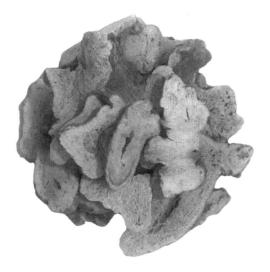

有一味药,它是健脾要药,无论是医圣张仲景,还是医学泰斗张锡纯,都把它作为健脾药首选;它是祛湿要药,张仲景的很多祛湿的方子都少不了它;它还是补脾的要药,调理脾胃虚弱之症都离不开它。

它就是白术!

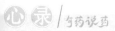

白术: 味苦、甘，性温。归脾、胃经。具有健脾益气、燥湿利水、止汗、安胎的功效。

下面我们就来具体聊聊白术到底有哪些功效，到底可以调理哪些症状。

1. 白术可以健脾，让脾胃运行有力，让慵懒的脾胃精神抖擞，干劲十足。

白术有一股非常好闻的香味，凡是带有香味的药材都有醒脾的功能。白术味道是淡淡的甘甜，甘味入脾。白术性子是温的，脾最喜欢温的，温就能健脾。白术还有一定的燥性，脾喜燥恶湿。总之，白术天生为脾胃而生，命中注定要为脾胃效劳一生。白术身上所具备的特点都是脾胃特别喜欢的。所以，白术当之无愧是健脾圣药。

脾胃作为后天之本，是整个五脏六腑的中心，相当于车轴，如果车轴不转了，五脏六腑都得瘫痪。脾，又像一个大家族的丫鬟，丫鬟罢工了，整个家族都会陷入混乱。脾胃又是气血生化之源，没有脾胃就没有气血。

脾胃如此重要，有哪味药可以让脾胃一辈子兢兢业业工作呢？那就是白术。白术就像脾胃的发动机，有了白术，脾胃才会马力十足，马到成功。

2. 多如牛毛的祛湿药中，白术是最厉害的一个，它排第二，没有人敢说第一。

白术祛湿有一个其他祛湿药无法替代的好处，那就是不伤阳气、不伤脾胃，而且是从根上祛湿，是治本而不是治标。很多祛湿药，如红豆、薏米、荷叶、冬瓜、泽泻、茯苓等都是治标，而且用久了会伤阳气，因为这些祛湿药都偏寒凉，充其量不过是利水而已。

为什么白术祛湿可以治本？因为诸湿肿满皆属于脾，脾一旦运化失常，湿气就会源源不断产生，白术可以健脾，健脾就是祛湿。另外，白术本身就可以祛湿，可以把脾胃的水湿气化成能被身体利用的津液。白术还有补脾的功效，所以白术祛湿一点儿不伤正气。

3. 白术可以从根上解决很多女人痰多的问题。

很多女人本身由于阳气不够，又爱喝牛奶、吃水果、吃冰激凌、喝奶茶、吃蛋糕等，进一步加剧对脾胃的伤害，这些食物都容易生痰，所以很多女人痰多，一大早起来就吐痰。于是喝陈皮水、用温胆汤泡脚等，用的时候好一些，过一段时间痰又出来

温胆汤由半夏、陈皮、竹茹、茯苓、枳壳、甘草等药物组成。

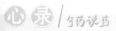

了，为什么呢？因为没有治本。

陈皮、温胆汤化痰很厉害，但只治标，治本靠什么？靠健脾！因为肺为贮痰之器，脾为生痰之源。化痰只解决了肺的问题，脾的问题还没解决。白术刚好可以解决脾的问题。脾好了，就不会生湿，湿气也不会越聚越多，最后凝结成痰。

4. 白术还可以补气，让你中气十足，元气满满。

我们常说这个人中气十足，这个中气是什么呢？就是中焦脾胃。白术可以大补中焦脾胃之气。千古第一健脾补气方子四君子汤中就有白术，而且是君药。我们耳熟能详的补中益气丸里也有白术。白术可以让你中气十足，可以解决很多由中气下陷导致的问题，如胃下垂、子宫下垂、脱肛等。

5. 白术可以减肥又可以增肥，这种双向调节的药简直太好了，很多女人都会为之心动。

白术减肥的原理是什么？是健脾祛湿，是化痰。很多女人的肥胖都是脾胃运化失常导致的。白术一方面可以把身体里的水湿化掉，把身体里的痰浊清理掉；另一方面让你的脾胃健运起来，从

四君子汤中和义，参术茯苓甘草比，益以夏陈名六君，祛痰补益气虚饵，除却半夏名异功，或加香砂胃寒使。

根本上解决肥胖。白术最善于减大肚子、减啤酒肚、减游泳圈。因为脾主大腹，腹部松松垮垮的肉肉都是脾虚导致的。

白术增肥的原理是什么？依然是健脾。因为脾胃好了，吃进去的食物就会更好地被消化吸收，变成营养去滋养我们的身体。如果脾胃不好，吃进去的食物就不会被身体消化吸收。吃多少拉多少，这叫完谷不化。

白术让瘦人增肥，让胖人减肥，让正常的男人强壮，让正常的女人丰满。因为脾主肌肉，脾强大了，肌肉就满壮。要想锻炼出诱人的腹肌，整天去健身房是不够的，还得健脾，还得靠白术。

很多女人追求丰满，尝试过很多丰胸产品，殊不知要想丰满，必须健脾。一方面脾主肌肉，让你的乳房丰满，另一方面白术还补气提气，让你的乳房高耸而不下垂。

6. 白术还有一个双向调节的妙用，那就是既治疗腹泻又治疗便秘。

无论什么样的腹泻都可以用，白术最擅长调理的是慢性脾虚导致的腹泻，就是那种大便不成

肝主筋，肾主骨，脾主肉，心主脉，肺主皮毛。

223

参苓白术散具有补脾胃、益肺气的作用。用于脾胃虚弱、食少便溏、气短咳嗽、肢倦乏力的治疗。

形，一天好几次，像淤泥一样的，中医称之为便溏。

这个就是因脾虚产生了湿气，白术一方面健脾，另一方面祛湿，让你大便干爽。

著名的中成药、专门针对脾虚腹泻的参苓白术散中最主要的药就是白术。

看到这，受便秘困扰的小伙伴害怕了，问：小叔，既然白术可以治疗腹泻，那么便秘的人用了会不会加重便秘？

把心放肚子里吧。白术调理便秘的原理依然是健脾，脾胃好了，有力了，大肠的蠕动也就有力了。脾胃好了，升清降浊的能力就增强了，排便就是降浊。白术不是专门的通便药，却可以从根上解决你的难言之隐。

而且白术有一股油润之性，这一点与当归类似。油润之性就可以润肠通便，对于那些习惯性便秘的人，白术与当归一起用再好不过了，解决便秘的同时还补气、补血。不过都需要重用，白术用到 50 克，当归用到 30 克，这样它们的药性直达下焦，直达肠道。如果有气虚，还可以加点儿黄芪。

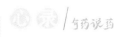

7. 白术还可以治"懒癌",特别适合那些五谷不分、四体不勤的人,让他们四肢强劲有力。

这世上有一种人,看见凳子就想坐,看见沙发就想躺,有电梯绝不走楼梯,有车子绝不走路,特别懒,什么都不想做,就喜欢窝在沙发里玩手机。

也许,并不是他真的懒,而是身体只能让他们这么做,因为气虚、脾虚了。气虚了就没有力气,什么活都不想干。脾虚了就没有精神,就容易倦怠,别说干活,连说话的欲望都没有,中医称之为少气懒言。

怎么办呢?白术来帮你。白术可以补气、健脾。脾主肌肉,脾主四肢,肌肉多了,四肢强劲有力,白术又把四肢的水湿去掉了,无湿一身轻,身轻如燕的你何患不动?

如果你家里也有这样的一个"懒癌患者",不妨每天泡点儿白术茶给他喝。

8. 白术可以治疗那种比较顽固的口渴,喝水都不解渴的那种。

白术专门解决那种喝再多的水也无法解决的口渴。

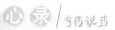

很多女人口渴以为是缺水，使劲灌水，却无济于事，喝水能够解决的口渴根本不是口渴。喝水解决不了的口渴也要分两种，一种直接用滋阴的药，如石斛、沙参、麦冬，滋阴的药也解决不了，那就说明你的气化能力不行了。

水，必须要被气化成津液，就像地气必须上升为云，天气才能下降为雨。这个时候白术就可以大显身手了，白术可以把中焦脾胃的水气化成津液输送到口腔，这样你就不口渴了。

有一种人身体里的水湿很多却还口渴，白术专门治疗这种顽固性口渴。

9. 白术可以让你胃口大开，食欲满满，吃嘛嘛香，是调理小儿疳积、消化不良必须要用到的药。

现在这个大吃大喝的年代，很多人都有积食，尤其是脾胃虚弱的孩子，加之父母喂养不当，很容易产生积食。积食第一阶段不严重，积在胃肠，这个时候用点儿保和丸就好了。如果发展为第二阶段，那就不好治疗了，这个时候已经伤了脾胃，脾胃的运化能力失常，这个时候就要用白术。

饮食自倍，肠胃乃伤。一开始，胡吃海塞，慢

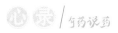

慢的,就吃不下了,没有胃口,味同嚼蜡,吃进去也消化不了,胃胀、腹胀,甚至呕吐,这个时候光有消食的药是不行的,必须健脾补脾。治疗消化不良的中成药,无论是小儿健脾丸、人参健脾丸,还是理中丸,都少不了白术。

10. 白术还有一个让女人非常心动的用法,那就是美白祛斑,同时还可以消除痘印,甚至对不能随便吃药的孕妇来说也是不可缺少的良药,因为它可以安胎、保胎。

白术,色白可以入肺,肺主皮毛,凡是色白的药材或食物都可以美白润肺,如白茯苓、白及,著名的美白第一方七子白中就有白术。

白术为什么还能祛斑呢? 这主要得益于白术的两大作用,一个是去死肌,脸上的斑斑点点就类似于死肌,是没有活力的肌肤;另一个是白术可健脾养胃,我们的脸几乎被脾胃两条经络覆盖,脾胃好了,我们的脸就会多气多血,就会面若桃花、容光焕发。

白术为什么还能祛痘印呢? 因为痘印也是一种死肌。有的人痘印迟迟消不掉,就像受了外伤的伤口迟迟不愈合一样，都是脾出了问题，因为脾主肌肉，脾好了，可以快速生出新的肌肉，那痘印自然就消失不见了。

白术可以安胎是什么道理呢？胎儿是需要固摄的，用什么来固摄呢？要用气，白术可以补气，所以可以固胎，因此，孕妇可以适当服用补气的食物，不可吃泄气、破气、破血的食物。

白术的好处太多了，三天三夜也说不完。小伙伴们记住一句话就可以了，白术是健脾圣药、祛湿要药、补脾王中王，可以让女人丰腴、让男人强壮。

排石草——金钱草

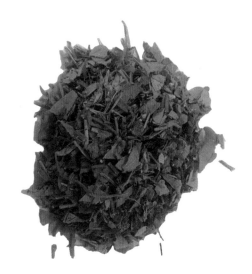

　　白开水里加一物，结石不见了，这是一个偏方，这个偏方是治疗结石的，无论是肝胆结石、肾结石，还是尿道结石都可以用。

　　关于结石，小叔写过很多文章，有醋加鸡内金搞定泥沙样胆结石，有穿破石把结石穿破，有猪苓汤加减专门针对肾结石，还有吴少冲老师的家传秘方可以解决各种类型的结石等。接下来小叔要介绍的偏方就是一种可以排石的本草，你们可以验证一下，只要是排石的方子里面必有它的身影，也就是说排石离开它真的不行，甚至可以说很多排石方子起作用的就是它。

专门为排石而生的本草，它既像一把手术刀可以粉碎结石，又像高压水枪把身体里面的结石一股脑冲刷得干干净净，术业有专攻，在排石这件事上，它就是老大，不服不行。

它就是非常廉价的、野地里到处都是的金钱草。生活在农村里的人随地都可以见到它的身影，可能你不认识它，它却认识你。金钱草是报春花科植物的干燥全草，就是一株草的全部晒干后入药。金钱草有点儿淡淡的甘甜味道，还有一点儿咸味，不苦。甘可以缓急止痛，结石发作的时候真的很痛。咸可以软坚散结，结石就是一种坚硬的东西，金钱草可以把结石软化。但金钱草最大的作用就是把平滑肌打开，让平滑肌松弛，让结石排出去。

中医如何解释金钱草的排石作用呢？主要是

金钱草：味甘、咸，性微寒。归肝、胆、肾、膀胱经。具有利湿退黄、利尿通淋、解毒消肿的功效。

通过利尿来排石,金钱草可以清热利湿,可以给身体发一场大水,去冲洗这个结石。也就是说服用金钱草后,小便会非常多,小便有力,这个石头就会被冲下来。现代医学对金钱草的排石作用也有研究,专门做过很多动物实验,证明金钱草可以让输尿管压力增大,对结石有挤压与冲击作用。更主要的是可以抑制结石的生长变大。结石的主要成分是草酸钙,金钱草里面有一种成分可以抑制草酸钙的形成。

咱老百姓不需要了解那么多,记住一句话就可以了,金钱草是排石、利尿要药,药性走肝胆、肾和膀胱,这些地方是结石最喜欢的地方。

如何使用金钱草排石呢?记住一定要重用,用少了是没有效果的,必须要用 60 克,干品,每天一次,可以闷泡或煮水,煮水煮半小时。要喝多少天呢?这个要看情况,有的人喝 3 天,结石就排出来了,有的要喝 1 周,有的要喝半个月,最多不超过 1 个月,也就是说喝 1 个月还没有排出来就不要再喝了。

用金钱草排石有些副作用,因为金钱草药性

金钱草入肾与膀胱经,清热利尿而善通淋排石,为治湿热黄疸、肝胆结石、石淋之佳品。

稍稍有些寒凉，如果脾胃虚寒可以加甘草9克。另外，总是利尿也会让气往下走，气虚的人可以加黄芪20克。

好了，排石药金钱草送给你。对了，这个金钱草不是家里养的绿植铜钱草，铜钱草是叶子长得像铜钱，金钱草的叶子是椭圆形的，是因为这个药排石作用很好，价值堪比黄金，所以叫金钱草。可不要一时冲动，把家里养的铜钱草煮了喝了。

小便问题的克星——金樱子

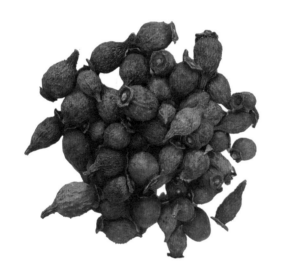

　　小叔接下来介绍的这味药太好了,看完后你们每一个人都会忍不住要喝上一碗。这味药男女老少都用得着,是女人的救星、男人的福星。

　　这味药是一种野果,小叔小时候见过,也采摘过、吃过,被它的刺扎伤了手,但在那个食物缺乏的年代,它可是一味可以解馋的野果。它浑身长

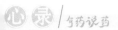

满刺，生命力很强，路边野地里随处可见，它的味道酸酸甜甜的，谈不上好吃，但也不难吃。

这种野果最善于解决小便问题。这个年代小便有问题的人很多。例如，很多粉丝经常咨询小叔一个尴尬的问题，那就是产后漏尿的问题，憋不住尿，打一个喷嚏或咳嗽一声，尿就会出来，西医说是压力性尿失禁。这个尴尬的问题，这种野果就可以解决。

例如，还有的宝妈，为自己的孩子尿床问题深感苦恼，有的宝宝七八岁，甚至十一二岁了，还尿床，床单天天要换洗。

还有的男人，通常是老年朋友，晚上起夜多，非常影响睡眠，苦不堪言。只要不是那种器质性的病变，如前列腺增生导致的夜尿，只要是功能性的夜尿多，这种野果就能调理，效果很好。小叔推荐给过很多粉丝朋友，最年轻的只有 30 多岁，因为长期纵欲导致的肾阳极度亏虚，膀胱气化不够，一到冬天夜尿多得比老年人还多，要起夜六七次，用了这个野果起夜明显减少，只需要起夜一两次，坚持服用 1 个月，几乎不用起夜了。

还有 70 岁的老年朋友,说自己最近突然开始起夜了,小叔说不怕,70 岁起夜再正常不过了,用一味药泡茶喝,很快就好。这位老年朋友,用野果泡茶喝,只用了一天效果就出来了。

这种特殊的野果到底是什么呢?它的别名叫作糖罐子,老一辈人或农村出来的人一定见过,它就是金樱子。

金樱子最擅长解决小便问题。这世间的药草何其多,有的药草神通广大,这也能治那也能治,但药力不专。有的药材就只能治一两种病,就如小叔这里介绍的金樱子。

金樱子最大的作用,也是最厉害的作用就是固精缩尿。

有的女人有压力性尿失禁,西医说是膀胱括约肌出了问题。金樱子有两种味道,一种是甘甜的,甘甜可益力生肌肉,括约肌也是肌肉,金樱子可以加强括约肌的收缩与舒张功能,让膀胱括约肌该收缩的时候收缩;另一种是酸涩的,中医认为,酸涩的药材有收敛的作用,可以直接固摄身体的精华,也就是说,金樱子可以直接把尿收住、固

金樱子:味酸、甘、涩,性平。归肾、膀胱、大肠经。具有固精缩尿、固崩止带、涩肠止泻的功效。

235

住，不让它随随便便出来。

金樱子外面长满了刺，要想吃到金樱子不容易，必须要把刺弄掉。大自然是神奇的，植物也是有智慧的，但凡让你不那么容易得到的东西都是很难得、很珍贵的。例如，核桃外面有厚厚的壳，就是不让你那么容易得到里面的核桃肉，金樱子也是一样。能够把精华牢牢藏住的食物或药材都有一种固摄能力，都有一种特别的封藏能力，这种能力对应人体就是肾的能力，因为肾主藏精，肾司二便，所以金樱子有加强肾的封藏能力的作用，有加强肾司二便的作用。肾的功能强大了，二便就不会出问题。

《本草备要》：
"固精秘气，治梦泄遗精，泄痢便数。"

金樱子固精，不仅仅表现在缩尿上，还表现在以下两方面：女人的白带问题与男人的失精问题。女人的白带与男人的精都是肾精的外化，白带多，或遗精、滑精、早泄都是精不固的表现，金樱子同样可以调理。所以说，金樱子不仅是女人的救星，也是男人的福星。女人独特的生理结构及女人的生产会让女人很容易产生尿失禁的问题。

小伙伴们记住一句话，金樱子缩尿有奇功。

金樱子到底如何服用呢？很简单，去药店买成品。药店的金樱子已经处理过了，外面的刺已经没有了，用上 10～15 克，煮水喝即可。如果尿频、起夜严重，则可以用上 30 克。一般用上 7 天左右就有效果了，如果长期的慢性病，可以用上 1 个月左右看看。放心，金樱子算是药食同源的食物，小时候经常吃的野果，没有副作用，也不寒凉。

对于男人来说，金樱子还有一个比较好的用法，就是用金樱子泡脚。另外，对于爱喝点儿小酒的人来说，还可以将一斤金樱子和五斤白酒放一起泡酒喝，每天喝上一两左右就可以了。不过小叔还是建议直接煮水喝，毕竟高度白酒对身体还是有伤害的。

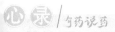

痔疮的克星——卷柏

小叔曾与重庆的一位民间中医交流，饭桌上他开口就问小叔，"你知道重庆人最容易得什么病吗？"

小叔想了想，说："容易得胃肠方面的病。"

民间中医点了点头，"是的，重庆人最容易得胃肠病，尤其是痔疮，重庆乃至整个四川地区，痔疮发病率在全国数一数二，重庆的肛肠医院到处都是，人满为患。"

民间中医的这一番话小叔深有感触，一方水土养一方人，一方水土也造一方病，四川人还有湖南人太喜欢吃辣了，尤其是重庆的火锅，又辣又油，吃多了很容易生湿热，湿热下注到肠道，在肛门这一块安营扎寨，很容易导致痔疮。

痔疮是这个时代的通病，俗话说"十男九痔"，可见痔疮的发病率有多高。

这位民间中医又问，"文老师，你调理痔疮通常用什么方法呢？"

小叔随口回答，"乙字方"。

乙字方是痔疮的通用方，效果很好，小叔的朋友以及很多粉丝都用过。这个方子据说是日本流传过来的，日本很重视中医，把中国的方子拿过去开发，再卖给全世界的人民。

民间中医说："乙字方好是好，但太麻烦了，治疗痔疮不用那么麻烦。你想想，痔疮犯了，鲜血直流，慌里慌张的，哪有心思去药店抓药，然后再耐心熬药啊。我这里有一小妙方，即打粉直接吞服，马上就可以把痔疮出血止住，治疗痔疮可以治本又可以治标。"

小叔将信将疑，"还有这么好的药？是什么药？"

这位民间中医说："是九死还魂草。"然后他讲述了他父亲的往事。他父亲是一位老中医，专门用草药且通常用一味草药治病的中医。因为重庆

卷柏别名九死还魂草。

卷柏：味辛，性平。归肝、心经。具有活血通经的功效。

多山，他父亲最擅长在山里采药，然后给老百姓治病。民间中医说他经常看到父亲用九死还魂草给老百姓治疗痔疮。后来他才知道这种草药就是卷柏。

父亲已驾鹤西游，但卷柏治疗痔疮这个秘方却流传了下来，每当亲朋好友痔疮发作的时候，他就推荐卷柏给他们，效果真的很好，先不说根治他们的痔疮，但至少在痔疮出血那一刻能够迅速把血止住。

后来小叔专门研究了一下卷柏。卷柏，叶子长得非常像柏树，但它不是柏树也不是松树，它的叶子是卷的，所以叫卷柏，只是一种蕨类植物，是一种药草。

卷柏的生命力超强，特别耐寒，很能保护自己。据说卷柏遇到干旱的时候可以把自己的根从土里面抽出来，把自己蜷缩，然后遇到风就随风滚动，滚到有水的地方再次扎根。所以卷柏又被称为可以旅行的植物。有人把卷柏制作成标本，以为它死了，没想到把卷柏放到水里，又复活了，真是神奇，让人叹为观止。

卷柏为什么可以治疗痔疮呢？因为卷柏可以凉血止血。痔疮出血是湿热下注导致的，卷柏性子平和，味道有些辛，炒过的卷柏可以止血。很多炒过的药都可以止血，因为血见黑则止，把某些中药材炒黑，用于止血效果很强，如血余炭、荷叶炭、山楂炭等都可以止血，它们都是炒黑的。

九死还魂草治疗痔疮也是炒过的，炒制过的卷柏止血效果很好。

生卷柏还有活血化瘀的作用。卷柏味道是辛的，辛就可以散，可以把体内的一些瘀血散掉。辛又可以行气，气行则血活，气行起来了，瘀血就散得快，这个气可以推动这个瘀血。另外，卷柏的药性主要走肝，肝主疏泄，卷柏可以增强肝的疏泄功能。肝的疏泄功能增强了，身体里面的一些垃圾毒素，如痰湿、各种瘀血、重金属、农药、酒精等就更容易排出去了。

更主要的是，肝可以让我们身体的各种管道变得宽敞，如肠道、血管、尿道等，只要是管道，肝主疏泄的功能得到加强就可以让管道宽敞。身体的各种管道宽了，垃圾自然更容易排出去了。肠

录｜与药说药

《本草备要》："生用辛平，破血通经，治癥瘕淋结；炙用辛温，止血，治肠风脱肛。"

道变宽，大便通畅，就不会挤压肠道，也不容易便秘，不容易出血，肠道通畅是不会长痔疮的。

另外，卷柏的药性还走心，心主血脉，强壮心脏可以疏通血脉。痔疮本质上就是一团不通的肉肉，就是一团瘀滞、一团瘀血死血。卷柏一方面强壮心脏，另一方面又可以加强肝的疏泄能力，所以可以活血化瘀，把这团死肉清理掉。

很多高手治疗痔疮离不开活血化瘀，如罗大伦老师治疗痔疮的方子地龙粉也是活血化瘀的，小叔治疗痔疮的三通汤，也是活血化瘀的。卷柏生用活血化瘀的效果很好。

卷柏一方面可以强心，强心就可以疏通血管；另一方面可以疏肝，疏肝就可以让身体的管道变得开阔，这样更有利于瘀血排出去。卷柏活血化瘀的作用就是这样的。

因为卷柏独特的活血化瘀作用，所以被很多中医用来调理各种妇科疾病，最常见的就是女人的子宫肌瘤。中医认为，卷柏可以治疗癥瘕，这个癥瘕就是女人少腹长了包块，说白了就是子宫长了肌瘤。瘀血会导致子宫肌瘤，卷柏可以活血化瘀,所以可以调理子宫肌瘤。瘀血也可以导致闭经,卷柏自然也可以调理女人的闭经。瘀血也会导致痛经,卷柏也可以调理痛经。

　　好了,关于卷柏的用法就介绍到这里了。如果你要治疗痔疮出血,要用炒卷柏,可以打成粉末。痔疮出血的时候服用 3～5 克就可以了。如果你要化瘀,要生用,一般用干品卷柏 9 克左右煎水喝。

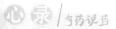

韭菜籽的妙用

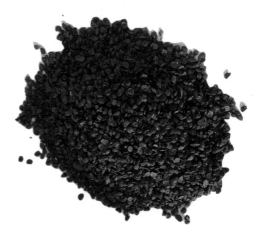

咱们老祖宗在吃的方面是很有智慧、很讲究的,最重要的一点就是"不时,不食"。意思是,不到季节不吃,说白了就是要顺应四季,吃应季的食物。

春天的时令菜是什么呢? 春生,夏长,秋收,冬藏。春天是养生的季节,养生就是养生发之气,让我们的阳气生发起来。什么是生发? 小草变绿了,柳树长出新的叶子,这就是生发。所以春天要吃一些生发力比较强的蔬菜，如各种野菜、各种牙尖类蔬菜、各种苗类蔬菜等。

这些生发力强的蔬菜中最典型、最容易获取，也是老百姓餐桌上最常见的非韭菜莫属了。

韭菜是非常补阳气的蔬菜，为什么说韭菜很补阳气呢？首先它是春天长得最茂盛的。春天的韭菜非常香嫩，很有生发力，这种生发力就是阳气。韭菜的味道特别大，有人说特别香，也有人说臭，香到极致就是臭，这种味道特别大的食物一般可以深入下焦，可以补我们的肾阳。另外，韭菜是辛甘的，中医认为辛甘发散为阳，所以韭菜可以补充阳气。

但小叔这里要介绍的不是韭菜，而是韭菜的种子，韭菜的种子比韭菜更厉害，更补阳气。

韭菜属于花叶类，花叶类的药一般走上焦，韭菜有生发之性，对应的五脏是肝，肝也有生发之性，所以韭菜可以补肝阳，特别适合抑郁寡欢的人食用。韭菜还可以补心阳，激发欲望，特别适合那种心气不足、什么也不感兴趣、什么事也不想做的人。

韭菜籽就不一样了，它也补阳气，但它是种子，种子的药性一般是往下走的，所以韭菜籽直入

韭菜籽：味辛、甘，偏温。具有补肝肾、暖腰膝、助阳固精的功效。

下焦，可以补肾壮阳。我们身体的阳气有两个来源，一个是心阳，另一个是肾阳，缺一不可。种子有一种力量，它把精华牢牢固住，所以韭菜籽在补阳的同时有固精的作用。五脏的精华有多余的就会送到肾里面封藏，这些精华必须固守，不能流失。

因为韭菜籽有固精、固摄的作用，所以有固齿功效。肾主骨生髓，牙齿是骨骼的外现，牙齿好也是肾气充实、肾精牢固的表现。肾虚的人就会牙齿松动、容易脱落，这样的人可以每天吃一点儿韭菜籽。

对男人来说，韭菜籽可以注入活力。阳气是一种动力，肾阳不足的男人就会阳痿；同样肾阳不足还会导致早泄、遗精，因为这些精华需要靠阳气固摄，阳气不足，这些精华就会早早流出来。综上可见，韭菜籽可以同时解决男人的三大男科问题。

同样，对女人来说，韭菜籽也非常重要。女人属阴，天生阳气就不足，肾阳不足的女人就会宫冷不孕，还会白带过多、性冷淡。韭菜籽对这些症状都有一定的缓解作用。

韭菜籽最擅长的就是缩尿，简直是尿频之人

的大救星。小叔有一位朋友，一到冬天就尿频，小便清长，晚上起夜次数特别多，有时候还固不住尿，不到厕所就漏出来了。小叔就推荐她服用韭菜籽，安全又方便。服用 1 个月后效果很明显，几乎不尿频了，晚上也不起夜了。

韭菜籽为什么可以调理尿频呢？因为肾司二便，肾虚的人二便就会失禁，肾阳不足的人膀胱气化能力就弱，喝进去的水没有被气化成津液，水变成了废水，就要通过膀胱排出去，这个时候就会出现尿频的症状。韭菜籽可以补肾阳，肾阳足了，膀胱气化能力就强，废水就少，尿也就少了。

肾司二便，同样韭菜籽还可以改善老年人的阳虚便秘。阳虚的人肠道就像干裂的河床一样，宿便就像石头一样硬，所以大便难下。这个时候需要温补肾阳，温暖肠道，让肠道春暖花开，冰消雪融，这样大便就会顺利而下。韭菜籽一方面可以补充肾阳，另一方面本身也有润肠通便的作用，因为种子都有一股油润之性。另外，韭菜也可以通便，与韭菜籽一起服用效果更佳。

腰不好的人，总是腰酸，感觉腰部有一股冷

风，这样的人可以适当服用韭菜籽。腰为肾之府，腰不好一定要强壮肾，腰酸、腰冷就是肾阳不足。

同样，膝盖不好的人也可以用韭菜籽。腰膝都与肾有关，强壮膝盖需要强壮什么？需要强筋健骨，强筋就是强壮肝，健骨就是强壮肾，韭菜籽可以补肝补肾，可以强壮膝盖，对膝盖酸冷有很好的调理效果。同样的道理，韭菜籽对脚底板发冷也有调理效果，因为下半身归肾管。

韭菜籽这么好，如何食用呢？一般来说，需要把韭菜籽炒熟了，每次用上 3～9 克泡茶喝即可。也可以把炒熟的韭菜籽打成超细粉，一次服用 3 克左右。建议在下午 5 点到 7 点服用，因为这个时候气血流注肾经，补肾效果最好。上火的人可以用淡盐水送服。

注意，韭菜籽是补肾阳的，阴虚火旺的人要谨慎食用。阴虚火旺的人或阴阳两虚的人如果要服用韭菜籽可以与九蒸九晒芝麻丸一起服用，芝麻可以滋阴，这样阴阳同补。小孩子不要吃韭菜籽，毕竟小孩子火气大，阳气足。

烤橘子可化痰止咳

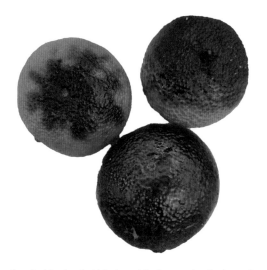

食疗方比较安全温和,基本上人人都可以尝试。

下面这个食疗方味道很美味,看后会让你忍不住流口水,尝试去做。这个食疗方算是偏方了,在民间流传了很久。这个食疗方主要是化痰止咳的,对感冒后期咳嗽拖拖拉拉总不好效果很好。

罗大伦老师也特别推荐过这个食疗方,对于

不爱吃药的小朋友来说再合适不过了，宝妈们一定要学会。

这个食疗方就是烤橘子。大家都认识橘子，但烤橘子估计吃过的人不多。如何烤？烤到什么程度？这些都是有一定讲究的。

烤橘子味道真不错，特别适合冬天吃。外面天寒地冻、大雪纷飞，几个人围炉烤火，顺便烤一个橘子分享，那感觉很温暖惬意。

记得有一次，小叔朋友家的 5 岁小宝宝咳嗽，说是感冒基本上好了，就剩下咳嗽了，拖拖拉拉半个月还没有好。朋友不想让孩子吃太多药，因为是药三分毒，小宝宝也特别抗拒吃药，问小叔怎么办，这咳嗽总不好家长看着揪心。小叔就推荐了烤橘子这个美味的食疗方，宝宝爱吃，又能治疗感冒后期的咳嗽。

没想到，才吃了两个橘子，上午一个，下午一个，第二天咳嗽基本上就好了。

这烤橘子，其实就是一味良药，在中医的世界，天地万物、一草一木都是良药，只不过是药食同源的食疗方罢了。

有人问了,为什么普通的橘子就起不到化痰止咳的作用呢?因为橘子在小火慢慢烤制的时候,橘皮里面的有效成分就会挥发进橘肉,被橘肉慢慢吸收,这个时候的橘子吃起来有点儿甜中带那么一点点的苦。橘皮中有两种成分,一种是白色的瓤,一种就是去掉白色的瓤剩下的橘红。白色的瓤有化痰的作用,橘红有宣肺的作用,让肺气宣通,再加上橘络也有化痰止咳的作用,这样经过慢慢烤制的橘肉就有宣肺、化痰、止咳的作用了。

感冒后的咳嗽主要是肺气不宣导致的,肺主气,司呼吸,有宣发与肃降的作用。感冒了,风寒束表,毛孔关闭了,肺气就无法宣散出去,肺气壅滞,肺的压力就大,肺就会通过鼻子来释放压力,但鼻子也无法完全承担这个重任,所以只能通过咳喘来释放。另外,肺气不宣了,肺里面的津液也无法宣散到皮毛,这些津液就会凝聚成痰湿,肺里面有了痰湿和异物,肺本能地就要通过咳嗽排出去。

所以对于感冒导致的咳嗽,小伙伴们记住六个字:宣肺、化痰、止咳。烤橘子刚好有这些功效。橘子是辛温的,所以对风寒感冒导致的咳嗽效果更佳。其实无论风寒感冒还是风热感冒都可以吃烤橘子，一个烤橘子而已，大不了当美食来吃。

问题来了，如何烤呢？用煤气灶就可以了，当然柴火更好，炭火也很好。要小火慢慢烤，不然一下子就把橘皮烤煳了，里面还没有热。小火慢慢烤，尽量烤全面，把整个橘子都烤一下，不要只烤一个部位。这样橘皮的药性才会慢慢进入橘肉。烤到大部分的橘皮都黑了就差不多了。然后稍微冷却后，把橘皮剥开，趁橘肉温热的时候吃下。一天吃 2～3 个就可以了。

好了，美味又可以宣肺化痰止咳的烤橘子送给大家。记得是烤橘子，不是烤橙子也不是烤柚子，湖南的蜜橘或四川的川橘最好。

治疗咳嗽的偏方——枇杷叶

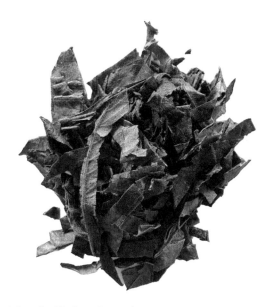

　　吃了很多药都治不好的咳嗽，不妨试试用这种树叶泡茶喝，这是一个偏方。

　　说真的，咳嗽属于疑难杂症，很难治。之所以难治就是因为不好辨证，五脏六腑都可以引发咳嗽，而不仅仅是肺的问题。

外感导致的咳嗽还好调理一些，感冒好了咳嗽自然也就好了，不用刻意去治疗。

内伤导致的咳嗽就比较棘手了，你得判断咳嗽到底是哪个脏腑引发的。所以有些咳嗽还真的需要剑走偏锋，不走寻常路，需要偏方。

小叔有一位朋友，说自己咳嗽多年了，西药与中药都吃了就是治不好，也不是咳得厉害，一天总要咳那么一阵子，有时候会咳出一些痰来，有时候痰到了嗓子眼了就是咳不出。

这位朋友 40 多岁，有抽烟的习惯，一天能抽一包烟。小叔看了看他的舌苔，有些黄腻，又问他的痰是什么颜色的，是不是黏稠。他说痰是黄色的，很黏稠，像口香糖一样，感觉黏住了嗓子。

小叔先是让他用鱼腥草泡茶喝，凡是吸烟咳嗽有黄痰的，小叔第一时间会想到鱼腥草，因为鱼腥草是肺痈要药，可以化肺里面的黄痰。朋友服用一段时间鱼腥草茶，说效果平平，基本上没有效果，痰是少了一点儿，但咳嗽的症状没有减轻。

小叔说："有一种叶子估计你没有尝试，这种叶子号称止咳叶，没有什么特殊的本事，最厉害的本事就是止咳。"

他问："什么叶子？"

小叔说："枇杷叶。"

朋友不太相信，说："自己的咳嗽很多方子都搞不定，一片叶子就能搞定？"

小叔说："反正你已经试了很多方子了，多试一次又有什么关系呢？枇杷叶很常见，又不是什么贵重的，副作用也不大，可以试一试。"

朋友勉强答应。于是按照小叔的去做了，喝了1周的枇杷叶茶，咳嗽竟奇迹般地好了，只是偶尔嗓子不舒服，清清嗓子。朋友真是奇怪了，说："我们只知道枇杷是好东西，可以润肺、生津、止渴，但一大堆枇杷叶落在地上也没有人去捡，想不到枇杷叶还是一味良药，治疗咳嗽效果这么好。多亏了枇杷叶，要不然我的咳嗽还不知道什么时候才能好呢。"

后来朋友又把枇杷叶治疗咳嗽的方子分享给了亲朋好友，其中有一位百日咳患者，用了枇杷叶效果也很好。

看到这，小伙伴们可能会问了，枇杷叶为什么

枇杷叶：味苦，微寒。归肺、胃经。具有清肺止咳、降逆止呕的作用。

255

能治疗咳嗽呢？具体又该如何服用呢？

枇杷叶至少可以从四个角度来止咳。

第一，枇杷叶可以清肺热。当肺里面有热，如积食化热或外感风热，肺里面的热必须要散出去的时候，咳嗽就是一种散肺热的方式。枇杷叶可以把肺热清理了，自然咳嗽就好了。

第二，枇杷叶可以化热痰、浓痰。肺里面有痰的时候，肺会本能地把痰排出去，咳嗽就是一种排痰的方式。这些痰就像天空的乌云，乌云散去，天空恢复晴朗，肺里面清清爽爽，自然就不会咳嗽了。

第三，枇杷叶可以降逆、降肺气，这也是枇杷叶止咳最厉害的一点。肺气上逆就会导致咳嗽，正常的肺气是要往下走的，是要下降的，肺气不降，反而往上走，就会导致咳嗽。这一点在《本草纲目》中早有记载。

第四，枇杷叶还有一点儿辛散的作用。叶类药可以散，可以宣肺，宣散邪气，可以走表，把皮毛打开，让肺气得以宣散，肺气宣散了，自然就不会咳嗽了。

《本草纲目》载："枇杷叶，治肺胃之病，大都取其下气之功耳。气下则火降痰顺，而逆者不逆，呕者不呕，渴者不渴，咳者不咳矣。"

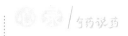

这就是枇杷叶治疗咳嗽的原理。记住，枇杷叶治疗咳嗽主要是针对热证的，枇杷叶是苦寒之品。如果是肺寒导致的咳嗽就不适合。

最后说一下枇杷叶的具体用法，干品 6 克直接泡茶喝即可，如果觉得味道不好，可以加点儿甘草。建议喝上 1 周看看。如果 1 周后没有效果就不要喝了，说明不对症。

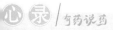

酒的妙用

下面小叔为大家介绍一味特殊的药，它是上天恩赐给人类的礼物，它倒在杯子里是水，喝进肚子里是火，它就是让人又爱又恨的酒。

不过此酒非彼酒，这里文小叔要介绍的酒是非常特殊的酒，非常适合女人饮用，可以温暖女人，既可以温暖女人的身体，又可以温暖女人的心灵。

说到酒，你们第一时间会想到什么呢？小叔第一时间会想到一句诗：今朝有酒今朝醉，明日愁来明日愁。

这是唐朝诗人罗隐的随心之作，现在已经成为千古名句。很多人说这句诗太消极了，做一天和尚撞一天钟，完全是得过且过、及时行乐的心态。但小叔却从这句诗中看到了豪迈与豁达，即把酒祝东风,且共从容。不念过往,不惧将来,活在当下,珍惜现在的所有,过好每一天。不要在今日缅怀昨日的悲伤,也不要在今日预支明天的痛苦。

不过,在这里小叔不想谈酒与人生,而要谈的是酒与中医、酒与养生。

1. 小叔见过的百岁老人几乎都有饮酒的习惯,酒不是长寿的必需品,但酒确实可以为长寿"锦上添花"。

小叔的老家在湖南永州,永州与广西桂林紧挨着。小叔曾经去桂林旅游,顺带去巴马看了看。广西巴马,小伙伴们应该都知道,是中国乃至世界的长寿之乡。很多人慕名前往,都想去探究一下这些长寿老人的养生秘籍。有人说这里的水好,有人说这里的空气好,有人说这里的土壤好,众说纷纭。

小叔也好奇地问了十多位百岁老人,主要是问他们的生活习惯。让小叔惊讶的是,他们每个人都说自己每天都要少少地喝一点儿酒,至于养生秘籍,没有什么特殊的,不过是心态很平和

《名医别录》载:酒主"行药之精"。

而已。

事实上，小叔所在的永州老家是一个僻静的村庄，也有几位百岁老人，只要回老家探亲，小叔都会去拜访他们。他们和巴马的长寿老人一样，每天都有饮酒的习惯。但他们从来不酗酒，也没有酒瘾，每天就喝那么一小杯，足矣。

看来，适当饮酒确实能够益寿延年。

2. 酒是中国最古老的中药，是百药之长。

在没有中药的远古时代，我们的祖先用酒来治病。《黄帝内经》是这样说的："自古圣人之作汤液醪醴者，以为备耳。"我们再来看看"医"的繁体字是怎么写的："醫"，下方一个酉，酉者，酒也。

中药被发现之后，酒依然是一味极其重要的药，而且地位还很崇高，被称为"百药之长"。

长，长子，就是一个家族的老大，也就是说酒这味特殊的药是百药的老大。百药是一个泛称，其实说的就是所有中药。梁山好汉，宋江是老大，所有中药中，酒是老大，酒就好比宋江。

为什么酒有这么崇高的地位？

因为酒有一种特殊的本领，它可以做很多药

酒，少量饮之，能使精神振奋，过量饮服，可致麻醉中毒。

的药引子。酒是开路先锋，能够把全身的经络打通，它通行全身，四肢百骸、血脉经络无所不及。它能够快速地把药效带到该去的地方，并且能够增强药性，使药性更有效地发挥。

正如宋江在某一个专业领域没有什么大本事，但他最大的本事就是让其他兄弟们把自己最大的本事发挥出来。酒，亦是如此。

医圣张仲景有一个著名的方子叫炙甘草汤，是专门调理心脏疾病的，如心律不齐、早搏、房颤等。这个方子特殊之处在哪里呢？就是煎药的时候必须放酒一起煎煮，在煎煮的过程中酒精被挥发出去，酒的通行之性被保留了下来。借助酒的通行之性，炙甘草汤的药性能够快速地抵达心脏。

张仲景还有一个方子瓜蒌薤白白酒汤，这个方子包含三味药，即瓜蒌、薤白、白酒。专门治疗心阳虚导致的心绞痛，用的也是酒的通行之性。

3. 从养生角度来说，酒最大的功效就是行气活血，所以它能够预防心脑血管病，能够降血压、降血脂。

有人会问了："小叔，不是说喝酒会升高血压吗？高血压患者不能喝酒，你怎么说喝酒还可以降血压呢？"

是这样的，酒是双向调节的，喝酒可以升高血压，也可以降血压。高血压有两种：一种是不足型高血压，就是肝肾阴虚导致的高血压，这种高血压只能少量喝酒，不能多饮；另一种高血压是多余型，就是身上的痰湿瘀血太多了，导致气血运行不畅。这种类型的高血压患者喝酒反而能够把血压降下来。

这又是什么道理呢？因为瘀血堵塞了血管，血液要流到头部或任何需要的部位，就必须加大压力。此时如果我们能够把血管的瘀血化掉，气血运行自然就恢复流畅，恢复正常，自然就不需要加压了。

酒可以行气，气足了，就会推动血的运行，血一旦流动起来，这个瘀血就会慢慢被化开，瘀血化开了，血压自然就降下来了。

这就是有的老人喝点儿小酒后再测量血压，血压反而降下来的原因。三七粉能够降血压也是这个道理，因为三七粉也有活血化瘀的作用。

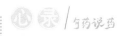

所以,很多活血化瘀的药用酒来送服效果更强。如丹参,因为丹参有些寒凉,血得温则行,用酒来送服或泡制,就可以减少丹参的寒凉之性,增强丹参活血化瘀的功效。

对有心脑血管疾病的人来说,每天喝一点儿酒,是不错的养生方式。

4.对寒湿体质的人来说,每天喝点儿养生酒再好不过了,因为酒可以祛湿散寒。

空调与冰箱的普及让这个时代寒湿体质的人越来越多,尤其是女人。女人本来就属阴,阳气不足,再加之过食肥甘厚味,如甜品、牛奶、水果,穿过于暴露的服装,露膝盖、露小肚子、露腰等,十个女人有九个女人都是寒湿满满。

酒,性热,热就能够祛寒,所以寒冷的冬天一杯酒下肚,全身都觉得暖洋洋的。

酒,又是辛味,辛味的食物或药物可以解表、疏散,所以一杯酒下肚,你的毛孔打开了,微微出汗了。这就是在祛湿。

酒又特别善于走窜,它疏通的力量很强,任何死角它都进得去,如药性很难抵达的筋骨缝隙、大小关节，它都能够进去。进去干什么呢？进去把隐藏在里面的寒湿搜刮出来，然后祛除出去。

所以，几乎所有的风湿病都离不开酒。把治疗风湿的药材泡在酒里，借助酒的通达之性把祛风、祛湿的药性发挥到最大。

小叔的老家在永州，永州之野产异蛇，于是永州发明了异蛇酒，这个酒就是祛湿散寒的，对风湿病有很好的疗效。因为蛇常年待在潮湿的环境里，练就了一身特殊的本领，就是抵御风寒湿，而且蛇游走的时候特别快速敏捷，所以它通络的作用非常强。

酒与蛇是治疗风湿病的最佳搭档。

对于平常的女人来说，不需要喝蛇酒，只要每天喝点儿黄酒就可以达到祛湿散寒的目的。

5. 每天喝一点儿酒，可以暖胃、暖宫，可以调理宫寒导致的各种疾病，如痛经、闭经、子宫肌瘤等。

小叔的朋友高木木同学，因为喜欢吃水果，有些胃寒，现在不能空腹吃香蕉、不能吃生冷，一吃胃就不舒服。可她偏偏最爱吃寒凉的香蕉。有一

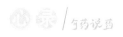

次吃香蕉胃痛发作,小叔就让她喝点儿黄酒,喝完之后胃就温暖起来了,像冰雪消融,春暖花开,舒服多了。

小叔送了她一瓶上好的黄酒,让她每天喝一点儿,一瓶喝完之后,她胃寒的毛病改善了很多。有一次嘴馋,买了香蕉空腹吃了两个,吃完默默等待胃痛发作,可等了很久却安然无恙。于是,她兴高采烈地告诉小叔:"哥,我的胃病好了。"

小叔说:"这是黄酒的功劳,你得好好感谢它。"

从那以后,高木木就养成了每天喝点儿黄酒的习惯。让她更惊喜的是她的痛经也好了,以前每次月经来临之前都要痛经,痛得在床上打滚,发誓下辈子不再做女人。

很显然,她的痛经是宫寒导致的,寒则凝滞,不通则痛。这个酒可以温经通络,让胞宫温暖起来,温暖起来后,气血就不凝滞了,通了就不痛了。

这个黄酒,每天喝一点点,其实就等于吃中成药艾附暖宫丸。

宫寒的人可以尝试着每天喝点儿黄酒,喝上一个月,宫寒的症状会大有改善。

用来治疗痛经、月经不调的香附丸、痛经丸、定坤丹等暖宫调经的中成药用黄酒送服效果更佳。

更难得的是，高木木说，这个黄酒还有安神、治疗失眠的作用。高木木睡眠不太好，自从睡前喝点儿黄酒后，做梦少了，睡眠也好了很多。

其实，酒可以疏肝理气，能够让你的肝气条达起来，肝气舒畅了，肝火就少，肝火少了，自然睡得安稳，做梦也少了。平时抑郁的人，喝点儿酒后心情就会好很多，话也多了起来，这就是肝气被打开了的结果。

现在很多女人的失眠都是肝气不舒引发的，睡前喝点儿黄酒就等同于吃了一颗逍遥丸。

6.酒可以开胃、消食，化解油腻，用黄酒送服很多滋腻的补药可以防止上火。

很多人不明白，那些喝酒吃肉的人从晚上6点可以吃到晚上12点，他们肚子不撑吗？

不喝酒的人吃1个小时就饱了。

秘密就在酒里。酒是一种发酵的东西，凡是发酵的东西都善于消食。酒特别能够化肉食，化解油腻。一边吃肉一边喝酒，边吃边化掉了。如

《中国医学大辞典》载：酒能散寒滞、开瘀结、消饮食、疏通经络、调和营卫。

果不喝酒只吃肉，吃一点儿就吃腻了。这就是男人无肉不欢、无酒不欢的原因。

所以，如果你想让一个男人少吃点儿肉，就不要让他喝酒。你想让一个男人少喝点儿酒，就不要让他吃肉。

酒有开胃消食的功效，吃滋补品的时候可以用黄酒送服，或用黄酒来蒸一下你要吃的滋补品。如很多人吃九蒸九晒黑芝麻丸、玉灵膏、阿胶等都会上火，就是因为脾胃运化不好，无法消化这些滋腻的补品。这个时候就可以借助黄酒来帮助消化。你可以用黄酒送服，也可以用黄酒来蒸一下你要吃的补品，如阿胶。

这样就不容易上火。

7. 最养生的酒不是白酒，也不是葡萄酒和啤酒，而是黄酒。

白酒太烈，不符合中医阴阳平衡之道；啤酒太柔，基本上没有酒性，不过是一种饮料；葡萄酒药性倒是可以，但它不是粮食酿的；只有黄酒既符合中医阴阳平衡之道，又是粮食酿的酒，所以堪称养生佳品。

心录 | 与药说药

伤药常用黄酒送服。

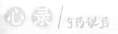

因为粮食是五谷，葡萄是五果，五谷为养，没有五谷我们活不下去，葡萄则可有可无。而且五谷都是种子，种子就是生命的象征。

最好的黄酒在哪里？除了绍兴，还有一个地方，那就是广东梅州。

这个地方盛产一种叫作火炙娘酒的黄酒。

所谓火炙娘酒，顾名思义，与母亲有关，用客家人自己的话讲，娘酒是"妈妈酿的酒，更是养妈妈的酒"。

火炙娘酒最大的特点在于"火炙"，将酿造好的娘酒放在酒瓮中封口，四周围上稻草、谷壳等，点燃后，将酒瓮中的酒进行火焙。这种工艺在其他传统酿造酒类中绝无仅有，也正是这种独一无二的工艺，赋予火炙娘酒温补与更健康的属性。

日常生活中小酌几杯娘酒，能够帮助女性抵抗衰老、美容养颜；而在冬季，客家女性在娘酒中加入姜丝，加热后温饮，亦可活血祛寒、通经活络、暖宫暖胃、抵御寒冷，缓解手凉脚冷的感觉。月子里，娘酒更是必不可少，因为可催奶增乳、去除恶露、祛风活血、促进子宫收缩。

结石的克星——穿破石

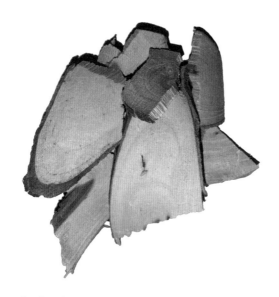

　　大理每年农历三月十五至二十一左右都要举办三月节，这是一场声势浩大的白族节日盛会。全国各地的小商小贩都会来大理兜售自己的商品，其中药材最多。俗称"千年赶一街""一街赶千年"。

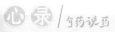

今年的三月节，小叔陪一个朋友去买野生药材伸筋草，所谓野生药材就是草医或当地老百姓去山里采集的还带有泥土的草药，这些原生态的草药效果非常好。

我们避开摩肩接踵的热闹区，来到一个人相对稀少的僻静处。好多野生药材井然有序地堆放在地上，生意比较清淡，买的人不多，一般来三月节的人只奔着三七、天麻、当归这些名贵药材去的，只有内行的人才会来这里选购带有泥土的野生草药。

我们买了差不多一千克的伸筋草，朋友用来治疗腿抽筋，与芍药甘草汤一起用，效果很好。

临走时，小叔随便指了指一堆药材，问"这是什么药？"

草医大概 50 岁，脸上皱纹很多，目光循着小叔指的方向看去，淡淡地说："这是穿破石。"

中国地大物博，药材多如牛毛，恕小叔孤陋寡闻了，穿破石这个名字闻所未闻，于是好奇心来了，追问，"请问，这是治什么病的？"

草医眼睛亮了一下，看在我们买了他伸筋草

伸筋草具有祛风除湿、舒筋活络的功效。

的份上，脱口而出，"这个穿破石可是我的独门秘方！"

小叔有些惊讶了，看来眼前这个其貌不扬比较显老的中年男子不是一般的药商，似乎还是可以看病的大夫。

小叔问："你是大夫吗？还看病吗？"

草医不好意思地笑了笑，露出洁白的牙齿，与黝黑的皮肤形成鲜明的对比，"大夫谈不上，我就是咱们村里的草医。"所谓草医，就是见识的草药多了，会用一些草药治疗一些简单的病。"这穿破石我最熟悉，用得最多，用它治好的病也最多，所以是我的独门秘方。"

朋友在一旁插了一句话，"这穿破石不知道的还以为是一种石头呢。"

草医说："是的，这名字取得确实像石头，正因为这样，这个药才有大作用，它通常长在大石头旁边，它的根可以从石头下面穿过去，在石头的一边再长出新的穿破石树苗来，最后长成一个强大的穿破石林。一棵穿破石树最高可以长到 10 米。穿破石，不是说它真的可以穿破石头，而是说这个

穿破石:味微苦，性平。具有祛风通络、清热除湿、解毒消肿的功效。

药穿透力很强，可以穿透我们身体很多的瘀滞。"

草医顿了顿，继续说："穿破石的穿透力强到什么程度呢？穿山甲知道吧？穿山甲可以穿过山，这穿破石就相当于植物中的穿山甲。穿山甲现在不能用了，刚好穿破石可以来代替。"

朋友若有所思，"也就是说，穿破石是一味打通经络的药？"

草医连连点头，"对对对，穿破石可以打通全身上下的经络，哪里堵了它就去疏通哪里。天下这么多病，不外乎两种，一个是气血不足，一个是经络不通，如果能够把经络不通解决了，很多病都会好起来。"

文小叔向草医投去敬佩的目光，看来这位草医不仅仅是土郎中，还懂很多医理。小叔进一步问："刚才你说这穿破石是你的独门秘方，那你通常用它来治疗什么病呢？"

小叔问完觉得自己有些唐突，既然是人家的独门秘方，怎么可能会告诉你治疗什么病呢？

显然，草医有些为难，沉默了一会才说，"我用它来治疗胆结石。"

小叔紧追不舍,"效果如何?"

草医变得坦然起来,那表情似乎在说,"反正我们也不在一个地方,告诉你就告诉你吧,萍水相逢,也是缘分。"草医大声说:"不是我自夸,用穿破石治疗结石,尤其是肝胆结石,我治十个有七八个好了。"

小叔问:"讨教一下,具体怎么用呢?我朋友也有胆结石,刚好可以买一些回去给他用用。"

见我们又要买他的穿破石,草医索性和盘托出了,说:"很简单,穿破石 30 克,加上药引子柴胡 12 克,煎水喝,一天一次,喝上半个月左右就会有效果。刚才我说过穿破石可以攻克全身上下的瘀滞,但它最善于攻破哪里的瘀滞呢? 就是肝胆系统的。如果肝胆经络不通,堵塞了,它最拿手。胆结石、肝结石是不是经络不通? 是不是堵了? 所以穿破石可以治疗肝胆结石。"

小叔点了点头,举一反三,接着问:"那脂肪肝、肝内血管瘤是不是也是经络不通导致的? 穿破石是不是也可以治疗?"

草医爽朗地笑了笑,"哈哈,你说对了,穿破石当然可以治疗肝血管瘤，配上丹参更好。另外，我还告诉你，穿破石一味药就可以治疗肝炎，急性、慢性的都可以。我治好了不下十个呢！"

常常听说一味单方走天下，还不信，这下见到真人了。

小叔又问："既然肝胆结石可以调理，那么肾结石穿破石应该也可以治疗了？"

草医毫不犹豫地说："那是当然，不然怎么叫穿破石，穿破石就是专门穿破身体的结石，哪里有结石它就去哪里。不过治疗肾结石要配合药引子效果才好。"

朋友抢先一步问，"药引子是什么呢？"

草医说："海金沙、金钱草、鸡内金，配上这三味药就好多了，我治过的肾结石患者，吃了 7 天的药，结石排出来了，原本还打算去县里医院做手术呢。"

小叔心里嘀咕着，这三味药是治疗肾结石经常用到的药，到底是这三味药的效果还是穿破石的效果呢？

这时，草医开始催促了，你们到底要不要买穿

海金沙具有清利湿热、通淋止痛的功效。用于热淋、石淋、血淋、膏淋、尿道涩痛。

破石？语气有些埋怨，似乎在说，我们不是真想买穿破石，而是来套他方子的。

朋友连说三声，"买买买，买两斤吧！"

草医一边抓药一边说："你们找我买穿破石算是找对了，我这可是亲自上山采挖的，地道的野生药材。"

小叔忍不住又问："穿破石可以打通全身的经络，可以治疗结石，那身体的囊肿、增生、肌瘤是不是也可以治疗呢？从本质上说，这些也是身体的一种瘀滞。"

草医一边称着药材一边说："你还别说，这个穿破石治疗脂肪瘤也有一套，卵巢囊肿也在行，不过具体还要配合其他的药，单用效果可能不佳，因为穿破石最主要的还是治疗肝胆结石，治疗肝胆方面的疾病。其他的我不敢打包票，治疗肝胆方面的病我很有信心。"

草医把称好的穿破石装在袋子里递给我，我们付了款，正打算走，草医补充了一句，"穿破石不仅有非同一般的穿透力，而且还有一些补的作用，所以不用担心穿破石会耗伤正气，放心喝。"

心录 与药说药

都说遇到一个人是缘,遇到一个方子或一味好药也是缘,正如小叔遇到的穿破石。真的,小叔也算见识了不少药材,但穿破石真的没有听说过,更不用说知道它治什么病了。为了验证草医说得对不对,小叔回家后专门查阅了医书,发现医书记载与草医说的相差无几。

穿破石最大的作用概括起来有三种:活血化瘀、通经络、祛风湿。

如果你也有肝胆结石,不妨用草医的方子试试:穿破石 30 克,柴胡 10 克。

如果是肾结石,则可以用以下的方子:穿破石 30 克,海金沙 15 克,金钱草 30 克,生鸡内金 9 克(打成粉放进汤药)。

"中华九大仙草"之灵芝

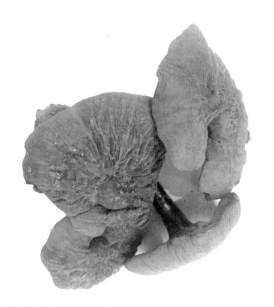

  中华九大仙草包括石斛、天山雪莲、人参、何首乌、茯苓、苁蓉、灵芝、珍珠、冬虫夏草。九大仙草是唐朝时候评选出来的,小叔之前的文章已经介绍过了石斛、人参、茯苓,在这里小叔与小伙伴们聊一聊"中华九大仙草"之灵芝。

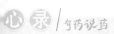

灵芝：味甘，性平。归心、肺、肝、肾经。具有补气安神、止咳平喘的功效。

关于灵芝，小叔记忆最深的就是《新白娘子传奇》里面的情节，白娘子盗仙草救许仙，这个仙草就是灵芝。灵芝历来被医家奉为至高无上的养生珍品，《神农本草经》把灵芝列为上品，上品的药可以久服，久服轻身延年。

明朝的李时珍对灵芝更是推崇备至，他在《本草纲目》里面这样赞美灵芝："主耳聋，利关节，保神""益心气，补中，增智慧""益精气，坚筋骨，好颜色""疗虚劳，治痔""久服轻身不老延年"。

接下来，我们根据李时珍的《本草纲目》具体说一说灵芝有哪些好处。

从李时珍的描述中不难看出，灵芝对五脏六腑都有好处。灵芝，带有灵气的仙草，性子极其平和，不寒不热，适合任何体质的人长期服用，除了小孩子没有必要服用之外，人人都可以把灵芝当作养生佳品，每年服用一次。

李时珍说灵芝的第一个作用就是主耳聋，也就是说灵芝对耳朵很好，可以改善听力。上了年纪的人最明显的表现就是眼花耳聋，灵芝可以治疗耳聋，从这个角度来说灵芝就可以延缓衰老。

对耳朵好是表象，实质上是对肾好，中医认为，肾开窍于耳，肾精足的人耳朵比较大，耳垂比较厚，是有福之人，说明父母给他的资本好。

李时珍说灵芝的第二个作用就是利关节，也就是说身体任何部位关节不利索的人都可以服用灵芝来改善。灵芝为什么对关节好呢？因为灵芝对肺很好，可以强壮我们的肺，肺气足，关节就会通利，因为肺主气，肺治在节，就是说关节的病要从肺上论治，因为肺气足了，就可以把气血输布到全身各个关节。无论是风湿性关节炎，还是类风湿性关节炎都可以用灵芝来辅助调理。灵芝对肺很好，所以灵芝可以调理肺虚导致的咳嗽、哮喘。

李时珍说灵芝的第三个作用是保神。保神，保什么神？什么是神？保神保的是心神，五脏都有各自的神明，肝的神叫作魂，肺的神叫作魄，心的神叫作神，心主神。这个作用就厉害了，心神不宁就会导致失眠，现在的人有多少人睡眠是好的？有多少人一夜无梦的？也就是说，灵芝对失眠效果非常好。失眠的问题最终都要归结于心神的问题，灵芝可以保神，可以调理失眠。从这一点来说灵芝是可以调理万病的，因为失眠会导致万病，好的睡眠却可以治疗万病。

紧接着李时珍说出了灵芝的第四个作用，这第四个作用其实也与心脏有关，即灵芝有益心气。通俗地说，灵芝对心脑血管疾病很有好处，灵芝是红色的，红色入心，灵芝长得也像我们的心脏，所以灵芝可以补心血，通心阳。心脏强大了，心主血脉，我们的血脉就会通畅，心脑血管就不会堵塞，就不会发生心肌梗死、脑梗死。

灵芝的味道有点儿甘，有点儿微苦，甘可以入脾，所以李时珍说到了灵芝的第五个作用就是补中。这个中是什么？中，就是指中焦脾胃。上焦心肺，中焦脾胃，下焦肝肾，中医是这么划分的。脾胃居中焦，是五脏之母，是后天之本，是气血生化之源，是免疫力的大本营，脾胃好了身体就好，脾胃不好百病丛生。灵芝可以强壮脾胃，可以让我们的胃口大开。很多人反映服用灵芝一段时间后，胃口好了，胃气增强了，无论你有什么疾病都会随着胃气的增强而好转。反之，如果你什么病都没有，却独独吃不下饭，那就糟糕了，可能有重大疾病等着你,尤其是老年人,吃不下饭一定要注意了。

李时珍说灵芝的第六个作用是增智慧。增智慧实质上就是延缓衰老,这个智就是肾所主,这句话实质上还是强调灵芝对肾很好,肾主骨生髓,这个髓一部分化作脑髓,有了脑髓,我们的脑子才会聪明,记忆力才好。从这个角度来说,灵芝可以预防脑萎缩、老年痴呆、帕金森等老年性疾病。

李时珍说灵芝的第七个作用是益精气。中医讲,人身三宝,是哪三宝?就是精、气、神。先有精,精是基础,才有气,最后才有神。如果没有精,一切生命活动都会停止。打个比方,这个精就好比灯油,这个气就好比发出来的光,这个神就是被这个光照亮的屋子,我们要的是什么?要的是这个可以照亮屋子的光,但这个光从哪里来,就是从灯油里来,从精里面来。五脏六腑都有精华,肾主藏精,所以说灵芝对肾真的好。

李时珍说灵芝的第八个作用是坚筋骨。坚筋骨实质上说的是什么呢?肝主筋,肾主骨,灵芝可以强壮筋骨,筋是可以伸缩的,身体一切有弹性的地方都可以称为筋。我们的腰可以弯曲，我们的脖子可以转动，我们的拳头可以紧握，我们可以蹲下去、站起来，都是筋在起作用，我们的关节都是筋在维系，筋出了问题，关节就会出问题。养筋其实就是在养寿命，中医讲"筋长一寸，寿增一尺"。小孩子生长的过程就是筋长的过程，衰老就是筋不断萎缩的过程，人老的时候身体会变矮，这个就是筋在萎缩了。所以，灵芝对腰腿很好。

从这一点来说，灵芝抗衰老的作用真的很强大，"人老腿先老。"

灵芝的第九个作用对女人来说有致命的吸引力，那就是好颜色。好颜色，就是说久服灵芝可以对容颜好，可以让女人的气色好。红颜不老，是每一位女人的追求。其实不难想象，灵芝对五脏六腑都有补益的作用，那肯定对容颜好了。一个人的五脏好，五脏有精神，气色才会好。灵芝对女人的皮肤特别好，可以减少色斑，可以让肌肤细腻光滑。

最后，李时珍总结，灵芝可以疗一切虚劳，也就是说五劳七伤，不管你是哪里虚都可以用灵芝

有诸内者，必形诸于外。

调理。总的来说,灵芝可以极大地提高我们身体的免疫力。免疫力是对抗一切疾病的"灵丹妙药",也是预防一切疾病的"神药",从这个角度来说灵芝可以调理很多种疾病。灵芝久服,坚持服用,可以轻身延年。

灵芝的好处太多了,以至于这几年灵芝名声大噪,西医也开始研究灵芝里面的有效成分,最后西医认为灵芝里面的多糖与三萜对肿瘤有很好的抑制效果,可以有效抑制肿瘤细胞生长,不管你是什么样的肿瘤都可以用灵芝来调理。因为抗肿瘤的作用,灵芝身价暴涨。另外,西医还认为,灵芝对肝肾功能损伤有修复作用,对三高有调理作用,对心脑血管有保护作用,还有一定的抗过敏作用。

那么问题来了,灵芝这么好,到底怎么吃才好呢?

如果你们要问,什么样的人适合服用灵芝?小叔会说所有人都可以服用灵芝,除了小孩子外,不是小孩子不可以服用,而是没有必要服用。

灵芝最佳的服用方法并不是直接吃灵芝,而是吃灵芝孢子粉。1克灵芝孢子粉的功效是灵芝的75倍,也就是说你服用1克灵芝孢子粉等于服

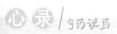

用了 75 克的灵芝。因为灵芝孢子粉是灵芝的种子,灵芝的全部精华都浓缩在灵芝孢子粉里面,灵芝的有效成分都集中在灵芝孢子粉里面。

而灵芝孢子粉的最佳服用方法又是什么呢?就是破壁,只有破壁灵芝孢子粉才更容易被身体吸收。

"水果之王"——榴梿

老实说，小叔很少像介绍中药一样单独介绍过某一种水果的养生功效，因为这个时代水果的作用被夸大了，被过度营销了，水果被冠以可以减肥、美容养颜、祛痘、排毒，甚至抗癌等之名，诸如此类的美誉都给了水果，于是乎造就了一大批疯狂吃水果的人，尤其是女人。

如果男人与小孩子多吃水果还真可以，因为男人与小孩子阳气比较足，可以化解水果的寒湿。但女人就不同了，天生三分阴寒，水果多为寒湿，多吃水果会让身体寒上加寒。但这个世界上八成以上的水果都被女人吃了。所以，小叔很少倡导大家多吃水果。

然而，这世上有一种水果属于异类，一点儿不

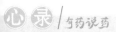

寒，而且还很温热，不但不伤阳气，还可以大补阳气。世上多数水果是以疏通我们的身体为主，补益作用很小，但这种水果却例外，补益作用很强。

这种水果爱的人爱死，恨的人恨死。

这种水果像臭豆腐一样闻起来特别臭，吃起来特别香，一旦吃上就停不下来，一旦爱上就会爱一辈子。这种水果是女人的最爱，女人非常迷恋它。

这种水果还号称"水果之王"。

你们估计已经猜到了，它就是今天的主角，非常异类的水果——榴梿。

每每看到朋友吃榴梿吃得津津有味忘乎所以的样子，小叔总是羡煞不已，小叔这一辈子可能真的无福消受榴梿了，号称一个榴梿三只鸡的榴梿，可见榴梿的补益作用是其他水果无法比拟的。

榴梿真的很补，有的人一吃榴梿就流鼻血，说明榴梿补的作用太强了，不需要补的人吃榴梿就容易补过头。

那榴梿到底补什么？到底适合什么样的人吃？什么样的人又不适合吃榴梿呢？

从中医角度来说，榴梿的味道特别重，榴梿是不是特别臭？是的。其实不是榴梿特别臭，是香到极致就会物极必反，所以臭了，就好比麝香，太香了，所以感觉是臭的。这种特别香的食物可以健脾，可以让我们的胃口大开，所以很多人吃饭不香，吃榴梿却感觉胃口大开。榴梿芳香醒脾，可以叫醒我们的脾胃。

一般来说，味道特别重的食物，会直入下焦，意思是这种食物的养生功效可以直接抵达下焦，下焦就是肝肾，所以榴梿可以补肾。肾虚的人可以适当多吃榴梿，它可以让你肾动力十足，尤其是肾阳虚、手脚冰凉、身体怕冷的人，如果要选择水果，可以选择榴梿。无论是肾阴虚，还是肾阳虚的人都可以吃。

我们再看榴梿的颜色，五脏都有各自喜欢的颜色。心喜欢红色的食物，肝喜欢绿色的食物，肺喜欢白色的食物，肾喜欢黑色的食物，脾喜欢黄色的食物。榴梿的外壳和果肉都是黄色的，黄色入脾，所以榴梿补脾。

再分析榴梿的味道，是不是特别甜？甜入脾，所以榴梿大补脾胃。总的来说，榴梿是大补脾胃的

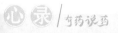

水果，又是补肾的水果。

多数水果湿气很大，而榴梿已经没有湿气了，但它的缺点也随之而来，榴梿不生湿，却开始生痰了。榴梿是不是黏糊糊的？只要是黏糊糊的食物都是特别滋腻的，特别滋腻的就容易生痰。如果身体需要滋腻的就可以很补身体，如果身体不需要那就会生痰湿，就会在身体形成垃圾。所以，从这个角度来说，那些身体壮实的人不适合吃榴梿。

什么样的人最适合吃榴梿呢？弱不禁风、身体瘦弱、有气无力的人，以及整天抑郁寡欢、闷闷不乐，像林黛玉那样的人。吃点儿榴梿，她的心情就好了，也就不会动不动就唉声叹气了。

想要增肥的人可以适当多吃一些榴梿，减肥的人就不要吃了。

什么样的人最不适合吃榴梿呢？就是痰湿体质的人，一天到晚有吐不完的痰，身体长各种结节、囊肿的人都要少吃。还有湿热体质的人，这样的人吃榴梿肯定会上火，不过湿热体质的人多数是无肉不欢、无酒不欢的男人。

你到底适不适合吃榴梿？只要做一件事就可

以了,伸出你的舌头,如果你的舌苔特别薄,可以吃多一点儿;如果你的舌苔有点儿厚且发白,可以少吃;如果你的舌苔很厚而且很黄,那就不要吃榴梿了。

榴梿,一次吃一小块就可以了。吃一小块是为自己的身体吃,吃一整个是为自己的欲望吃。

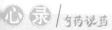

痛风的克星——土茯苓

小叔在这里要分享一个单方，极好极好的单方。

这个单方专门来拯救因为痛风叫苦连天的朋友们，要知道现在的痛风患者何其多哉！小叔的朋友中好几个都有痛风。痛风患者很多，高尿酸的那就更多了，有的人尿酸高，但还没有发展为痛风，这也是隐患。

痛风基本上是吃出来的，但仅靠节制饮食却无法根除痛风。为什么呢？因为身体的运化能力已经遭到伤害，西医说是身体代谢出了问题，不同的说法一样的意思。就是说，我们治疗痛风不仅仅是杜绝那些高嘌呤的食物，这是治标，不然为什么同样的食物，你吃了就会引发痛风，人家就没事呢？治本要治什么？要加强我们身体的运化能力,加强脾的运化能力、肝的疏泄能力,以及肾的排浊能力。

下面小叔介绍一种非常廉价且名称中还有一个"土"字的中药。广东人非常熟悉,很喜欢用它来煲汤喝,把它当作食物。这个中药可以说是痛风的克星,是痛风患者的救星,小叔推荐给过好多粉丝用,轻者一天就止痛,重者服用一段时间后,痛风一年都不会发作。

这个中药可以同时加强脾胃运化水湿的能力,还可以加强肝的疏泄、排毒作用,以及加强肾的排浊和肾排出尿酸的作用。

这个中药就是土得不能再土的土茯苓。

土茯苓与茯苓仅仅一字之差,可是身价却有着天壤之别,茯苓被捧上天了,被誉为九大仙草之一,被历代养生大家追捧,因为茯苓人人都可以食用,人人都可以用来养生保健,久服健脾祛湿、安神、美容养颜。

土茯苓,因为加了一个"土"字,所以身价一落千丈,人们只有在生病的时候才会想起它,这个就好比抹布一样,需要的时候觉得缺了不行,不需要

土茯苓:味甘、淡,性平。归肝、胃经。具有解毒、除湿、通利关节的功效。

291

的时候却嫌弃它。例如，土茯苓，很多人在痛风的时候就会想起它。

话说小叔的一位粉丝，说自己的老公得了严重的痛风，但老公拒绝服用中药，说太苦了。小叔之前分享过一个治疗痛风的名方，叫作上中下痛风方。这个方子比较复杂，也很难入口。她说她老公喝了一口就全部吐了。

后来又吃了一种西药，说是痛风的特效药，还是进口的，结果服用一次足足泻了 3 天，人都快虚脱了，从此对吃药就很排斥，有了心理阴影。

可是，痛风还在，还得治，即便很控制饮食了，每个月还是要发作 2～3 次，怎么办呢？

于是这位女粉丝就问小叔有没有食疗方，既可以让老公吃得下，又能调理痛风。

小叔想也没想就给她推荐了土茯苓，为什么呢？第一，土茯苓煮出来的水没有什么颜色，很清淡，也没有什么味道，不苦也不酸，就是很淡很淡的味道，细细品味还有一丝甘甜。这种味道她老公肯定可以接受，就像喝水一样。第二，土茯苓性子很平和，不寒也不热，久服没有副作用。第三，土茯苓是痛风的克星,很多人通过喝土茯苓茶就控制住了自己的痛风。而且西医也对土茯苓进行了大量的研究,研究发现土茯苓里面的活性成分,如黄酮、鞣制、生物碱等可以促进尿酸的排出。

这位女粉丝很聪明,并没有说要给老公吃药,只是说朋友邮寄了一些养生茶,让他尝尝。恰巧那天老公的痛风发作,女粉丝赶紧把土茯苓煮出来的水端给老公喝。万万没想到,一杯下肚,不到半小时,老公上了一次厕所,就说不痛了,很奇怪。平时痛风发作要持续好几个小时呢,甚至一晚上。

于是,这位女粉丝和盘托出,告诉老公这就是土茯苓的功效。老公觉得太不可思议了,这煮出来的水跟白开水差不多,怎么就能治疗痛风呢?从此,老公就爱上了土茯苓,每天主动要喝,喝了1个月,痛风就没有再发作,一年过去了,加上饮食与运动结合,痛风竟然好了。

那么土茯苓到底是如何调理痛风的呢?

首先,李时珍在《本草纲目》中说,土茯苓有健脾胃的作用,脾胃健运了,就可以运化身体里的水湿。之所以有痛风,之所以会在大脚趾发作,就是

《本草纲目·卷十八》："健脾胃，强筋骨，祛风湿，利关节，止泄泻，治拘挛骨痛，恶疮痈肿，解汞毒、银朱毒。"

湿热下注导致的。湿气有两个特点，一个是往下走，另一个是特别黏腻，不容易排出去，所以堆积在脚趾，阻碍气血经络运行，不通则痛。

其次，土茯苓本身还有利水的作用，可以把身体里的湿浊痛痛快快地利出去。土茯苓不寒凉，却有清热解毒的作用。很多痛风患者大脚趾会红肿热痛，这是湿气瘀滞久了，化热的结果。更主要的是，土茯苓本身还是一味通利关节的妙药，也就是说，凡是发生在关节处的疾病都可以用土茯苓，如风湿病。

当然，土茯苓的好处远远不止这些，它还可以排出身体里面的汞毒，还是梅毒的克星，治疗梅毒效果很好，还可以调理湿热导致的湿疹、牛皮癣。土茯苓还是止痒圣药，身体任何地方痒都可以用土茯苓来治标。例如，小叔就推荐给过很多女性朋友服用土茯苓来调理难以说出口的阴痒，还有很多人都有的肛门瘙痒，也都可以用土茯苓。

好了，最关键的问题来了，土茯苓调理痛风如何使用呢？

如果痛风较轻，可以用土茯苓直接泡茶喝，不需要煎药,用开水冲泡,每次放上 15 克左右冲泡,一天就喝这个土茯苓茶,这个最简单,适合痛风轻症患者。

如果痛风严重了,那就要正儿八经地熬药了,用多少量呢?一般用上 50 克,严重一点儿的用上 100 克,更严重的用上 150 克。土茯苓调理痛风的秘诀是一定要重用,如果少用,则只是隔靴搔痒,重用土茯苓,其药性就可以直达下焦,直达下面的脚趾。不用担心土茯苓的副作用,因为它很平和,可以大胆用。

如果是痛风紧急发作的时候,小叔建议用芍药 24 克、甘草 12 克,与土茯苓一起煮水喝。因为芍药甘草汤是中药中的止痛药,可以缓急止痛,效果很好。

当然,土茯苓调理痛风也只是一个单方,一个偏方,小叔不敢保证百分之百对你有效,任何事情都没有绝对的,何况是治病这么复杂的事。不过天赐土茯苓这么好的良药,操作起来又这么方便,痛风患者何不尝试一下。

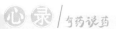

这样用山楂，治疗痛经

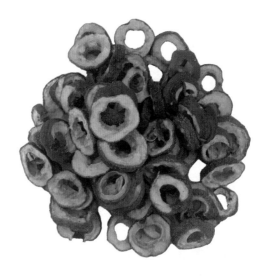

有一位年轻的小姐姐求助小叔，"帮帮我吧，小叔，又痛经了，好几个月了，每次来月经都很痛，痛得冒冷汗，死去活来，真不想做女人了。"

这位小姐姐还说，"不想吃汤药，太苦，有没有食疗方可以缓解一下。"

小叔说："有是有，但你得答应小叔一个条件，服用期间拒绝一切生冷寒凉，不要吹空调，也不能穿暴露的服装。"

小姐姐说："不穿暴露的服装这个肯定行，不吹空调也行，我在贵州这边，几乎用不上空调，但你说的拒绝一切生冷寒凉，包括各种各样的水果，还有奶茶吗？"

小叔说："当然。女人痛经不外乎一个是受寒，另一个是瘀血，寒与瘀血都会导致血脉经络的不通，不通则痛。痛经就是这么来的。"

小姐姐说："原来如此，都是因为我昨天刚喝了两杯奶茶，还加了好多冰。"

然后小叔就给她推荐了一个简单的食疗方，这个食疗方既美味又有效，小叔的很多女性朋友只要说是痛经，小叔就优先推荐这个食疗方，既安全又能搞定痛经，何乐不为呢？

这个食疗方是这样的：带核干山楂 50 克，生姜 9 克，甘草 6 克，红糖适量。

刚好这些寻常的食材小姐姐都有，立马动手给自己熬了一碗热气腾腾的山楂生姜红糖水，味道酸酸甜甜的，好喝到停不下来，估计是个女人都

人们称山楂为"长寿果"。

会喜欢。小姐姐一口气喝了一大碗，喝下去就感觉肚子不那么痛了，约半小时后，肚子竟然一点儿都不痛了。小姐姐欢天喜地，发来道谢消息，还说了一句，"有了这碗红糖生姜汤，再也不怕痛经了，下辈子还做女人。"

为什么简简单单的一碗山楂生姜红糖水胜似灵丹妙药呢？这个食疗方是如何搞定痛经的？小叔来为你们揭晓。

痛经的原因有很多，这一碗酸酸甜甜的汤至少可以从三个角度来搞定女人的痛经。

首先，可以从祛寒邪的角度来搞定痛经。中医认为，诸般疼痛，寒邪第一。就是说，很多疼痛都是寒邪导致的，尤其是晚上或天气变冷加重的疼痛十有八九是寒邪在作祟。因为寒有一个特点，寒则收引，引发痉挛，寒则凝滞，受寒后的全身每一个毛孔血管都在收缩，血管变窄了，就会造成不通，不通则痛。这个食疗方是如何搞定寒邪的呢？很简单，一味生姜就可以搞定。

生姜辛温，辛可以散，温可以祛寒。生姜可以把寒邪逼出去，把毛孔打开，让寒湿通过毛孔散出去。生姜同时可以暖肠胃，暖女人的小肚子，一碗姜汤下肚，全身都暖和起来。医圣张仲景为什么很喜欢用生姜治病呢？因为在他眼中生姜不仅仅是调料，更是良药。现在喝姜枣茶很流行，你们知道这个姜枣茶从哪里演变而来的吗？就是从张仲景的方子演变而来的。

注意，想要散寒，记得用生姜，不要用干姜，干姜侧重温中。

其次，这个食疗方可以从化瘀血的角度来搞定痛经。为什么会产生瘀血呢？最大的原因就是各种受寒，寒邪如果不清除出去，长期留在身体里就会导致瘀血。还有，有些女人小产也会导致瘀血，长期生闷气、不开心也会导致瘀血。瘀血就会堵塞血脉，引发疼痛。如何判断自己是不是瘀血引发的痛经呢？很简单，看看自己的月经是不是颜色比较暗，是不是有血块，是的话就说明有瘀血。

如何搞定这个瘀血呢？这道美味的食疗方里的山楂隆重登场，山楂就是活血化瘀的高手。没有想到吧，很多人以为山楂是消食的，吃肉多了可以吃山楂，确实如此。不过山楂消食那是炒山楂，

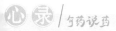

如果是干品山楂那就有另一个特效——活血化瘀。张锡纯就喜欢用山楂来活血化瘀，治疗女人的闭经，因为瘀血会导致闭经。

记住，用山楂调理痛经一定要用干品，不要用炒山楂，用带核的山楂效果更好。山楂核可以疏肝理气，可以搞定气滞血瘀，这样还可以搞定女人肝气不舒导致的痛经。

最后，痛经是一种紧急的状态，有什么药可以缓解这种状态呢？让痛经不那么痛，不那么紧急？那只有一种药了，就是甘味药。中医认为，甘可以缓急止痛。就是说，当我们剧烈疼痛的时候，可以吃一点儿甘甜的东西，以缓解疼痛。这个西医也是认可的，因为甜味可以舒缓我们的神经。这个方子中的甘味药有两种，一种是甘草，另一种是红糖。红糖根据每个人的口味适当添加。

甘草是药中国老，不仅可以缓急止痛，还可以补中益气、补脾。红糖可以补血。如此一来，这个食疗方不仅有散、有通，还有补。生姜散寒，山楂化瘀，甘草缓急止痛，甘草补脾，红糖补血。这个食疗方看似简单，实际上大有乾坤。

能抗癌的仙鹤草

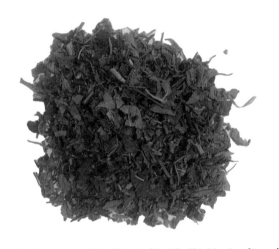

小叔分享过一篇关于仙鹤草的文章，专门介绍了仙鹤草的功效。仙鹤草是大自然赐予老百姓的一味止血圣药，无论哪种出血都可以用仙鹤草止血，止血功效不亚于昂贵的三七。有粉丝用后马上反馈给小叔，说用了仙鹤草她多年的月经淋漓不尽没有了。

仙鹤草：味苦、涩，性平。归心、肝经。既收敛止血，兼补虚，又解毒、止痢、截疟，还杀虫、止咳、抗癌。

这不，另一位粉丝也给小叔发来消息，也是关于仙鹤草的，她发来的消息让小叔很是惊讶，惊叹仙鹤草的神奇，仙鹤草的神奇远超小叔的想象。这位粉丝说，她认识的一位邵阳的中医用仙鹤草治好了癌症。有位胃癌晚期的朋友，大出血，实在没救了，被医院宣判死刑了，求助中医。这位中医大夫也是死马当作活马医，推荐这位胃癌患者用一种草药试试。没想到，这种草药还真把胃癌给治好了。

这种草药就是仙鹤草。

仙鹤草为什么有抗癌功效呢？小叔个人觉得至少有三个原因：其一，仙鹤草可以止血，很多癌症患者都有大出血的症状，能够把血止住，保住元气，是非常重要的。其二，仙鹤草还是老百姓的大力草，干活累了或久病身体比较虚弱，总之觉得身体乏力就可以用，仙鹤草可以长气力，可以补虚。仙鹤草可以从扶正的角度来抗癌，癌症就是正气与邪气的较量。其三，癌毒是最顽固的一种毒，仙鹤草可以清热解毒。这一点西医也做了研究，证实仙鹤草可以有效抑制癌细胞，有效率达 70%。

正气内存，邪不可干。

而且仙鹤草杀死癌细胞的同时不会伤害正常细胞。

其实仙鹤草用于肿瘤的治疗古人早已有经验。明朝的医学家蒋仪就用仙鹤草来治疗食道癌与胃癌。古人称食道癌为咽隔，称胃癌为翻胃。蒋仪说，大夫一般遇到这两种病都怕治疗，因为治不好，治不好就会有麻烦。蒋仪却不怕，为什么呢？因为他得到了一种神草，就是仙鹤草，他说癌症患者喝了仙鹤草熬出来的汤就好比"饥荒之粟，隆冬之裘"。

什么意思呢？意思是，这个仙鹤草对于癌症患者来说就像饥荒年代遇到了小米，严寒的冬天遇到了狐皮做的衣服。

仙鹤草对各种癌症都有调理效果，尤其对肠癌，因为根据小叔的认知，仙鹤草对慢性肠炎效果很好，很多肠癌都是肠炎发展而来的。

总之，小叔分享仙鹤草调理癌症的案例就是想帮助更多的人，让癌症患者燃起希望，哪怕治不好，仙鹤草喝一喝也没有问题。仙鹤草不寒凉，可以久服，说不准你的癌症就被仙鹤草攻克了呢？

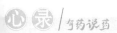

当然，这需要奇迹，小叔相信奇迹总会降临的。

仙鹤草调理癌症如何用呢？很简单，每天用仙鹤草 50 克加上大枣 9 枚，熬水喝。

最后小叔忍不住唠叨几句：癌症患者首先不要怕死，因为内心的恐惧和焦虑会让癌细胞更加猖狂，另外，也不要试图去对抗癌症，因为对抗就会产生反击。

急性肺炎的克星——鱼腥草

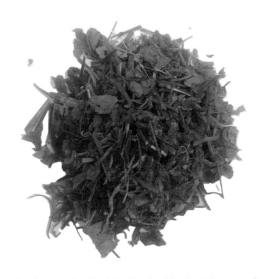

　　一种臭臭的本草是肺炎的克星，云南人的最爱，云南的老百姓几乎天天吃它。

　　话说金元四大家之一的刘完素，有一次得了急性肺炎，发热，吐黄痰，作为大夫的他当然是自己给自己开方吃药，让他郁闷的是吃了几天的药也没有好。后来遇到一位乡野郎中，给了他一味

"金元四大家"：
刘完素、张从正、
李杲、朱震亨。

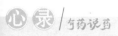

鱼腥草：味辛，性微寒。归肺、膀胱经。具有清热解毒、消痈排脓、利尿通淋的功效。

草药，让他回去煮水喝。喝了一天，奇怪了，热退了，也不吐黄痰、不咳嗽了，顿时觉得肺里面舒服多了，清爽多了。刘完素的肺炎就这样被治好了。

于是刘完素去请教郎中，自己吃的是什么药。郎中说，不过是一种老百姓最常见的野菜罢了，鱼腥草是也。

刘完素万分惭愧，自叹孤陋寡闻，又千恩万谢了郎中，真是应了那句话，一味单方气死名医。

不过从那以后，刘完素又学了一招，每每遇到患者急性肺炎求助的，但凡是热毒引发的，发热，吐浓稠的黄痰，胸闷咳嗽的，他都会在方子里加入鱼腥草，甚至大剂量单独用鱼腥草，效果好得不得了，立竿见影。

是的，鱼腥草就是肺炎的克星。小叔知道了鱼腥草的作用后也经常把它推荐给宝妈们。宝妈们每每到了宝宝急性肺炎发作的时候都会心急如焚，这个时候不妨先试试鱼腥草煮水喝。如果想去医院，喝完鱼腥草煮水也不迟，这个鱼腥草又是野菜，非常安全。

小叔曾经专门介绍过鱼腥草的作用。鱼腥草臭臭的，有一股很浓很浓的鱼腥味，一般人受不了，喜欢的人则喜欢的不得了。这种浓郁的腥臭味是鱼腥草最好的武器，专门搜刮身上那些腐败的、浓郁的毒素，尤其是可以清理肺里面黏稠的、黄色的痰，这样的痰吐出来很臭，与鱼腥草的臭味有得一拼，鱼腥草就以臭制臭，化这种浓稠的黄痰、臭痰。

鱼腥草是天然的抗生素、消炎药，可以清热解毒，消炎、抗菌、抗病毒，可以调理一身的炎症，上治扁桃体炎、中耳炎、咽喉炎，中治肺炎、胆囊炎，下治肠炎、膀胱炎、尿道炎等，只要是急性炎症，热毒引发的都可以用一味鱼腥草治疗。

鱼腥草是治疗肺痈的圣药。这里的肺痈就是现在所说的急性肺炎，肺里面有太多热毒，肺脓肿了、烂了，有大量的黄水，加上黄痰，这是比较严重的肺炎了。大量的浓痰堵在肺里面，让人胸闷喘不过气来，让人咳嗽。鱼腥草刚好就可以把肺里面的热毒清掉，把肺里面很脏、很浓、很稠的黄痰化掉。

无论是细菌性的还是病毒性的，只要是热毒引发的肺炎都可以用鱼腥草。

总的来说，鱼腥草以臭治臭，用它独特的腥臭味来清理我们身上日积月累的毒素。鱼腥草可以清理肺毒，经常抽烟的、吸灰尘的人，都可以阶段性用鱼腥草来洗一下肺。鱼腥草可以清理我们肠道和尿道里面的毒，还可以清理血管里面和皮肤上面的毒。

说鱼腥草是排毒草也不为过。

鱼腥草治疗肺炎如何使用呢？一定要重用，鱼腥草是食物，用少了效果一般。治疗急性肺炎一定要用鲜品半斤，甚至一斤以上，水开后煮上 15 分钟即可，一天就喝这个水，直到肺炎消失。如果是干品，也要用到 50～100 克。

注意，鱼腥草治疗肺炎辨证的要点是：发热、黄痰、浓稠的痰。如果是白色清稀的痰就不要用鱼腥草了。

最后小叔说一下鱼腥草有毒这个事情。有一些不良媒体动不动就说鱼腥草有毒，会损害肾功能。其实鱼腥草不是马兜铃科植物，也不含马兜铃酸。

如果硬要说鱼腥草有毒，鱼腥草不过是有些寒凉罢了，脾胃虚寒的人不可久服，至于天天吃鱼腥草的云南人，是要用作料的，葱姜蒜加醋，这些都是辛温的，可以中和鱼腥草的寒凉。

记住，下次急性肺炎发作的时候，先试试鱼腥草。

中医药文化传承心录——

有药说药

文小叔

下册

卜开初 审

文泉杰 著

天津出版传媒集团

天津科学技术出版社

上册

目录

目录

马齿苋的妙用

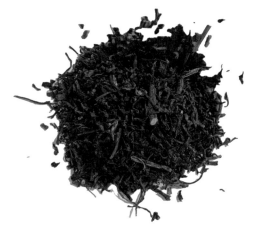

有一种野菜，全国各地都有，田野里、马路边、庭院里，但凡有阳光的地方都会有它娇小的身影。每到春天，老百姓喜欢挖来当作餐桌上的美食，味道酸酸的，口感嫩嫩的、滑滑的。

这种野菜五行俱全，它的叶子是绿色的，入肝；它的梗是红色的，入心；它的根是白色的，入肺；它的花是黄色的，入脾；它的种子是黑色的，入

野菜是可以作蔬菜或用来充饥的野生植物的统称。

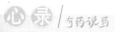

马齿苋：味酸，性寒。归心、大肠经。可清热利湿，解毒疗疮。

《滇南本草》："益气，清暑热，宽中下气，润肠，消积滞，杀虫，疗疮红肿疼痛。"

肾。真可谓天地独宠，所以这种野菜又被称为五行草，是老百姓餐桌上的长寿菜。

小伙伴们，你们猜对了吗？这种野生的蔬菜就是马齿苋。老百姓经常吃马齿苋，却很少有人知道马齿苋是一味不可多得的良药，接下来小叔就给大家介绍一下马齿苋到底可以调理哪些疾病。

1.马齿苋可以调理毛囊炎。

毛囊炎其实就是一种疮。头上长了一个疮，化脓了，这是湿热的表现，马齿苋性寒，可以清热，还可以利尿、祛湿，可以把头上的湿热之毒通过小便利出去，所以可以调理毛囊炎。

2.牙龈肿痛的时候可以用马齿苋。

小叔有一位朋友，说自己的牙龈突然肿起来了，说是昨晚吃多了烧烤的缘故。小叔说，没事，现在正是春天，去菜市场买新鲜的马齿苋，打成汁，喝下去就好。朋友照办，当天牙龈就不肿了。

3.马齿苋可以调理痘痘。

调理什么样的痘痘呢？调理湿热导致的痘痘。这样的痘痘颜色鲜红，流黄水比较多，通常喝酒的人比较容易起这样的痘痘，或吃一些湿热重的水果，如荔枝、榴梿，就长痘痘，这个就是湿热导致的。这样的人舌苔黄厚，小便也黄，用马齿苋效果很好。如何用呢？马齿苋捣烂取汁液加上蜂蜜外敷。另外，马齿苋干品直接泡茶喝，内服外用双管齐下，痘痘很快就会搞定。

另外，小叔告诉大家一个秘密，现在很多宣称可以调理痘痘的化妆品、面膜里面就有马齿苋提取物。

4. 马齿苋调理鼻出血效果很好。

小孩子流鼻血了，不需要吃什么药，吃一下野菜马齿苋就有效果。治疗流鼻血的偏方有很多，如藕节、白茅根、栀子等，马齿苋同样可以调理流鼻血。肺开窍于鼻，肺热会导致流鼻血，马齿苋入肺经，可以清理肺热。

5. 既然流鼻血可以用马齿苋，那么鼻子里面长疮自然也可以用马齿苋。

就是那种热疮，鼻子里面热烘烘的，很干燥，肺里面有热，会通过鼻子来泄热，如果鼻子泄热不通畅，就会长热疮，这个时候只要把肺里面的热清

白茅根：味甘，性寒。归肺、胃、膀胱经。可凉血止血，清热利尿。

栀子：味苦，性寒。归心、肺、三焦经。可泻火除烦，清热利湿，凉血解毒。

理一下就可以了，马齿苋就善于清理肺热。

毛囊炎是疮，痘痘是疮，鼻子里面长疮是疮，那痔疮呢，也是疮，举一反三，所以马齿苋对痔疮同样有效果。

这些热疮其实都是由肺热引发的。肺主皮毛，长在皮肤上的疮与肺有关，肺开窍于鼻，鼻子里面的疮也与肺有关，肺与大肠相表里，肺热会通过大肠泄出去，如果大肠不通畅经常便秘，那么就会湿热蕴结，引发痔疮。

6.调理湿疹，马齿苋自有一套。

湿疹，最主要的就是湿，当然这个湿可能是寒，也可能是热。一般来说，急性湿疹，颜色鲜红的，是湿热，马齿苋可以清热利湿，调理湿疹效果很好。尤其是夏天经常长湿疹的朋友，可以备着马齿苋，长湿疹的时候就喝一喝马齿苋茶。

那夏天长痱子呢？马齿苋同样可以调理。

一位宝妈问："自己的宝宝1岁不到，夏天容易长痱子怎么办呢?"宝宝太小不建议吃药。小叔说："没事，买点儿新鲜的马齿苋，用马齿苋的汁涂抹就可以了。"她说买不到新鲜的马齿苋怎么办

痱子是由暑热湿毒、蕴蒸肌肤、汗泄不畅而成。

呢？那就用干品煮水，用煮出来的水外洗也可以。然后她就照办了，效果好到让她吃惊，洗了一次，痱子就下去了。以后只要宝宝长痱子，她就用马齿苋煮水外洗。

7.马齿苋治疗腹泻、痢疾效果很好。

马齿苋可以说是专门为痢疾而生的，什么样的痢疾呢？当然是热痢：里急后重，肚子痛，拉不尽，便血，大便热烘烘的。马齿苋可以清热、解毒、消炎、抗菌，对付热痢有立竿见影的效果。

吃完辣椒或喝完酒拉肚子，一杯马齿苋茶下肚，效果杠杠的。

8.马齿苋的汁液对蜂毒也有疗效。

被蜜蜂蜇了，可以第一时间用蜂蜜涂抹，即一物降一物，蜂蜜可以解蜂毒。但如果你加上马齿苋的汁液，与蜂蜜混合，涂抹，效果更佳。马齿苋可以清热解毒，还可以凉血。对蜂毒有效果，那对其他的毒呢？夏天还有很多蚊虫，对蚊虫叮咬也有效果。

9.马齿苋还可以降压。

马齿苋为什么被称为长寿菜呢？就是因为有

蜂蜜：味甘，性平。归脾、肺、大肠经。可有润燥通便，止咳润肺，解毒止痛。

降压作用。从中医的角度来说，马齿苋是如何降压的呢？至少可以从两个方面降压，一方面可以清肝，可以调理肝火上炎导致的高血压。马齿苋药性走肝，可以疏肝，加强肝的疏泄功能，肝的疏泄功能加强了，全身的管道都会宽敞，血管也是管道，血管宽敞了，血压自然就下降了。另一方面可以利尿，这一点有点儿像玉米须，小叔曾经介绍过玉米须降压的作用，小伙伴们用过，赞叹玉米须的神奇。马齿苋可以通过利尿把血管的压力降下去。

这样看来，西医两种降压药，一种是血管扩张剂，另一种是利尿剂。马齿苋一味药就有两种降压效果了，而且还是天然的，又是蔬菜，相对安全，有高血压的人为何不试试呢？

马齿苋这么好，到底如何服用呢？一般来说，入菜用新鲜的，入药用干品，干品容易买到，药店都有。干品一般用上 10 克左右就可以了，泡茶喝即可。

最后小叔提醒，马齿苋有些寒凉，不可久服。孕妇也不要吃，因为有滑利的作用。

玉米须: 性平, 味甘。归肾、胃、肝、胆经。可利尿、消肿、降压。

马齿苋有些寒凉，故不可久服。孕妇禁用，因有滑利的作用。

慢性咽炎与木蝴蝶

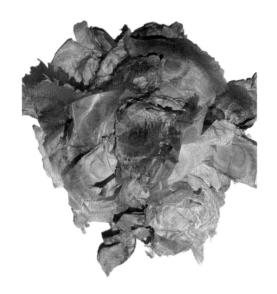

中医说,咽喉是要道,是非常重要的、狭窄的通道,是邪气与正气交战激烈的地方,而且我们身体的十二条经络差不多都要经过这个狭窄的要道。所以导致咽炎的原因特别多,咽炎也特别难治。

女人比男人更容易得慢性咽炎,向小叔咨询慢性咽炎的几乎都是女性朋友,因为女人比男人更容易产生情绪,情绪多了就会干扰身体的气机,咽喉这个地方就是气机汇聚的地方,气机紊乱就会导致咽喉出问题。

市面上治疗慢性咽炎的中成药几乎都是针对外感导致的,风热、风寒或内伤导致的咽炎很少有中成药可以治疗。下面小叔介绍一个小妙方,是专门针对慢性咽炎的,适合内伤导致的慢性咽炎,外感也可以用。

这个方子是小叔自拟的,方子如下:木蝴蝶3克,凤凰衣9克,桔梗9克,甘草9克。

为了方便记忆,小叔姑且把这个方子叫作利咽凤凰汤,因为里面有一味非常重要的药材——凤凰衣。

别看这个方子很简单,但里面大有玄机。

接下来,跟随小叔一起来学习一下这个利咽凤凰汤。

第一味药木蝴蝶,这味药非常优雅,不仅名字取得优雅,形状也很优雅。小叔曾经在一部纪录片中见过木蝴蝶的倩影,至今记忆犹新。木蝴蝶是紫葳科植物木蝴蝶的种子,秋冬的时候我们采集木蝴蝶的果实,晒干,果实裂开种子出来了,种

木蝴蝶:味苦、甘,性凉。归肺、肝、胃经。可清肺利咽、疏肝和胃。

子也叫木蝴蝶。

木蝴蝶的种子非常奇特，一般的种子是一粒一粒的，木蝴蝶的种子却是一片一片的，像蝴蝶的翅膀，薄如蝉翼，颜色为米黄色，放在手心里，轻轻一吹，木蝴蝶就会随风飘舞，形态优美极了。

木蝴蝶的味道有一点儿甘淡，慢慢咀嚼，有一股凉凉的感觉，所以这味药是偏凉的。小叔曾经说过，治上焦如羽，非轻不举。意思是说，上焦的疾病，如咽喉的疾病或皮肤病都需要用轻灵上浮之品，木蝴蝶就是这样的药材，质地非常轻，药性上走，直达咽喉，可以清肺利咽，把咽喉里面残余的热邪透发出去，缓解咽喉不适、声音嘶哑。

接下来的凤凰衣更妙了，与木蝴蝶是天造地设的一对，两者搭配专门攻克慢性咽炎。凤凰衣到底是什么呢？估计很多小伙伴们闻所未闻。凤凰衣不是凤凰的衣服，而是小鸡的衣服。幼小的鸡刚刚从蛋壳里面钻出来，留下来的那一层薄膜，这层紧紧贴在蛋壳内侧的薄膜，就是凤凰衣。

中医有以皮治皮的原理，凤凰衣就是小鸡的皮肤，可以呼吸，保护小鸡。中医说肺主皮毛，皮

凤凰衣：味甘、淡，性平。归脾、胃、肺经。可养阴清肺，敛疮消翳。

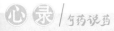

类药一般药性都入肺，咽喉又是肺的门户，所以这个凤凰衣就有开音利咽的作用，对嗓子干疼、嗓子嘶哑、嗓子痒总想咳效果特别好。凤凰衣甘润，还可以滋阴，收敛虚火，对熬夜导致的慢性咽炎效果很好。

接下来的两味药是一个名方——桔梗甘草汤，是医圣张仲景的方子，可以说是咽喉的特效药，是专门针对咽喉疾病的，无论什么样的咽喉疾病都可以加上这两味药，可以治标，又是药引子。

桔梗，可以从化痰的角度搞定慢性咽炎。很多人的咽炎就是因为嗓子总有一点点痰，不多，就是这一点儿痰阻碍了咽喉气机的运行，导致咽喉不利。桔梗可以化痰。

桔梗还可以宣肺，开肺气。肺气不宣，咽喉这个管道就会狭窄，肺气强壮了，肺气开了，咽喉也就开了。

桔梗还是药引子，可以引药上行，可以把药性引到咽喉这个部位，升提气机，把气血津液升到咽喉这个地方，咽喉有了气血津液的滋养自然就会一天天好起来。

桔梗甘草汤出自张仲景的《伤寒杂病论》，具有清热宣肺、利咽止痛、排脓消肿的功效。

桔梗：味苦、辛，性平。归肺经。可宣肺，利咽，祛痰，排脓。

甘草甘甜滋润,可以补充咽喉的津液,缓解咽喉干痛。甘草还可以缓急止痛,如咽喉不适或咳嗽。总之,对任何一个比较紧急的咽喉症状,甘草都可以缓解。

这就是小叔为慢性咽炎患者打造的利咽凤凰汤。如果你有气虚,经常唱歌、讲课,可以加黄芪 9 克;如果你总是生气、郁闷,可以加疏肝理气药柴胡 6 克。

每天 1 剂,非专业人士建议在医师的指导下服用 21 天,愿你的咽喉温润如玉、清清爽爽。

心录 | 与药说药

甘草:味甘,性平。归心、肺、脾、胃经。可益气补中,清热解毒,祛痰止咳,缓急止痛,调和诸药。

甲状腺结节与猫爪草

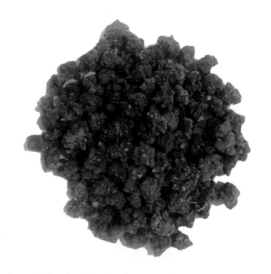

　　小叔开公众号以来，经常会遇到一些民间中医或一些比较懂中医的粉丝给小叔献方，希望小叔把这些方子传播出去，让更多人受益。

　　河北保定的一位民间中医很喜欢小叔的文章，说自己曾经也想每天写一点儿中医养生文章，来传播中医文化。无奈自己写出来的文章连自己都没有信心看完，又加之还要忙于生计，就搁浅了。偶然一次看到小叔的文章，感觉耳目一新，觉得通俗易懂，非常适合老百姓阅读。

这位民间中医很热情，三番五次邀请小叔去保定旅游，一切都给小叔安排好了。但小叔实在没有时间，于是他就亲自来大理了。

小叔感于这位民间中医的真诚，答应这位中医邀请见面的请求。

这位大哥喜欢喝点儿小酒，于是小叔请他喝了大理当地的雕梅酒。

饭桌上，这位民间中医大哥说："小叔，把这杯酒干了，我就把一个妙方献给你，你再把它献给你的粉丝，这个妙方你一定不会失望，你的粉丝也一定不会失望。"

话都说到这个份上了，小叔自然当仁不让，把杯中的酒一饮而尽。

这位民间中医把他的妙方和盘托出："小叔，我这个妙方就是一种不起眼的野草。长得像猫爪子一样，所以叫作猫爪草。你有没有听说过呢？"

小叔真是汗颜，中药材很多，小叔孤陋寡闻

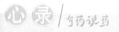

了,这个猫爪草还真没有听说过。

这位大哥说:"别小看这个猫爪草,就这样一株不起眼的野草可以同时治好甲状腺结节、淋巴结节,以及乳腺增生。现在的女人有多少人有甲状腺结节,又有多少人有乳腺增生? 我不敢保证这个猫爪草一定能够断根,但对甲状腺结节、淋巴结节、乳腺增生有很好的效果,它能够短时间内把这些肿块、结节、增生消除。不瞒你说,我爷爷是位非常了不起的老中医,一辈子在大山上采药,为村里的老百姓治病。用得最多的就是这个猫爪草。后来我父亲也喜欢用这个猫爪草治疗各种结节,效果真的好。"

说到这,他长叹一声,"可惜到了我这一代几乎淡忘了这个猫爪草,我长大后没有把中医当作职业,偶尔有亲朋好友得了甲状腺结节,我推荐给她们用,她们都不相信这种草可以治疗。不是她们不相信我,而是她们不相信中医,不相信一些枯枝败叶可以治病。所以,我只想把这个偏方告诉你,希望你分享出去,让更多人受益。"

饭后,小叔像发现新大陆一样开心,开始研究起猫爪草来。原来这个猫爪草没有什么特别的功效,最大的功效就是消肿、化痰、散结,就是特别善于把身体里面的一些包块消除,如甲状腺结节、淋巴结节、乳腺增生等,尤其是善于消除脖子上的各种结节。

据说越王勾践脖子上长了一个肿块,类似于现在的甲状腺结节,花重金悬赏能够治疗这个病的大夫,却很久没有大夫前来。这个时候越国的大臣范蠡,就是那个传说中很会经商的,最后与西施退隐江湖的那个范蠡,他向越王勾践建议说,民间有一种叫猫爪草的草药可以治疗这个病。越王勾践很信任范蠡,于是照做。每天 3 次服用猫爪草煮出来的水,半个月后脖子上的肿块竟然消失了。

这个猫爪草如此神奇,就像猫爪子一样把脖子上的肿块一点一点抓没了。

后来小叔又把这个猫爪草推荐给了很多粉丝服用,她们纷纷反馈,就这么简简单单的野草就把自己多年的疾病解决了,她们有的说治好了甲状腺结节,再也不担心得甲状腺癌了;有的说治好了淋巴结节,再也不担心得淋巴癌了;有的说搞定了

心录 | 与药说药

猫爪草: 味甘、辛,性温。归肝、肺经。《广西中草药》:"治淋巴结核、淋巴结炎、咽喉炎。"

自己的乳腺增生，再也不担心得乳腺癌了。真是太不可思议了，大自然真是神奇，一草一木都是神药。

看到这，很多小伙伴们估计等不及了，"小叔，这个猫爪草怎么服用呢？"很简单，如果有时间，就可以煎药，一次用上 30 克，症状严重的可以用上 60 克，每天 3 次。不用担心，这个猫爪草不寒凉，不伤阳气，不伤脾胃。一次性最大用量可以是 120 克。服用多久呢？因人而异，有的人服用十来天就有明显效果了，有的人服用半个月，也有人服用 1 个月。小叔建议，至少服用 21 天。

没有时间煎药，也可以直接泡茶喝，每次用上 10 克左右，一天不喝其他水了，就喝这个茶。不过这个泡茶的方式效果要慢一些。

当然，如果可以买到猫爪草胶囊，那就更方便了。

猫爪草胶囊应在医生指导下服用，切勿自行服用。

补肾良药——牡蛎

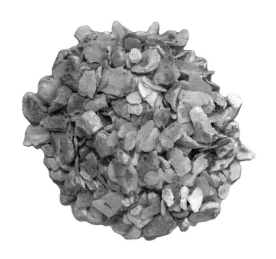

牡蛎既是美食又是中药,牡蛎肉是美食,牡蛎壳是中药,你们可能想不到,牡蛎壳的作用远远超过牡蛎肉。

1. 牡蛎最大的作用是补肾。

小叔的男粉经常说,"小叔,你怎么总是推荐女人用的方子,男人可以用的良药怎么不分享一

牡蛎:味咸,性平。归肝、肾经。具有益阴潜阳、软坚散结、固涩等功效。

下呢。"好吧，现在就送上牡蛎这味男科圣药。牡蛎最大的作用就是补肾，特别适合男人服用。女人补肝，男人补肾。当然，女人也可以服用牡蛎，只是男人更需要补肾。女人耗的是肝血，男人耗的是肾精。

牡蛎是通过怎样的方式来补肾的呢？牡蛎不是直接补肾精的，而是通过加强肾的封藏能力来补肾的。中医认为，肾主藏精，肾里面藏着先天之精与后天的五脏六腑之精，五脏之精有多余的就会放到肾里面封藏，当五脏之精不足时，肾就会调动封藏的精华给五脏用。

很多人一边补肾一边漏，这叫肾不藏精，或者说肾的封藏固涩能力不足。这里的精到底是什么呢？是身体的有形物质，包括我们出的汗、流的泪水、流的血、吐的口水、女人的月经、男人的精液、女人的白带，甚至二便都是精的外在体现。正常的疏泄是排浊，过度的疏泄就是漏精，就是肾不藏精。

所以，补肾的一种独特方式并不是直接补肾精，而是加强肾的封藏能力。男人的早泄、遗精就是肾不藏精的一种表现，牡蛎就可以加强肾的封藏能力，从而达到止遗、止泄的目的。

女人经常梦交，就是在梦里与男子交媾。张仲景认为这也是一种失精的表现，需要加强肾的藏精能力。于是张仲景开出桂枝加龙骨牡蛎汤来调理这种症状。

经常出虚汗的人可以用牡蛎来收敛。适当出汗是排毒、祛湿、清热，过度出汗就是一种漏精，因为汗血同源。无论是自汗还是盗汗，都可以直接用牡蛎来收敛。

女人的崩漏，就是经期结束了，经血还滴答滴答的，拖拖拉拉不干净，这就是漏，可以在服用归脾丸的基础上加牡蛎来收敛，效果非常不错。还有女人的白带过多也是一种漏精，肾主生殖，女人的白带与月经都与肾密切相关。牡蛎就可以止带。

还有小孩子经常尿床或老年人遗尿也是一种肾不藏精的表现，因为肾司二便，也可以用牡蛎来加强肾的封藏能力。

总之，牡蛎有超级强大的封藏固涩能力，能够把精华收住，等到身体需要的时候再释放出来，而不是白白浪费。而且牡蛎收敛精气却不收敛邪气。

为什么牡蛎有收藏的作用呢？我们仔细观察，

归脾丸：出自《医学六要》，具有益气补血、健脾养心的功效。

牡蛎有止汗、止遗、止带的作用。

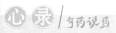

会发现牡蛎有两个外壳，大多数时间都是封闭合拢的状态，中医取类比象，又通过实践，证明牡蛎确实有收敛精气的作用。

2.牡蛎的第二大作用是平肝潜阳，收敛虚火，可以一网打尽很多虚火上炎导致的症状。

什么叫平肝潜阳呢？就是肝肾阴虚，阴不制阳，肝阳上亢。牡蛎可以让肝阳不往上走。牡蛎属于金石药，金克木，肝属木，所以牡蛎可以平肝，让肝不那么急躁，让你不那么焦虑。肝阳上亢最容易导致高血压，所以牡蛎可以降血压，张锡纯的著名方子镇肝息风汤里面就重用了牡蛎。肝阳上亢还容易导致中风，所以牡蛎还可以预防中风。

牡蛎可以收敛上浮的虚火，当虚火上炎，气血并走于上的时候，我们的身体会出现很多症状，如最常见的就是头晕和耳鸣，那种头重脚轻的感觉，像踩在棉花上一样，这就是虚火上炎的症状，这种情况用牡蛎非常有效。

虚火上炎还会导致很多症状，如口腔溃疡、咽炎、咳嗽，以及很多人都有的面红耳赤，好像没跟谁吵架，也没激动人心的事，突然就耳朵发红、脸

镇肝息风汤，出自《医学衷中参西录》，具有镇肝息风，滋阴潜阳的功效。

发红，这就是虚火上炎导致的，用牡蛎效果很好。牡蛎可以把虚火收下来，收到脚底板去。牡蛎是一味可以让你安静的良药。

心浮气躁的时候特别容易虚火上炎，牡蛎可以让你处于安静平和的状态，当你像牡蛎一样静静地沉在海底，你的虚火是不会乱动的。

牡蛎静若处子，它这种特殊的性子使得它有强大的镇惊安神作用，可以调理失眠。

阴主静，阳主动，凡是安静的东西都有安神的作用，牡蛎的性子很安静，所以可以调理失眠。

失眠就是阳不入阴、阳气妄动导致的。失眠的人的状态是烦躁的，牡蛎可以把妄动的阳气潜藏起来，可以把上浮的虚火收敛下来，可以让人处于安静的状态，在安静的状态下人最容易入眠。

另外，牡蛎属于金石类药物，金石类药物有一个特点就是质地很重，质地很重的药物就有重镇、镇惊的作用。惊则气乱，当我们受惊的时候心神是涣散的，心神不宁自然会导致失眠。而牡蛎刚好可以收摄心神，镇惊安神。例如，小孩子突然受到惊吓，晚上睡不着，哭闹不已，可以用一点儿龙

心录/与药说药

《海药本草》："主男子遗精，虚劳乏损，补肾正气，止盗汗，去烦热，治伤寒热痰，能补养安神，治孩子惊痫。"

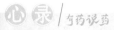

牡壮骨颗粒。

3. 牡蛎可以软坚散结，可以化掉身体上的各种包块，如囊肿、脂肪瘤、各种结节等。

牡蛎生活在海里，海水是咸的，所以牡蛎也是咸的。咸味的药可以软坚散结，可以把坚硬的包块软化，把结节散掉。

囊肿、结节、脂肪瘤等身体上的良性包块，中医认为是痰核，是痰湿导致的。牡蛎一方面可以软坚散结，另一方面还可以收敛痰火，把痰化掉，特别适合那种虚火上炎、火炼成痰导致的各种包块。这种包块喜欢长在瘦人的身上，瘦人多虚火。火炼成痰是什么概念呢？就是熬粥，越熬粥里面的水越少，越熬粥越稠。这黏稠的粥就是虚火熬出来的痰。要解决这种痰，一方面要加水，加水就是滋阴；另一方面要灭火，牡蛎就可以灭掉痰火。

据说张锡纯的一位患者，一位少年，家里比较穷，脖子上长了一个很大的包块，很多大夫说这个包块很难消掉。张锡纯就给少年开了一个简单的方子，就是每天饭后服用牡蛎粉 20 克，服用 1 个月。1 个月后，这位少年脖子上的大包块竟然消失

《本草纲目》："化痰软坚，清热除湿，止心脾气痛，痢下，赤白浊，消疝瘕积块，瘿疾结核。"

330

了。可见牡蛎软坚散结的作用有多强。小叔之前介绍的消瘰丸，就是专门针对身体里的包块的，里面主要的就是牡蛎。

牡蛎还有一个妙用，那就是制酸。当胃酸过多，反酸的时候可以用煅牡蛎煮水喝。牡蛎制酸也是因为牡蛎是金石类药，有重镇的作用。当然，这仅仅是治标，治本还要看什么原因引起的反酸。

牡蛎如何服用呢？一般与龙骨一起服用最佳，用量在 20～30 克。不过，牡蛎毕竟是消伐之品，又是海里面的金石类药物，脾胃虚寒的人需要配合健脾的药一起服用。

心录/与药说药

消瘰丸的组成：元参（蒸）、牡蛎（煅，醋研）、贝母（去心，蒸）。具有清热滋阴、化痰散结的功效。

龙骨：味甘、涩，性微寒，归心、肝经。具有平肝潜阳、镇静安神、收敛固涩的功效。

心 录 | 有药说药

一朵女人花——玫瑰花

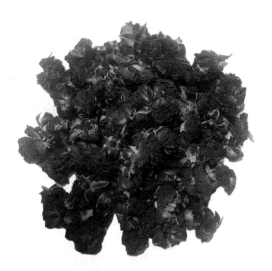

女人最爱的花是什么呢？应该是玫瑰花吧。

"女人如花花似梦"，小叔想，应该没有哪个女人不喜欢玫瑰花的吧。不过这里小叔送给你们的不是你们在情人节收到的玫瑰花，而是可以吃的玫瑰花，是可以妙手回春的玫瑰花，是最关爱女人的玫瑰花，可以调理妇科疾病。

常常有粉丝问："小叔，我想每天喝点儿花茶养生，该喝点儿什么呢？菊花可以吗？金银花可以吗？"当然不可以。因为这两朵花比较寒凉，会伤脾胃，会夺走你的阳气。最适合女人每天喝的花茶非玫瑰花茶不可。玫瑰花稍微有一点儿温，可以疏肝解郁，令人开心，可以调经、美容，简直是为女人量身打造的。

1. 女人最怕长斑，玫瑰花就可以祛斑。

长斑的原因有很多，包括气血不足、阴虚、瘀血等，玫瑰花调理什么样的斑呢？就是肝气不舒导致的斑，俗称"肝斑"。很多女人喜欢生气，喜欢生小气。生气就会伤肝，肝气不舒，肝气郁结了，肝气像一根绳子一样打结了，这一个一个的结表现在脸上就是一个一个的斑。那我们把这一个一个的结慢慢解开，那这一个一个的斑就会慢慢消失。如何解？首先不要生气，少生气，其次用疏肝解郁的方子，如逍遥丸，而玫瑰花好比逍遥丸，可以疏肝解郁，让你肝气舒畅、心情愉悦。

玫瑰花：味甘、微苦，性温。归肝、脾二经。

《本草再新》："舒肝胆之郁气，健脾降火。"

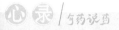

2. 玫瑰花可以让女人面色红润，心情如花儿一样灿烂，所以，玫瑰花可以调理抑郁症。

很多女人追求各种各样的高端化妆品，其实女人更应该明白，最高端的化妆品是免费的，也是花钱买不到的，就在自己的身上，那就是开心。如果你开心了，你的脸就像花儿一样红润、美丽，这就是最好的化妆品。很多女人面色阴郁，愁眉苦脸，擦再多的化妆品也没有用。玫瑰花，可以让你的肝开心。肝是调理情志最重要的一个脏器，肝逍遥自在了，人也就开心了。试想一下，天天微笑的女人不美吗？天天微笑的女人还需要擦化妆品吗？记住：玫瑰花是让你开心的一朵花。

抑郁症，从中医角度来说一定要调理情志，调理情志一定要调理肝，因为肝主疏泄，肝可以把你所有的郁闷、不快统统排出去。抑郁的人一方面是气血不足，就像电池没有电，只能萎靡不振。还有一种情况就是本身气血还行，只是疏泄的通道堵塞了，所以表现出来也是闷闷不乐，这个时候只要加强肝的疏泄能力，就可以把气血输送到全身，人就会开心起来。

玫瑰花可以疏肝理气，可以加强肝的疏泄能力。这么说吧，喝一杯玫瑰花茶，等于去练歌房扯着嗓子唱了几首歌发泄了一番，等于去山里吼叫了一番，所有的烦恼顿时烟消云散。

记住：下次如果你有一点儿小郁闷，就泡一杯玫瑰花茶吧。

3. 当你突然耳鸣的时候，不妨泡一杯玫瑰花茶。

耳鸣有虚实之分，肾虚导致的耳鸣好发于中老年人，好发于熬夜纵欲亏空了身子的人，这种不好调理，得慢慢养。还有一种耳鸣是由生气导致的，尤其是生闷气导致的，如受了委屈，又不敢说，憋在心里，然后就耳鸣了，这个时候玫瑰花就可以来帮你了。肝气郁结，气郁化火，这个火沿着胆经走到了耳朵，所以会引发耳鸣。玫瑰花可以化解肝气郁结。肝气条达了，自然就不会化火，没有了火自然就没有了耳鸣。如何用好呢？玫瑰花加菊花最好。玫瑰花治本，菊花治标，玫瑰花疏肝解郁，菊花直接把肝火清掉。

4. 很多女人都有的头痛，尤其是偏头痛，玫瑰花也能调理。

很多女人的头痛，如紧张性头痛，其实都是肝气不舒导致的。肝气不舒，本来肝气是往上走的，现在肝气郁结了，堵在那里，气郁化火，这个火肯定要往上走的，走到哪里呢？最容易走到头上了，走到头上就会引发头晕、头痛。这个时候只要疏肝理气就可以了。

当然，头痛的原因有很多，瘀血、风寒、风热、血虚都会导致头痛，玫瑰花只调理肝气不舒导致的头痛。如何辨证呢？只要是生气后头痛，就可以用玫瑰花。如何用呢？玫瑰花与菊花一起煮水喝就可。

5. 当你乳腺有问题的时候，千万别忘记玫瑰花。

很多女人都会有乳腺问题，因为很多女人都会生气，很多女人都会想不开、放不下，尤其是情执很深的女人，最容易得乳腺方面的疾病。爱一个人往死里爱，自己也不知道是真爱还是爱上爱情，这样的女人更要预防乳腺癌。

对于乳腺疾病，一方面要调肝，另一方面要调脾胃。虚要调理脾胃，实要调肝，因为肝经经过乳腺。玫瑰花刚好是调肝的，自然可以调理女人的乳腺疾病。乳腺增生、乳腺结节、乳腺纤维瘤、乳腺囊肿等，这都是肝气郁结、气滞血瘀的表现，所以我们要把这个气理顺了，气行了，血活了，瘀血也就没了。用玫瑰花加橘叶来泡茶喝可以调理乳腺增生，小叔的粉丝喝过，成功消灭了乳腺增生。

6.玫瑰花还可以调理失眠。

玫瑰花如何调理失眠呢？玫瑰花并不直接安神，而是通过疏肝解郁来间接安神。不开心、郁闷、生气、紧张的时候，自然也就睡不着。这个时候很多女人会少量喝一点儿葡萄酒或黄酒，帮助入眠。为什么呢？喝酒不会导致肝火上炎吗？怎么还会安神呢？因为少量的酒可以疏肝解郁，让人快活，让人忘忧。烦恼少了，自然就睡得着了。

玫瑰花帮助睡眠就等于葡萄酒帮助睡眠一样，都是通过疏肝解郁来帮助人入睡的。云南白药集团有一款调理失眠的产品，里面就有玫瑰花。

橘叶: 味辛、苦，性平。归肝、胃经。具有疏肝行气、消肿散结的功效。

7. 玫瑰花可以调经，月经不调的女人少不了玫瑰花。

玫瑰花调经可是多面手，月经没有规律、闭经、痛经，还有女人的子宫肌瘤都可以调理。

月经没有规律，一会儿先来，一会儿后错，这都是肝的问题，玫瑰花可以帮助调理。

闭经，可能是血虚了，没有血了自然就不会有月经，这个要补血。还有一个就是经络不通，肝主疏泄，肝气郁结，就会气滞，气滞就会导致经络不通，气滞还会导致瘀血，经络与血脉都不通了，月经想来也来不了。这个时候就要疏肝理气，玫瑰花就可以。

同样，受寒了会导致痛经，血虚、瘀血也会导致痛经，还有一种痛经就是气滞导致的，如生气了就痛经，这个要疏肝理气，玫瑰花就可以。

举一反三，以此类推，凡是生气导致的症状，如头痛眼花、耳鸣口苦、嗓子上火、胸闷、胸胁胀痛、胃痛、腹痛等，只要是生气后发作的都可以用玫瑰花调理。

玫瑰花，简直就是大自然赐予女人的一朵神

花。玫瑰花这么好，到底如何饮用为佳呢？小叔建议，玫瑰花 3～5 克，甘草 3～5 克，一起泡茶。这样搭配相得益彰，玫瑰花毕竟是疏肝理气的，花类药都是散的，需要耗一点儿气，甘草刚好可以补中益气，弥补玫瑰花的缺点。另外，甘草可以补充津液，玫瑰花稍稍有点儿燥，有了甘草就不怕喝玫瑰花茶口干上火了。玫瑰花加上甘草，一个调肝，一个调脾，就是食疗版的逍遥丸。

阴虚火旺者慎服玫瑰花。

蒲公英治疗眼疾

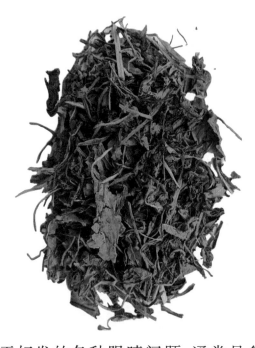

春天之气为"风"，春季多发的过敏性结膜炎就因"风邪"所致。

　　春天好发的各种眼睛问题，通常是急性的，是实证，是热毒导致的。例如，很多人春天会眼睛发红，或感染红眼病，眼睛很痒，被医院诊断为结膜炎，还有的人好发麦粒肿等。

为什么春天好发各种眼疾呢？因为春天对应的五行属木，春天木气特别旺盛，木气最明显的一个特点就是生发生长。你看春天万物生长，欣欣向荣。生发生长是好事，但得有一个度，过了就不好了。如果此时本身木气比较旺，再加上天地之间木气很旺，就会旺上加旺，导致出现一系列的眼睛问题。

为什么木气旺盛会导致各种眼疾呢？因为我们的肝五行属木，木气旺盛就是肝气旺盛，说白了就是肝火旺盛。而肝开窍于目，肝有火首先影响的就是眼睛，所以春天比较好发各种眼疾。

不过不用担心，春天好发的各种眼疾都是急性的，来得快去得也快，即便不治疗忍几天也就过去了，如果忍不了，春天遍地都有的一种野菜可以帮你搞定。

这种野菜就是蒲公英。

好，下面小叔就告诉小伙伴们如何用蒲公英来治疗春天好发的各种眼疾。

一位宝妈说自己的宝宝春天总是长麦粒肿，不知道怎么办，问小叔有没有比较安全有效的方

心录 | 与药说药

蒲公英：味苦、甘，性寒。归肝、胃经。具有清热解毒、消肿散结、利尿通淋的功效。

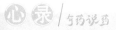

法。所谓麦粒肿，就是眼睑长出一个小肿块，像麦粒一样。小叔说："不要紧，弄点儿蒲公英煮水喝就好，顺便用蒲公英煮出来的水洗一下。"结果，不到3天，宝宝的麦粒肿就消得差不多了。

其实治疗麦粒肿还有一个更有效且快速的方法，不过需要胆大心细的人，那就是在耳尖放血，即用消过毒的针刺破耳尖，挤出三滴血来。这是什么原理呢？这是因为肝火随着胆气降下去了。耳朵被胆经围绕，肝胆互为表里，肝有火可以借助胆来宣泄，耳尖放血可以让胆火下降，胆火没了，肝火也就没了，麦粒肿自然就消失了。

蒲公英可以清除眼屎。也是一位宝妈，说自己的孩子春天时眼屎较多，很黄、很臭、很黏，都把眼睛糊住了。小叔说："你家孩子不是脾气大，就是吃多了。"她说："小叔你说得太对了，我家孩子不仅贪吃，脾气也大。"小叔说："没关系，喝点儿蒲公英水就好了。宝妈照做，惊喜地发现第二天宝宝眼屎就少了很多。

小叔说："蒲公英解决了脾气大导致的眼屎，但贪吃这个问题需要你自己解决，蒲公英解决不

眼屎多，主要由肝火旺盛、肝胆湿热所致，多与不良的生活、饮食习惯有关。

了，一定要注意孩子饮食，不能积食。"

一位大姐，发来微信，说："眼睛胀痛，头也很痛，该怎么办？"小叔说："不用怕，喝点儿蒲公英水就好了。"大姐赶紧去药店买来蒲公英茶，喝了一大杯，结果眼胀痛很快就缓解了。

一位小伙子，熬夜在被窝里看手机，第二天眼睛血红血红的，看着好吓人。小伙子求助小叔。同样也是建议喝点儿蒲公英水。小伙子迅速去药店买了蒲公英颗粒，喝了一天，眼睛里面的红血丝慢慢就消退了。蒲公英治疗眼睛红血丝效果很好，无论是生气导致的，还是喝酒、熬夜导致的红血丝，效果都很好。

北京的一位粉丝，说自己一到春天眼睛就痒，眼角特别痒，忍不住揉啊揉，每次都要把眼睛揉得通红通红，揉得眼泪都出来了，去医院被诊断为过敏性结膜炎。不过小叔认为，这种问题应该和长时间看手机有关系，眼睛受风热了，建议喝点儿蒲公英水。结果，这位粉丝反馈说，喝了一周，效果不错。

还有一位大姐，说自己的丈夫眼白特别黄，问是怎么回事。小叔说："眼白发黄有两种，一种是虚证，血虚导致的，所谓人老珠黄就是血虚导致的；另一种是实证，黄得发亮，像橘子皮似的，这是肝火导致的，是热毒。"大姐说："丈夫是电焊工，经常与电光火石打交道，眼睛就是那种透亮的黄。"小叔说："不怕，先用蒲公英救急，然后每天吃点儿杞菊地黄丸把肝阴补足了就好了。"大姐说："喝了一段时间的蒲公英水，丈夫的眼黄大大改善。但这个是职业病，只要继续做电焊工，眼睛发黄是无法根治的。"

看到这，小伙伴们会惊讶了，蒲公英治疗眼疾这么厉害吗？

是的，这个是小叔从一本医书里面学来的，这本医书叫做《医学衷中参西录》。

张锡纯对蒲公英非常赞赏，说蒲公英这种寻常老百姓都吃得起的野菜治疗眼睛的病效果太好了，张锡纯甚至情不自禁地说：如果世上的人都知道蒲公英可以治疗眼疾的话，那么这个世上一半以上的眼疾都会消失。张锡纯说自己得到蒲公英治疗眼疾这个方子后屡试屡效，真乃奇方也。甚

《医学衷中参西录》是清代张锡纯编写的中医典籍。

至张锡纯还夸张地说,蒲公英治疗眼疾不用分辨虚实寒热,都可以用。

当然,小叔比较保守,认为蒲公英治疗各种眼疾,一般是针对急性的,热毒导致的,肝火导致的,如果眼睛出现红肿热痛可以大胆用。如果是虚损性导致的效果就不好了。因为蒲公英药性走肝,又是寒凉的,所以可以泄肝火,降胆火,还可以清肝胆的湿热。从这个角度来说,蒲公英虽然是食物,但脾胃虚寒的人不可久服。不过用蒲公英救急,治疗各种突发性眼疾,是没有问题的。

好了,最后小叔说一下蒲公英的用法,如果是鲜品蒲公英可以用上 120 克,如果是干品蒲公英可以用上 60 克,煎药,一碗温服,一碗外洗。至于用上几天就要看个人的情况了,轻则 1～2 天,重则 3～5 天,如果用了 1 周没有效果说明不对症,就可以停止了。

心录 | 每药说药

《本草经疏》:"蒲公英味甘平,其性无毒。 当是入肝入胃,解热凉血之要药。"

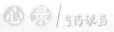

大补元气之人参

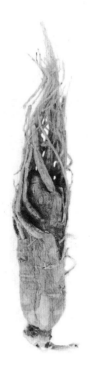

一位小伙伴留言：小叔，我关注你公众号快3年了，每天都看你的文章，却发现你一直没有说人参的作用，这是为什么呢？人参是中药中非常重

要的一味药,小叔为什么不谈一谈呢?

是这样的,小叔一直不想说人参,是因为一句话影响了小叔,这句话是:大黄救人无功,人参杀人无过。人参作为大补元气之品,老百姓人尽皆知,再加之现在生活水平提高了,人参都吃得起了,小叔怕写了人参之后,大家纷纷去买人参,不弄清自己的体质胡乱吃人参,这样就不好了。

也许是小叔杞人忧天了。所以,下面小叔就和小伙伴们聊聊人参这味补药。

作为九大仙草之一的人参,中国最古老、最经典的药学著作《神农本草经》给予了至高无上的评价,把人参列为上品,上品药材可以长期服用,长期服用可以轻身延年。

那么,人参到底可以调理哪些症状呢?又该怎样服用才有效呢?人参、党参、西洋参都有哪些区别?什么样的人不适合服用人参?且听小叔娓娓道来。

1. 人参有很强的补气作用。

这正是人参昂贵却被人追逐的原因之一。小叔之前也说过,黄芪也补气,但黄芪补气的效力远

大黄: 味苦,性寒。归脾、胃、大肠、肝、心包经。具有泻下攻积,清热泻火,凉血解毒,逐瘀通经,利湿退黄的功效。

人参: 味甘、微苦,性平。归脾、肺、心经。具有大补元气,复脉固脱,补脾益肺,生津,安神的功效。

《神农本草经》:"人参,味苦,微寒。主补五脏,安精神、定魂魄、止惊悸;除邪气;明目,开心益智。久服轻身延年。一名人衔,一名鬼盖。生山谷。"

不及人参。黄芪补气非常缓慢，每天 50 克也不见得有效果，需要长期服用，适合慢性患者。遇到危机状况，如人之将死、气息奄奄、脉搏都快没有的时候，这个时候力挽狂澜的只有人参，所以中医把人参列为回阳救逆第一要药。

有形之血不可速生，无形之气可以速生，人参可以大补元气，速度非常迅猛。当一个人大失血，或非常虚弱垂危时，或大出汗导致休克时，可以马上喝一碗人参汤。

人参补气，五脏六腑之气都可以补，气虚的人先服用黄芪，如果黄芪解决不了你的气虚，就可以选择人参了。人参，是气虚之人最后的救星。

2. 人参可以调理一切虚劳病，但最主要的作用是强壮心脏，是心脏病患者的救命良药，可以调理很多与心脏有关的症状。

《神农本草经》对人参的美誉都与心脏有关：安精神，定魂魄，止惊悸，除邪气。这四个作用都与心脏有关。心主神明，安神安的就是心神。当一个人的心脏阳气不足时，就会出现心慌、恐慌，晚上睡觉总是做噩梦。人参可以补心脏的阳气，

心录 | 与药说药

陈士铎："人参脱于一时，血失于一顷刻，精走于须臾，阳绝于旦夕，它药缓不济事，必用人参作一剂，服以救之。"

《神农本草经》：人参"补五脏，安精神，定魂魄，止惊悸，除邪气"。

可以让心神安定下来。

早搏、心脏骤停、心律不齐、心跳过缓、胸闷、心力衰竭、心血管堵塞、心绞痛等，只要与心脏有关的疾病都可以在辨证的基础上用人参，可以如虎添翼，心脏是一个阳气十足的脏器，需要源源不断的动力，人参就是心脏的发动机。

很多人问："小叔，三通汤里面的人参可以用党参代替吗？"小叔在这里统一回答"不可以"。因为人参用在三通汤里就是为了强心的，党参强心的作用远远比不上人参，党参最主要的作用是补中益气、强壮脾胃。

为什么人参强壮心脏的作用这么强呢？因为人参吸取了大地的精华，其形状如人一样。人的五脏六腑之中最重要的是什么呢？自然是心脏！因为心为君主之官，君主是一个国家的首领，所以心脏是五脏六腑之大主。另外，人参是苦的，其次才是甘的，人参比较苦，良药苦口利于病，苦对应的是什么呢？对应的也是心脏，即苦入心。

3. 心力衰竭患者，可以每天嚼服人参。

无论是心气衰竭还是心血衰竭，都可以借助

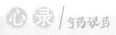

人参强大的补心作用来改善自己的病情，延长自己的生命。因为人参可以大补元气，气又能生血，当一个人元气足的时候，就可以让血活起来，血活了，新血就容易生出来。

人参是温性的，很多人怕吃人参上火，但人参却有一种奇特的功效，可以生津止渴，并不是像很多人想的那样，吃人参会加重口渴。

《本草纲目》：人参"止渴生津液"。

当你的口渴喝了很多水也无法解决的时候，当你的口渴服用了很多滋阴的药也无济于事的时候，当你的口渴总是下午开始加重的时候，你可以试一试人参。口渴不外乎两大原因，一个是阴不足，另一个是阳气不足。人参可以促进人体的气化，加强脾胃的运化，加强肾的气化。我们喝进去的水必须经过脾胃的运化、肾的气化才可以被吸收，不然喝多少就会尿多少。这就像当锅底没有炉火的时候，锅盖永远是干的，虽然是满满的一锅水。这个炉火就好比阳气，锅盖就好比我们的口腔，要想锅盖湿润，必须生火。阳气不足导致的口渴，人参喝下去，就相当于生火。

4.一切由虚证导致的胃口不好，都可以用人参。

人参最主要的味道是苦的，但人参还有第二种味道，那就是甘。甘味的药入脾胃，所以人参可以补脾气。脾的运化功能要好必须要脾气满满，几乎所有健脾益气的方子，如四君子汤、参苓白术散、补中益气丸、人参健脾丸等都用了人参，可见人参在改善脾胃功能上很有一套。

5.气不足的时候就会引发哮喘，人参调理哮喘非常好。

哮喘也有外感与内伤之分，人参治疗一切虚证，也就是气虚、气短导致的哮喘。感冒导致的哮喘不适合。人活一口气，有的人呼吸绵长深厚，有的人呼吸表浅，西医诊断为肺活量不够，稍微活动一下就气喘吁吁，有的人呼吸五六次必须要长出一口气，不然憋得慌，这个时候你就可以用上人参了。

一天到晚总觉得很累，总感觉乏力，不想动，不想说话，建议每天含一片人参。很多老中医都有含服人参的习惯，不多，就一两片，可以让自己的元气满满、精神抖擞。

本草说药

《大明日华本草》：人参"消食开胃，调中治气，杀金石药毒。"

《本草蒙筌》：人参"定喘嗽，通畅血脉，泻阴火，滋补元阳。"

351

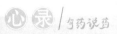

生脉饮：出自金元时期李杲的《内外伤辨惑论》，又名生脉散。具有益气复脉、养阴生津的功效。

6.动不动就出汗的人可以用人参来益气固表。

汗有自汗与盗汗之分。晚上睡觉盗汗不适合吃人参，晚上盗汗通常是阴虚火旺导致的，用了人参可能会加重盗汗。人参治疗自汗，就是那种坐在那里也出汗的人，这样的人就是气虚了，气无法固摄住汗液。调理自汗的方子最著名的就是生脉饮，里面就有人参。

7.女人贫血可以用人参来调理。

贫血的原因有很多，无论哪种贫血都可以用人参来调理，人参可以通过补气的方法来促进血液的生成，即气能生血。

8.慢性肠炎，久治不愈的，可以用人参来扶正。

《主治秘要》：人参"补元气，止泻，生津液。"

久病必虚，长期腹泻的人气是往下走的，人参可以把气补上来。

9.人参可以健脑，记忆力不好的人也可以用人参。

《神农本草经》说人参可以益智，就是对智力有好处。因为人参可以把正气升到头面部，头面部是需要大量清阳滋养的,头面部得到清阳的滋养就会耳聪目明,记忆力好。所以,从这个角度来说,一切与脑子有关的疾病,如老年痴呆症、帕金森、头晕头痛等都可以用人参,不过要记住一定是虚证。

10. 人参还可以治疗抑郁症,这个很多人都想不到。

抑郁症也有虚实之分。肝气郁结会导致抑郁症,这个时候要疏肝理气。但有一种抑郁症是虚证,就是身体能量不够,气虚了,就像霜打的茄子,身体气不足,一天到晚老躺着,就像一个久病卧床的人一样,就是一种抑郁的状态。这种抑郁症必须要补气。当一个人气足了,哪里来的抑郁呢?就像一个气球,气足了,肯定会蹦蹦跳跳的。人参就可以补气,《神农本草经》也说,人参可以让人开心。让人开心自然就可以调理抑郁症。

11. 人参还有一个让男人心动的用法,就是改善性功能,可以调理早泄、阳痿。

不是所有的阳痿都是肾虚导致的,当气不足的时候,身体任何部位都可能萎靡不振,起不起得

《神农本草经》:
人参"明目,开心益智。"

353

来就看气足不足了，五脏六腑之气都会聚集到男人的宗筋，气足就起得来，气虚就起不来，或者起来了也勉勉强强。人参可以把气注入男人的宗筋，让它神气活现。

人参还可以明目，改善视力，这个也好理解，因为五脏六腑之精都会上注于目，人参可以补五脏六腑之气，可以把阳气带到眼睛，自然可以改善视力。

人参还可以降血糖。西医做过实验，服用人参可以让血糖下降。

人参的作用还有很多，总之，小伙伴们记住一句话，人参补五脏六腑之虚，一切气虚的症状都可以适当用人参来调理。

那么，到底该如何服用人参才好呢？人参有生晒参、白参、红参之分。生晒参就是人参直接晒干，一般我们就用这个；白参，就是用白糖熬制的，更侧重补脾气；红参就是把人参蒸熟晒干，补气的同时顺带补血。

人参作为日常保健一般可以一天用到 6～10克，如果是打粉，一天服用 2 克。人参的最佳服用方法是嚼服，就是把人参片放进嘴里，细嚼慢咽。如果想用人参来保健，小叔建议少量长期，就是每天一点点，长期坚持下去。如果担心吃了人参上火，可以与五味子、麦冬一起吃，乾隆皇帝就是这么吃的。人参补气，五味子、麦冬可以滋阴，这样气血双补，麦冬甘寒可以制约人参的温燥。

需要说明的一点是，我们现在说的人参是指东北人参，至于大家所说的党参也是人参的一种，但其效果与人参差别很大，党参主要侧重脾胃。至于西洋参，与人参差不多，不过西洋参偏凉，适合气虚又阴虚的人。

人参是大补药，所以身体很强壮、不虚的人没有必要服用，有实热的人不能服用，阴虚火旺的人要谨慎服用，小孩子与孕妇不能服用。

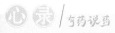

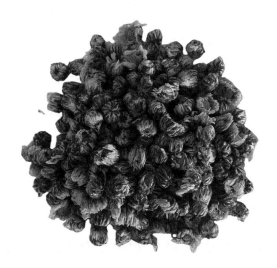

花茶有中药养生的作用，不可盲目饮用。

"女人如花花似梦"，女人爱花，自然也喜欢花茶。纯净的玻璃杯里飘着几朵花，赏心悦目，还有养生保健功效，哪个女人不爱呢？

众多的花茶之中，出镜率最高的莫过于菊花茶了。去咖啡店里，有菊花茶；去餐厅，有菊花茶；去练歌房，有菊花茶；去茶馆更不用说了，很多女人的保温杯里泡的都是菊花茶。不知从什么时候起，菊花茶已经成为养生茶风靡全国，可是，亲爱的女人你真的了解菊花茶吗？

菊花茶真的不是养生茶，不是人人都可以喝的，菊花性子寒凉，天天喝菊花茶会伤害脾胃，会伤害阳气。

在中医眼里，菊花是一味中药，下面小叔就带大家认识一下真正的菊花，看完你就明白自己到底适不适合喝菊花茶了。

1. 菊花最主要的作用就是调理风热感冒。

菊花性子寒凉，可以疏风散热、清热解毒。菊花色白，白色入肺，菊花盛开于秋天，秋天对应的也是肺，所以菊花药性走肺。菊花是花叶类药，花叶类药都有疏散的作用，疏散什么呢？疏散风热，因为菊花是寒凉的，寒凉的药物治疗热证。风热袭肺会导致风热感冒，表现为咳嗽、痰黄、咽干口渴、流黄鼻涕、头重，这个时候就可以用菊花了。调理风热感冒最著名的方子桑菊饮里面最主要的就是菊花。

菊花：味苦、甘，性微寒。归肺、肝经。具有散风清热、平肝明目、清热解毒的功效。

桑菊饮：为解表剂，具有辛凉解表、疏风清热、宣肺止咳的功效。

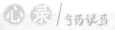

2. 菊花可以调理头痛。

头痛的原因有很多。血虚会导致头痛,瘀血会导致头痛,受寒了会导致头痛,生气了会导致头痛,风热感冒会导致头痛,菊花调理什么样的头痛呢？可以调理两种类型的头痛,一种是风热感冒导致的头痛,另一种是生气导致的头痛。

生气导致的头痛就是肝火上炎导致的头痛。菊花可以平肝、清肝。菊花为什么可以清肝呢？因为菊花是秋天开放,秋天金气最重,五行之中肺属金,肝属木,金可以克木。也就是说,当一个人木气太旺,也就是肝火太旺的时候,可以通过金气,也就是肺气来制约。所以菊花可以清肝火,可以调理肝火上炎导致的头痛。

3. 菊花可以明目,这也是菊花茶受宠最主要的原因之一,哪个人不想自己的眼睛更明亮呢？

但真相并非如此。菊花明目的作用是通过什么来实现的呢？是通过清肝来实现的。也就是说,菊花明目是通过泄法来实现的。肝开窍于目,真正滋养眼睛的是肝血,如果一个人的肝血不足,你再怎么喝菊花茶都无法获得明目的效果。只有

《本草纲目》："风热,目疼欲脱,泪出,养目去盲,作枕明目。"

358

在你肝火上炎、眼睛发红时,菊花茶的明目效果才可以体现。所以,不要随随便便拿菊花茶来明目了。

要想拿菊花茶来明目,最佳的搭配就是枸杞,一补一泄,一寒一温,一升一降,菊花泄,枸杞补;菊花升,枸杞降;菊花寒凉,枸杞温补;菊花清肝,枸杞补肝,菊花与枸杞简直是天造地设的一对。脾胃虚寒的人还可以把大枣与生姜加进去,守中,保护脾胃,效果更佳。

4. 菊花可以让你的耳朵清静下来, 可以调理耳鸣。

有一次,小叔的一个朋友与同事争吵,突然耳鸣暴发,轰隆隆的,像火车开过的声音,问小叔怎么办。小叔说,喝点儿菊花茶,按摩一下太冲穴。她冲泡了一杯浓浓的菊花茶,加了冰糖与甘草调味,一杯下去,太冲穴也没有按,耳鸣就改善很多。

有人问,那菊花茶是不是可以调理所有的耳鸣呢?当然不是。耳鸣是疑难杂症,原因很复杂,菊花茶只适合急性发作的肝火上炎导致的耳鸣。因为我们的胆经是循着耳朵的,肝胆相照,肝胆互为表里,肝有火的时候首先要通过胆来泄火,所以胆火就会上炎，走到耳朵，引发耳鸣。

肾精亏虚导致的耳鸣，就不适合喝菊花茶。

5.当你流鼻血，或鼻子里面长疮、流黄鼻涕的时候，试试喝一杯菊花茶。

为什么三种不同的症状都可以用菊花茶来调理呢？因为这三种症状都是肺热导致的。肺开窍于鼻。肺里面有热，一定要找出路，鼻子是最大的孔窍，也是最大的出路。但热从鼻子出，就会导致流黄鼻涕、鼻子长疮、流鼻血。这个时候鼻子呼出来的气都是热的。

6.很多女人会口苦，不妨试试喝菊花茶。

口苦是火之味，上火了才会口苦，这里的火指肝胆之火。很多女人会口苦，因为很多女人肝气不舒，肝气郁结，气郁化火，本来胆气是要下降的，现在由于肝火起来了，胆火也会升起来，所以胆汁就被带到口腔，引发口苦。因此，调理口苦的方法之一就是清肝利胆。菊花茶可以清肝，自然可以调理口苦。

7.由肺热导致的各种各样的皮肤病，如湿疹、荨麻疹、痤疮、各种毒疮，都可以试试菊花茶。

菊花可以清肺热。肺主皮毛，皮毛是肺的窗户，当肺里面有热的时候，皮毛是最好的泄热通道。当肺热从皮毛出来的时候，由于经络不通畅，或有湿热瘀阻，就会引发各种皮肤病。这种皮肤病一定是鲜红的。无论是湿疹、荨麻疹，还是痘痘，菊花可以通过清肺热来改善这些症状。如果配一点儿薄荷效果更佳，因为薄荷辛凉解表，可以把体表的热邪散出去，疏通体表的经络，让肺热更好地排出去。

8.菊花可以降血压，这也是很多老年人喜欢泡菊花茶的原因。

人到老年，血压都会偏高，很多老年人不分青红皂白就喝起菊花茶，而且泡得特别浓，似乎越浓效果越好，这又是一个误区。菊花确实可以降血压，但高血压的原因太多了，菊花势单力薄，不能统治一切高血压。瘀血、阴虚、痰湿、肝火都会导致高血压。菊花调理什么样的高血压呢？自然是肝火导致的高血压，因为菊花的功效之一就是清肝。

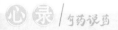

9. 菊花还可以调理嗓子痛。

咽喉是肺的门户，当肺经有热的时候，例如，感受了外界的风热或吃多了烧烤油炸食物没有消化，积食化热，这个热会走到咽喉，引发嗓子痛或扁桃体红肿，此时可以喝点儿菊花茶，加点儿薄荷或金银花都可以。

10. 菊花可以调理咳嗽。

咳嗽的原因有很多，菊花调理什么样的咳嗽呢？自然是肺热导致的咳嗽，因为菊花主要是清肺热的。当咳嗽有黄色的痰时，可以用菊花，配上桑叶最好，中成药桑菊颗粒也是不错的选择。

那么菊花到底怎么喝呢？市面上有三种菊花，一种是白菊，一种是黄菊，还有一种是野菊花，很小很小的那种。从寒凉角度来说，白菊寒凉程度最轻，清肝明目效果最好，与枸杞最搭。黄菊疏风散热最好，风热感冒用黄菊。野菊花则是大寒之物，清热解毒效果最强，不可常用。

普通人用杭白菊就好了，与枸杞一起，加上保护脾胃的甘草就可以了。

《本草衍义补遗》："菊花，能补阴，须味甘者，若山野苦者勿用，大伤胃气。"

祛湿药——茯苓

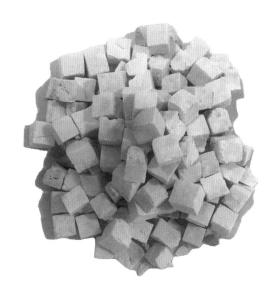

　　小叔下面跟你们说的这味药太重要了,如果没有它,中医的方子将会黯然失色,它重要到什么程度呢?据不完全统计,从古至今50多万个公开流传的方子用得最多的一味药就是它。

　　《神农本草经》把它列为养生上品,久服可以

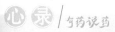

轻身延年。它匍匐在千年松树根下，吸取松树的精华，它是九大仙草之一，更重要的是它非常平和，是天地之良药，又是老百姓餐桌上的珍馐佳肴，慈禧太后非常宠爱这味药，几乎每天都要食之，用它制作出来的一种饼美味又养生，同时让它声名鹊起，身价倍增。

这味药到底是什么？它就是茯苓！

接下来，小叔就要为你们揭开茯苓仙子的神秘面纱，让你们一睹茯苓仙子的绝世容颜。

1. 在这个人人都有湿气的时代，茯苓对现代人太重要了，因为茯苓最大也最让人心动的用法就是祛湿。

湿生百病，中医有一句俗话叫"千寒易去，一湿难除"，湿邪会严重阻碍气血的运行，会阻止阳气的生发，湿邪很狡猾，从来不孤军作战，它会与热勾结成为湿热，它会与寒狼狈为奸成为寒湿，它会与风勾搭成为风湿。好在有茯苓，湿邪最强劲的对手茯苓，以一种甘淡的性子，不急不躁，慢慢地把全身上下的湿邪搜刮出来，然后通过小便利出去。

《用药心法》："茯苓，淡能利窍，甘以助阳，除湿之圣药也。"

364

茯苓祛湿最大的特点是非常安全,因为茯苓不寒也不热,几乎没有什么味道,煎煮出来的水像清水一样,正是这样干净的性子,茯苓才有渗湿的作用。可以说,茯苓是现代人天然的洗洁精,能够把如油污一样的湿邪洗掉。

2. 茯苓可以治疗水肿。

因为茯苓具有与众不同的渗湿作用,所以茯苓可以治疗水肿。无论你是急性水肿,还是慢性水肿;无论你是脸上水肿、眼袋大,还是四肢水肿,都可以在相对应的方子里加入茯苓,如果你实在不知道如何辨证,那就单用茯苓煮水喝,也会收到一定的效果。张仲景治疗水肿著名的方子五苓散与真武汤中就有茯苓。

3. 下面这个作用可以让很多男人无法抗拒,因为茯苓可以治疗脂溢性脱发;下面这个作用让很多女人心动不已,因为茯苓可以调理头油多、脸油多。

脂溢性脱发也好,头油多也罢,它们一个共同的原因就是身体湿邪泛滥。

关于茯苓治疗脂溢性脱发,小叔写过一篇文

无湿一身轻,无湿百病消。

五苓散:出自《伤寒论》,具有利水渗湿、温阳化气的功效。

真武汤:出自《伤寒论》,具有温阳利水的功效,主治阳虚水泛证。

章,有个小伙子坚持用茯苓煮水喝,1 个月让头发重获新生。一款茯苓饮治疗脂溢性脱发不是小叔发明的,是岳美中老中医的验方。岳美中老中医用茯苓治好了很多例脂溢性脱发患者,于是这个验方开始流传。

同样的道理,茯苓可以让你的头发清爽,让你的脸干爽。例如,一位女粉丝用了小叔的祛湿茶后,发现头油、脸油明显少了好多,以前 1 天不洗头发就不行,现在 3 天不洗也没事。这个祛湿茶最主要的成分就是茯苓。

如果你要用茯苓治疗脂溢性脱发,就必须要重用,要用到 50 克,甚至 100 克。治疗期间戒掉肥甘厚味,不然你一边在祛湿,一边在制造湿气,到头来还冤枉茯苓没有效果。

如果你只想减少头油、脸油,每天可以泡点儿茯苓茶喝,多少不拘。

4.万万想不到,茯苓让她睡了一个好觉,还可以治疗失眠。

一位女粉丝说自己最近总是心神不宁的,睡不好觉,向小叔求助。小叔问:"你家里有茯苓吗?"她说:"有。"自从学了中医,她家里就准备了很多常见的中药材。小叔说:"那好。用 50 克茯苓煎水喝,睡前服用。明天再去买点儿天王补心丸吃吃。"

没想到当晚就睡了一个好觉,她说:"我觉得可以不用吃天王补心丸了,直接用茯苓煮水喝就可以了,茯苓很安全,很喜欢这种淡淡的味道。"

茯苓治疗失眠在《神农本草经》里面说得很清楚,即茯苓可以清心安神,心的神明就是神,神不安的人自然睡不着了。茯苓这种寄生在松树根下的菌类本身就有一种镇静的作用,另外,它可以通过利水的方式把心火利掉。心安了,神定了,自然就睡好了。

你看医圣张仲景治疗失眠的千古名方酸枣仁汤里面就有茯苓。

对了,用茯苓治疗失眠一定要用茯神,茯神就是茯苓的根部。

5. 每个女人都无法拒绝的茯苓的妙用:茯苓可以让女人身轻如燕,让女人如柳条一样婀娜多姿。

肥胖的原因有很多,减肥的方子也有很多,如

《神农本草经》记载:"茯苓味甘平,主胸邪逆气,忧恚,惊邪恐悸,心下结痛,寒热,烦满,咳逆,口焦舌干,利小便。久服安魂、养神、不饥、延年。"

果你实在不知道自己的肥胖属于哪种，实在不知道哪个方子适合自己，那不如大道从简，大医至简，就用茯苓煮水喝吧。

茯苓煮水喝令人瘦，不需要辨证，适合任何肥胖，最适合哪种肥胖呢？适合身上的肥肉松松垮垮的，适合那种走起路来肉肉在晃动、在跳舞的，适合那种喝水都胖的，这种肥胖本质上就是身体内水湿太多造成的，茯苓刚好可以把水湿利出去。

如果气虚，那就再加点儿黄芪，每天用茯苓 50～100 克，坚持 1 个月看看，搞不好你会脱胎换骨，让朋友认不出你来了。

6. 每个女人都无法拒绝的茯苓的妙用：美白，一白遮百丑，茯苓还你一张白白净净的脸。

在没有化妆品的年代，那时候的女子会想尽办法制作各种天然的面膜，其中必用的一味药就是茯苓了。你看茯苓那么白就知道茯苓美白的效果有多好了。中医认为，肺主皮毛，白色入肺，凡是白色的食物一般都有美白润肤的作用。

千古第一美白方七子白，很多小伙伴们用了才几天，就发现自己的脸白了好多，一度以为是心

七子白：出自北宋《太平圣惠方》，由白术、白芷、白芨、白蔹、白芍、白茯苓、白僵蚕组成。

理作用,反反复复问朋友,发现幸福来得太突然。这个七子白里面就有白茯苓。

用于美白的茯苓可以内服也可以外敷。关键是要坚持,不能"三天打鱼两天晒网"。

7. 茯苓还可以调理男人羞羞的疾病:遗精;调理女人羞羞的疾病:白带多。

有一种遗精叫作湿热下注,湿热会扰动精室,身体本能通过遗精的方式来释放下焦的火。这种遗精是不能通过吃补肾药调理的,如吃六味地黄丸,会越吃越严重。这种湿热下注导致的遗精,茯苓就可以解决,因为茯苓本身就有固精的作用。小伙伴们记住,凡是寄生的药材,如菟丝子,都有固精、固胎的作用。另外,茯苓可以将下焦的湿利出去,湿没了,热也就散了,自然遗精就止住了。

女人的白带过多也是如此,也是一种漏精的症状。有一种白带过多也是湿热下注导致的,白茯苓同样可以调理,如果白带发黄,茯苓就用多一点儿,如果白带发白,茯苓就少用一点儿。治疗白带,白术与茯苓一起用最搭,白术用 20 克,茯苓用 30 克。

8. 当你小便发黄的时候，记得喝一杯茯苓水，茯苓会让你的小便如泉水一样汩汩而出。

茯苓可以治疗小便不利，治疗尿痛、尿急、尿频、尿血，凡是有急性尿路问题的人都可以喝一杯无色无味的茯苓水，即便不治本也能大大缓解症状，更主要的是它平和、安全，像食物一样平和，像小米、山药一样平和。

茯苓这么好，到底怎么吃最好呢？

第一，要买正宗的茯苓，绝对不能用硫黄熏过的茯苓。

第二，因为茯苓不容易煮熟，有的人将其煮了半小时，里面还是干的，药性没有发挥出来，所以，小叔建议用破壁机将其打成超细粉吃，这样就方便多了，直接用开水冲泡。

最后，小叔再叮嘱一句，这里讲的茯苓是云南产的白茯苓，不是土茯苓。

人体的清道夫——大黄

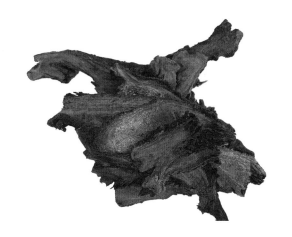

在这里，小叔想为一味良药"平反"，有一句俗话这样说的：人参杀人无过，大黄救人无功。意思是说，人参这味药因为太高级，即便吃死人了也没有人会怪人参，但如果稍微不小心用大黄把患者治死了，就会把罪名怪在大黄身上。

真相果真如此吗？这些年我们对大黄的误会太深了，大黄这味药活得太委屈了，下面小叔就介绍一下大黄这味药，给大黄鸣不平，还大黄一个清白。

1.大黄可以调理脂溢性脱发，头面油多的人可以适当用它。

对于无肉不欢、无酒不欢的男人来说，调理他们的脂溢性脱发，大黄这味药大有用武之地。对脂溢性脱发及头面油多这样的症状，最需要上病下治。为什么头面油多？因为肠道里有太多垃圾了，这些垃圾可以是瘀血、积食，也可以是痰湿，但不管是什么样的垃圾，大黄都可以统统泄出去，推陈出新，加快新陈代谢，给你的肠道洗一个澡，让你的肠道清清爽爽。肠道清爽了，怎么可能还有油从头上、脸上冒出来呢？

2.当急性中耳炎发作的时候，耳朵疼痛不已，耳朵流脓的时候，大黄可以派上用场。

这是什么道理？很多人眼中的大黄不过就是泻药，唯恐避之不及，泻药怎么还可以治疗耳朵的病呢？外行人看热闹，内行人看门道。大黄可以治肠道，肝与大肠相别通，也就是说肝里面有了垃圾，可以通过治疗肠道来调理，肝胆又互为表里，胆有问题可以通过治疗肝来调理，耳朵的病刚好就是胆的问题,胆气上逆会导致耳朵发炎,因为胆经会经过耳朵。所以这样一来,调理大肠就可以治疗耳朵的病。大黄可以把上攻到耳朵的湿热通过大肠排出去,这样耳朵就不会发炎了。记住,必须是急性中耳炎。

3.眼睛发红充血,眼屎特别多的时候,可以用大黄来救急。

前面说过,肝与大肠相别通,解决眼睛的问题要治肝,因为肝开窍于目,肝有湿热的时候,眼屎就比较多,且发黄,有的人还伴随着眼睛发红充血。例如,前一天晚上还大鱼大肉、千杯不醉的人,第二天起来就这样了,这就是肝胆湿热造成的。我们可以通过治大肠调理肝胆,通过大肠来泄肝胆的湿热,一味大黄就可以搞定。肝胆的湿热随着大便而出,眼屎自然就没了。

4.大黄还是一味可以治疗急性牙疼的良药。

大黄治疗哪种牙疼呢?治疗胃肠之火上攻导致的牙疼。例如,在吃了一顿麻辣火锅、一顿烧烤后,牙疼发作,这个时候用几片大黄泡茶喝就可以把牙疼搞定。大黄为什么可以治疗牙疼呢?道理

《黄帝内经》："气反者，病在上，取之下；病在下，取之上；病在中，傍取之。"

肺与大肠相表里。

很简单，也是上病下治，上面的火必须要通过下面来泄掉，牙齿、牙龈的火可以通过大肠来泄掉。

5. 大黄还可以调理痘痘。

长痘痘的原因有很多，大黄调理什么样的痘痘呢？调理那种好几天才排便一次且大便干结引发的痘痘，就是那种又红又大又肿，有的还会化脓的痘痘。例如，中成药防风通圣丸里面就有大黄，治疗这种痘痘效果不错。大肠有积食，积食化热，这个热肯定会转移到肺，肺又主皮毛，肺里面的热一定会通过体表散出去，所以表现在皮肤上就是长痘痘，不管是长在脸上，还是后背、屁股上，都可以用大黄来釜底抽薪，把大肠通开，把积食化掉，清除大肠火与肺火，自然痘痘也就消失了。

6. 为什么很多人的口苦总是治不好呢？ 这个时候你要想到大黄。

口苦主要由肝胆实火或肝胆湿热引起。

一般人的口苦用小柴胡颗粒调理就行，因为小柴胡颗粒可以平肝抑胆，降胆火。口苦是火之味，胆火一降口苦自灭。可是很多人用了小柴胡效果不佳，为什么？因为大肠有积食化热了，大肠不通了。大肠不通就会源源不断地向胆输送胆火,以致一直口苦。这个时候只要在小柴胡的基础上加上一点儿大黄就可以解决问题了。

7.鼻子长疮,就是那种热毒导致的疮,鼻子火辣辣的疼,可以用大黄。

鼻子长疮,是鼻子上火了,但鼻子上火了千万不要只盯着鼻子,而要治肺、治大肠。肺开窍于鼻,鼻子是肺最大的窍门,肺里面有热一定会通过鼻子这个窍门来泄火,所以就表现为鼻子长疮。肺又与大肠相表里,肺里面有热完全可以通过大肠来泄热,更何况很多肺热都是大肠热导致的,所以治疗大肠是治疗鼻子长疮的最佳方法。消灭大肠火最佳的药就是大黄了。

8.口臭这种病一定要上病下治,不能头痛医头,脚痛医脚,死死抓住口腔不放,而要调理胃肠,用大黄。

先清洁口腔,如果口腔清洁完毕还是有口臭就要想到肠胃问题。我们可以想象一下,洗菜池发臭了,你会怎么做呢?一般人只会清洁池子,有生活经验的人会疏通下水道,因为这个恶臭来源于下水道。所以,很多人的口臭其实就是胃肠堵

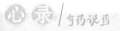

塞,有积食了,积食化热,这个热往上攻,把腐败的味道带上来引发的。这个时候大黄可以通肠府、泄积热,从根本上解决口臭。注意,必须是胃肠有实热才可以用。

口臭如此,以此类推,举一反三,反反复复的口腔溃疡也要想到是不是积热了,如果积热了,同样也可以用大黄,把上炎的火一直往下撤,全部撤出去,自然就不会得口腔溃疡了。

口臭如此,反酸呢? 一样的。为什么会反酸? 下水道堵了会如何? 就会反水,池子里的水会溢出来。同样的道理,如果肠道堵了,积食,便秘,自然就会导致反酸。这个时候仅仅用制酸的药还不够,还要想到大黄这样通肠的药。

9.胆囊炎、胆结石、胆囊息肉、胆囊壁毛糙,以及脂肪肝、酒精肝,当肝胆有了不该有的东西时,都可以适当用大黄来调理。

理由有二:第一,肝与大肠相别通,肝胆互为表里,治肝胆可以通过调理大肠来治疗。第二,大黄是一味可以推陈出新的药,所谓推陈出新就是能把身体里面所有陈旧的、不该有的病理产物破掉,清理出去,然后让新的东西长出来。另外,这些病理产物要出来,必须通过肠府,大黄就像秋风扫落叶一样,把这些残枝败叶一股脑全部清扫出去。

10. 大黄还是一味治疗皮肤病的妙药,有急性湿疹、急性荨麻疹时也可以用大黄。

小伙伴们一定要记住,治疗皮肤病一定要治肺,因为肺主皮毛,治肺一定要治大肠,因为肺与大肠相表里,所以治疗皮肤病一定要先治大肠。为什么现代人会有各种皮肤病,无非就是胡吃海塞吃出来的,胡吃海塞最伤肠道,肠道毒素多了,自然就会引发各种各样的皮肤病。这个时候我们用通肠道的方法来治疗皮肤病,效果很好。

11. 大黄还是一味退热药,小孩子反反复复发热,一定要考虑是不是肠道积食了,一定要想到大黄。

有一位儿科专家治疗发热特别厉害,通常一剂药就搞定发热,尤其是那些反反复复发热不好的孩子,经过他的治疗,很快就有好转。这位儿科专家有什么秘诀呢?他说,只要是小孩子发热,见到舌苔厚的，他都会在退热的方子里加一点儿大黄，把肠府通开，把积食化掉，这样，热很快就会退了。因为小孩子最容易积食，积食最容易引发高热。

同样，积食也会引发咳嗽，咳嗽本来是肺的问题，但肺与大肠相表里，大肠堵塞了，就会造成肺气不降，肺气上逆就会导致咳嗽。这个时候把大肠通开，肺气就会正常下降，自然就不会咳嗽了。把大肠通开，自然少不了大黄。

12.关键时刻，大黄真的可以救命，当急性肠梗阻、急性胰腺炎、急性阑尾炎发作的时候，一定要想到大黄。

这些急性病都是吃出来的。大黄号称将军，药性猛烈，直泻而下，把你吃进去的这些肥甘厚味以闪电般的速度泄出去。泄出去后，肠道、阑尾、胰腺的压力就小了，这些急性炎症自然就会戛然而止。张仲景著名的方子大黄牡丹汤就可以治疗这三种急性炎症。这其中大黄起主要作用。

13.最后，介绍一下大黄治疗便秘的作用，大家都知道大黄可以治疗便秘，但不知道大黄绝对不等同于泻药。

大黄牡丹汤：出自《金匮要略》，为泻下剂，具有泻热破结、散结消肿的功效。

通常来说，大黄治疗的是实热导致的便秘，什么是实热导致的便秘？一看肚子，肚子是不是很硬，不能按，用力按会痛，这就是实；二看大便，是不是干结，肛门是不是灼热，是，就是热。

不过小叔个人觉得，无论什么样的便秘都可以用大黄，大黄绝对是调理便秘的圣药，只不过不能单用，要配伍。例如，气虚便秘，可以用黄芪加大黄；血虚便秘，可以用当归加大黄；阴虚便秘，可以用六味地黄丸加大黄等。张仲景的三个治疗便秘的方子大承气汤、小承气汤、调胃承气汤里面都有大黄。

而且更让人想不到的是，大黄也可以治疗腹泻，治疗什么样的腹泻？大黄苦寒，治疗的自然是湿热与积食导致的腹泻。所以，大黄有双向调节的作用，是一个作用于肠道的良药，不能说大黄是泻药。

大黄，就是这样一味良药，通便第一，破瘀第二，退热第三，以通为补，大通大补，是这个时代的清道夫。所以，请不要再误会大黄了。

不过，小叔最后提醒，大黄是猛药，是苦寒之药，不是养生之品，不懂中医的不要擅自服用，如果实在想自己调理，建议少量用，如用上 3 克左右来泡茶喝，或者在医生的指导下服用。

大承气汤：出自《伤寒论》，为泻下剂，具有峻下热结之功效，主治阳明腑实证。

小承气汤：出自《伤寒论》，具有轻下热结，除满消痞的功效。

调胃承气汤：出自《伤寒论》，由大黄、芒硝和甘草组成。具有缓下热结的功效，主治阳明病胃肠燥热证。

"沙漠黄金"——肉苁蓉

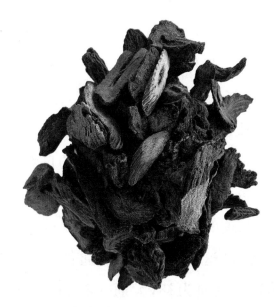

　　小叔要送给老年人一个宝贝，这个宝贝真的举世无双，男人女人都可以用，就像润物细无声的春雨一样，进入身体后不紧不慢把你的身体补了。特别适合不能大补的老年人。

　　它长在内蒙古阿拉善地区，被誉为"沙漠黄金"，又被誉为"沙漠人参",它肉乎乎的、直挺挺的,很像男人的宗筋,特别显眼。它是九大仙草之一。

这味仙草既可以补脾,又可以补肾,同时强壮我们的先天之本与后天之本。这味仙草既可以补阳,又可以补阴。阴阳同补的寥寥无几,只有怀山药、枸杞、山萸肉等几味药。这味仙草既可以补气,又可以补血,还可以补精。真的是太优秀了,等小叔老了,也要每天泡一点儿来喝。

它就是肉苁蓉。

古人取名字绝对不是随便取的,我们姑且从这个药名来窥探一二。你看,一个"肉"字,说明了它可以健脾,因为脾主肌肉,肉苁蓉用的是肉质的鳞茎入药,肉乎乎的、肥肥硕硕的,凡是肥肥硕硕的都可以健脾补脾。另外,肉是血肉有情之品,可以补精血,所以肉苁蓉可以补精血。

肉苁蓉长在沙漠里,说明它有吸取养分的本领,可以保存津液。津液属阴,所以肉苁蓉可以养阴。沙漠地区日照长,阳气特别充足,肉苁蓉吸收了天阳,所以阳气特别旺盛,特别能够强壮肾阳。

对男人来说,肉苁蓉就是一个宝贝,可以解决

中药说药

九大仙草包括人参、灵芝、茯苓、冬虫夏草、珍珠、石斛、何首乌、天山雪莲、肉苁蓉。

肉苁蓉:味甘、咸,性温。归肾、大肠经。入肾经,能补肾阳、益精血;入大肠经,能润肠燥、缓通便。

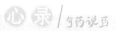

男人功能不足的问题。

对女人来说，它可以补精血，尤其适合更年期女人，更年期女人精血亏虚，肉苁蓉可以帮助补回来。

另外，肉苁蓉有一股油润之性，多肉多汁，可以润肠通便，对于老年人来说最适合不过了，老年人身体虚，不能用峻猛的攻下之药，习惯性便秘时就用肉苁蓉。

肉苁蓉，具有平和的性子，不温不燥、不寒不热、不急不躁，有一种阴阳平衡的特质，从从容容地把你的身体补了。无论阴虚、阳虚，都可以用。

总之，肉苁蓉可以疗五劳七伤，也就是说，虚证都可以用肉苁蓉，与怀山药一样。

平时怎么用肉苁蓉呢？很简单，去药店买来上品的肉苁蓉，每天用 6 克左右泡茶喝即可。

肉苁蓉虽好，但不需要补的人就不要服用了。小孩子、身体强壮的青壮年、孕妇、身体湿热很重的人不要吃。

《本草经疏》："白酒煮烂顿食，治老人便燥闭结。"

《神农本草经》："主五劳七伤，补中，除茎中寒热痛，养五脏，强阴，益精气，妇人症瘕。"

非常适合在春天吃的水果——桑葚

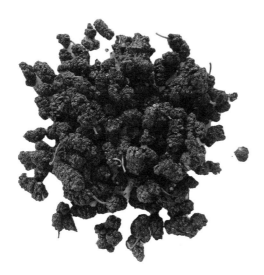

中药里面有很多药食同源的药材,有些还特别美味,例如这种接下来小叔要隆重介绍的非常适合在春天吃的水果。

小叔的粉丝应该知道,小叔不太倡导多吃水果,因为这个时代的很多女人吃水果吃得太多了,把水果的作用夸大了,但马上要介绍的这个水果

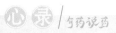

桑葚：味甘、酸，性寒。归心、肝、肾经。具有滋阴补血，生津润燥的功效。

却不一样，它属于应季的，《神农本草经》说它久服轻身延年，属于上品药，酸酸甜甜的，可以大补肝肾，它就是今天的主角——桑葚。

桑葚对头发特别好。桑葚可以乌发，一般黑色食物都可以乌发。中医认为，发为血之余，这里的血是肝血，肝有生发之性，头发就是要生发，桑葚补肝血，自然可以生发。还有，桑葚可以通过补肾来乌发，发为肾之华，就是说头发是肾开出来的花朵，肾好了，头发自然就好。

桑葚调理头晕的效果也不错。什么样的头晕呢？就是阴虚火旺导致的头晕，就是下面空虚，肝肾不足，这个虚火总往上飘，这种头晕像脚踩棉花一样，这个时候就可以吃一点儿桑葚。桑葚可以把肝肾之阴补足，使虚火降下去。

同样，肝开窍于目，肝血不足了，就会导致视力下降、眼花等，包括很多人的干眼症都可以用桑葚来调理。桑葚可以补肝血、滋肝阴，肝好了，眼睛自然就会好。如果要预防白内障，可以加点儿枸杞一起泡茶喝。你看桑葚，那一颗一颗的小珠子，像不像我们的黑眼珠？

中医认为,肾开窍于耳,有些人的耳鸣耳聋可能与肾虚有关,肾精不足,肾阴不足,虚火就会上冲到耳朵,耳朵就会耳鸣,这种耳鸣白天症状减轻晚上加重,声音非常细小尖锐,如蝉鸣一样。这个时候可以试试用桑葚调理。桑葚可以通过补肾来调理耳鸣。不过,耳鸣是世界疑难杂症,诱发的原因很多,但吃一点儿桑葚没有什么坏处。

对于很多人的口渴口干,甚至包括糖尿病患者的口渴,桑葚不失为一个上好的食疗品。阴虚会导致口渴,就好比身体里面的津液不足了。口里的津液归什么管呢?归脾、肾管。主要是肾,肾的津液叫作唾,如果口里没有唾液就会口干口渴。肾阴虚的人唾液少,可以通过桑葚来调理。

很多人皮肤干燥,甚至有干燥综合征的都可以试试桑葚。身体干燥主要有两个原因,一个是身体缺水了,就好比沙漠,这个时候要及时补充水,中医叫滋阴。滋阴只喝水是不行的,必须要用一些滋阴的药。中医认为,酸甘化阴,酸酸甜甜的食物可以变成阴液,桑葚就是酸酸甜甜的。身体干燥时应先滋阴,滋阴不行再补阳。

肝在目,心在舌,脾在口,肺在鼻,肾在耳。

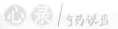

　　还有很多老年人有习惯性便秘或大便干燥得像羊粪蛋一样，这个就是由身体阴液不足，肠道缺乏津液，无法润滑肠道导致的。中医讲增水行舟，肠道就好比河流，河流缺水了，船自然就搁浅了，这个时候就要补充津液。如果你也有这样的便秘，不想吃药，可以试试桑葚。桑葚就可以增水行舟，润肠通便。很多小孩子便秘也是如此，可以用桑葚缓解。用桑葚再加点儿蜂蜜，大便很快就通了。

　　对女人来说，桑葚可以美容养颜，让青春不老。桑葚是通过什么来美容养颜的呢？通过补血。女人以血为先天，一生失血过多，补血是女人一辈子的事情。血虚的女人老得快。那么桑葚为什么可以补血呢？因为桑葚开始是红的，红色入心，心主血脉，所以可以补血。桑葚可以补肝，肝藏血，所以可以补血。桑葚乌黑油亮，黑色入肾，补肾就是补精，精血同源，精足了血就会旺，补肾就是补血。桑葚补肾，自然可以补血。

　　所以，爱吃水果的女人，不要随便吃水果了，要吃就吃一些有药用价值的水果，如桂圆、桑葚等。

桑葚,大自然馈赠给人类的春天的礼物,送给女人的春天的水果,春天养生,要养生发之性,桑树在春天枝繁叶茂,很有生发之性,桑葚自然也有生发之性,春天养生就要吃桑葚。

当然任何美食都不要多吃,脾胃虚寒的人要浅尝辄止,因为桑葚有点儿寒凉。但不要担心,因为桑葚是滋补之品,滋补可以克制它的寒凉,桑葚又是甘甜的,甘甜也可以化解寒凉带来的伤害。所以放心吃,不过度就可。

如果是干品,一般一次用 15 克,如果是新鲜的桑葚,就要看个人体质了,自己拿捏就好。

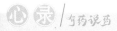

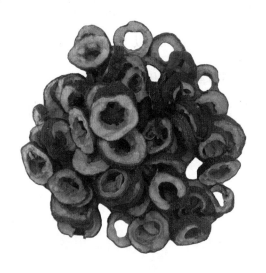

山楂的妙用

山楂，真的是太熟悉了，熟悉到我们几乎将它遗忘的地步，只有在吃糖葫芦的时候才想起它，似乎山楂就是糖葫芦，糖葫芦就是山楂。如果仅仅把山楂当作美食真是太小看山楂了。

1.山楂最大的作用就是消食开胃。

如果小叔问你们，山楂有什么作用？你们一

定会回答,山楂可以消食开胃。是的,作为既是美食又是良药的山楂,其最大的功效就是消食开胃。小叔曾经的一位朋友,只要晚上吃多了,就会去街上买一串糖葫芦,美其名曰:消食。小叔笑话他,不过是嘴馋罢了,吃糖葫芦消不了食,反而会增加脾胃的负担。

山楂消食必须要用炒山楂,甚至要炒成焦色,中医叫作焦山楂。山楂消食的最佳吃法就是与焦麦芽、焦神曲一起吃,这三种药被称为"焦三仙"。如果不想自己动手,则可以买大山楂丸吃,其成分与焦三仙大同小异。宝妈们一定要掌握这个用法,因为小孩子喜欢吃肉,很容易吃多,吃多后就可以让孩子吃点儿大山楂丸,酸酸甜甜的,又好吃又消食。

因为山楂强大的消肉食的作用,我们平时在炖肉的时候可以放一些山楂,这样就更容易把肉炖得软烂。

但小叔要提醒大家的是,不是所有的人都可以随随便便吃山楂,山楂开胃、增进食欲是通过消食化积、解油腻来实现的。也就是说,山楂适合那

焦山楂为山楂的炮制品,表面焦褐色,内部黄褐色,味微酸。具有消食止泻的功效。

389

些吃太多、吃太好的人服用，那些每天吃得很素，没什么胃口的人不适合吃山楂。山楂不适合脾胃虚弱的人食用，会越吃，脾胃越虚，越虚就越没有胃口。

总之，小伙伴们记住一点就可以了，山楂适合有积食的人用来消食开胃。

2. 山楂可以化解油腻，所以可以消脂，对血脂高的人来说是一味良药。

不知道小伙伴们是如何对付油腻的，反正小叔是这样做的，逢年过节吃油腻了，或在外面与朋友聚餐吃油腻、吃恶心了，回来第一时间就冲泡一袋山楂茶喝，喝完后顿时就觉得舒服多了，就像山间吹来了清爽的风。

对于血脂比较高的人，山楂就是一味良药。高血脂在中医看来就是身体的痰湿太多造成的。这样的人通常都有常食大鱼大肉的经历。山楂用于降血脂如何服用呢？最佳的服用方法就是把山楂与陈皮各 6 克放在一起泡茶喝。山楂消食解油腻，陈皮化痰燥湿，两者相得益彰，清理你的血管。

3.山楂可以调理高血脂，那可以调理高血压吗？ 当然可以！

引发高血压的原因有很多,瘀血会导致高血压,一般老年人的高血压属于瘀血范畴,可以用三通汤。肝火旺的人也容易得高血压,这样的人身体非常强壮,性子非常暴躁,风风火火,就像张飞。治疗这样的高血压患者需要用镇肝息风汤。熬夜纵欲导致的高血压,需要用杞菊地黄丸来调理。

那么,山楂调理什么样的高血压呢？调理的是痰湿导致的高血压。有这种高血压的人通常比较胖。痰湿瘀堵血脉,为了冲破这个瘀堵,人体会启动自救模式,即采取加压的方式来冲破瘀堵,让气血供应到我们的全身,进而导致高血压。

这个时候就要化痰,山楂就可以通过消食化积的方法来清理身体里多余的痰湿,来降血压。另外,山楂还可以活血化瘀,调理瘀血导致的高血压。只不过山楂活血化瘀的作用比较弱而已。

4.山楂还可以行气止痛,入肝经,对疝气、脂肪肝也有不错的疗效。

先说疝气,中医说的疝气与西医说的疝气不

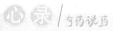

同,中医说的疝气是寒气凝滞在肝经导致的睾丸疼痛,是一种功能性病变;西医说的疝气是器质性病变,通常需要手术治疗。中医说的疝气通常是受寒导致的,肝经围绕生殖器一周,受寒导致气滞血瘀,不通则痛。山楂一方面疏肝理气,另一方面温通经络,还可以活血化瘀,所以可以调理寒疝。

怎么服用好呢?这个时候就不是吃山楂了,而是要吃山楂核。山楂核药性专门走肝经,走男子的生殖器,走睾丸,以核入核,男人的睾丸就好比山楂核。例如,有一个中成药叫作五核丸,其中就有山楂核,用于调理疝气。

山楂为什么还可以调理脂肪肝呢?脂肪肝在中医看来主要是痰湿导致的,另外也有肝气郁结的原因。山楂同时兼具这两方面的作用,一方面消食化积,另一方面理气化痰,所以可以调理脂肪肝。具体吃法是:山楂与陈皮各 6 克,泡茶喝。

5.山楂,可以通便,调理这个时代很多人的难言之隐。

山楂用于通便怎么吃呢?不是煮山楂水喝,而是要吃新鲜的山楂,把新鲜的山楂去核,然后榨

山楂核:味苦,性平。归胃、肝经。具有消食,散结,催生的功效。

《本草再新》:山楂,"治脾虚湿热,消食磨积,利大小便。"

汁喝,渣渣一定要一起喝。根据个人口味放入蜂蜜,然后再加一点儿芝麻油,这样效果更佳。这个食疗方对不喜欢吃药且大便干结的人最好不过了。不过小叔提醒,山楂用于通便适合实秘,不适合虚秘。有些人气虚便秘,大便并不干结,只是没有力气让它下来,这样的人不适合吃山楂,毕竟山楂以消、以通为主,会耗气的。

6.山楂是一味很好的减肥药。

对很多肥胖人士来说,山楂真是一味很好的减肥药。你们总是在寻求减肥的方子,可山楂就在你们的眼皮底下,为什么熟视无睹,舍近求远呢?

山楂为什么可以减肥? 你看,山楂可以消食、化痰、活血化瘀、通便,几乎把引起肥胖的原因一网打尽了,更妙的是山楂还是平和的食物,不是泻药,所以用山楂减肥很安全。山楂可以清理你身上的污浊之物。

山楂用于减肥具体的吃法:山楂 6 克,陈皮 6 克,荷叶 6 克。用这个方子泡茶喝就可。山楂消食,陈皮化痰,荷叶祛湿。

7. 山楂可以调理妇科疾病，如闭经、痛经、产后恶露不尽等。

最后，小叔还想告诉广大女性朋友们，山楂还可以调理闭经、痛经、产后恶露不尽。

是的，简简单单的一味山楂就可以调理女人们最害怕的痛经。痛经，痛起来真要命。多数女人的痛经是受寒导致的。寒则凝滞，寒则收引，血遇寒则凝，血不流动了，就会形成瘀血，不通则痛。山楂刚好可以活血化瘀，调理痛经。

小叔的一位朋友，刚好回农村老家了，痛经发作，不好买药，问有什么食疗方可以缓解。

小叔说："山楂生姜红糖水就可以解决你的痛经。"她喝完后，感觉效果很好，完全不亚于吃药，而且味道超级好，喝了还想喝，都停不下来。

如果你也经常痛经，不妨试试这个食疗方：山楂 25 克，生姜 9 克，红糖适量。

好了，这就是朴实无华的山楂。曾经我们忽略了山楂的美，从今天起，我们要好好善待山楂。

《医学衷中参西录》："能除癥瘕，女子月闭，产后瘀血作疼（俗名儿枕疼）。"

山楂味酸，故胃酸分泌过多者慎用。

杀虫止痒妙药——蛇床子

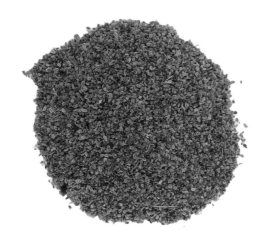

这味药专门解决女人的私密问题，同时还可以搞定男人的私密问题。

女人最大的私密问题是什么？就是痒，不是一般的痒，是特殊部位的痒，是女人下半身的痒。

小叔有一位粉丝求助说："小叔，我有一个难以启齿的问题，就是我的下半身很痒，特别痒，但又不好意思去医院，好几次在地铁上痒得受不了，

痒的发病原因有四：一者风，二者湿，三者热，四者虫。

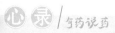

差点儿就去挠了，但大庭广众之下又不能这样做。所以，请小叔给个方法止痒吧！"

相信不少女人都有这样的私密问题，羞羞的说不出口的问题，哪敢去医院啊，实在受不了才会去，一番检查下来被告知是真菌、霉菌或滴虫之类的感染。那中医如何解决这个问题呢？以前小叔写过完带汤的方子，对此有一定效果。这里小叔再分享一种药，专门攻克女人的阴痒问题。

这个药就是蛇床子。蛇床子止痒效果很厉害，厉害到什么程度呢？一用就不痒了。蛇床子味辛、苦，性温，有一股独特而辛烈的味道，这种味道可以杀虫止痒。中医所说的虫就是西医讲的真菌、霉菌、滴虫之类的。凡是辛烈的药材都有一定的杀虫作用，如丁香、花椒等。蛇床子杀虫止痒的效果比花椒厉害多了。

中医认为，身体有湿气的地方容易生虫，所以女人的阴痒主要是湿气造成的。如果身体干爽就不会生虫。蛇床子可以燥湿止痒，解决湿气的问题。

前面小叔说过徐长卿这味药，也是止痒的，它

完带汤：出自《傅青主女科》，为固涩剂。具有补脾疏肝、化湿止带的功效。主治脾虚肝郁，湿浊带下。

蛇床子：味辛、苦，性温。归肾经。具有燥湿祛风、杀虫止痒、温肾壮阳的功效。

止痒主要是通过祛风来止痒。身上长荨麻疹的时候用徐长卿效果很好，像这种湿气导致的阴痒，蛇床子效果更佳，蛇床子主要通过燥湿来止痒。

蛇床子有一点儿小毒，可以以毒攻毒，杀死这个虫子。所以蛇床子用于治疗阴痒时不能内服，只能外用。如何外用呢？可以煎药外洗，就是用煎出来的水外洗，不过最佳方式就是把蛇床子打粉，然后将粉涂抹到痒的部位。

效果如何呢？当然是非常好，文章开头那位粉丝用了蛇床子之后，阴痒的问题终于得到了解决。

蛇床子对解决男人的私密问题也很有帮助。男人的私密问题之一就是阴囊湿疹、瘙痒，这个也属于阴痒，同样可以涂抹蛇床子粉。还有一个私密问题，就是男人的阳痿、早泄，也可以用蛇床子，即把蛇床子煎水，外洗敏感部位。外洗的一次用量为 30 克。

用药说药

徐长卿：味辛，性温。归肝、胃经。具有祛风化湿、行气通络的功效。

《名医别录》："主温中下气，令妇人子藏热，男子阴强，久服好颜色，令人有子。"

397

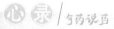

石膏的妙用

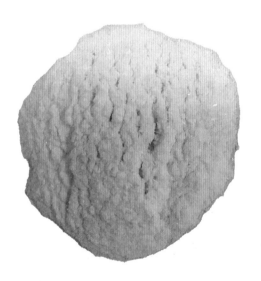

　　小叔曾经说过，中药里有四大可以起死回生之药。当身体大虚气息奄奄的时候用人参力挽狂澜，当身体大寒阳气欲绝的时候用附子转危为安，当身体大实严重堵塞不通的时候用大黄来救命，当身体大热、大渴、津液都要流尽的时候用什么来起死回生呢？

用石膏。

石膏是矿物质药,药用时的形状像味精一样,亮晶晶的,味道是辛的,有点儿淡淡的甜味,性子是寒凉的,很多医家说石膏大寒,但张锡纯却说石膏不怎么寒。石膏的药性主要走哪呢？主要走肺、胃、大肠。

1. 石膏最厉害的一点，也是被历代医家津津乐道的就是它强大的退热作用。

石膏是治疗感冒最经常用的一味药。用石膏来退热不需要辨证，无论你是风寒感冒还是风热感冒，只要是外感导致的，不是内伤，只要出现发热的症状，尤其是高热，一定要想到石膏。不需要什么配伍，直接用一味石膏煎水喝就可以退热。宝妈们一定要学会，因为石膏煎出来的水没有什么药味，小孩子喝得下。

2. 石膏可以治疗头痛。

当胃火或大肠火往上攻的时候会引发头痛，这个时候就可以用石膏。石膏可以清胃火、大肠火。如何判断自己的头痛是不是胃肠之火引发的呢？很简单，你有便秘，又吃了很多煎炸烧烤，肚

识录 | 勺药说药

石膏：味甘、辛，性大寒。归肺、胃经。生用：清热泻火，除烦止渴；煅用：敛疮生肌，收湿，止血。

《医学衷中参西录》："石膏，凉而能散，有透表解肌之力。外感邪有实热者，放胆用之，直胜金丹。"

子胀,舌苔非常黄厚,这个时候出现的头痛就可以用石膏。

3.石膏可以治疗牙疼,急性牙疼发作的时候一定要想到它。

石膏治疗的是实火牙疼,不是虚火牙疼,就是疼起来要命的那种,通常是胃火上攻牙龈导致的,可以用石膏来治疗。

4.石膏可以治疗鼻炎。

肺开窍于鼻,治疗鼻炎要治肺。石膏色白入肺,味辛入肺,是一味调理肺系疾病的要药。石膏治疗什么类型的鼻炎呢? 小伙伴们一定要记住,石膏治疗流黄鼻涕的鼻炎,黄鼻涕代表肺里面有热,石膏是寒凉的,可以清肺热。

5.石膏可以治疗急性扁桃体炎、咽喉炎。

咽喉、扁桃体是肺的门户,肺里面的热一定会从咽喉这里找出口,所以咽喉、扁桃体就会出现红肿热痛,甚至化脓的状态,这个时候用石膏效果非常好。

6.石膏可以治疗急性中耳炎。

急性中耳炎,就是耳朵痛,流黄水,臭臭的,这

生石膏可清热泻火,除烦止渴;煅石膏可收敛生肌。

说明身体有热了,对小孩子来说,经常会发作急性中耳炎,因为小孩子最容易积食化热,这个热堵在大肠不出来,就会往上走,走到耳朵就会引发急性中耳炎。石膏可以把大肠里的热清理干净。

7. 石膏可以治疗急性肺炎导致的咳喘。

当我们感冒的时候,毛孔会闭塞,肺主皮毛,毛孔也会呼吸的,毛孔堵住了,肺的压力就大,且肺里面的热就越来越多,就像闷热的屋子空气不流通会越来越闷热一样。肺里面的热越来越多,肺气不宣了,人就会通过本能的咳喘,来宣泄肺里面的闷热。这个时候,石膏一方面可以辛凉解表,把毛孔打开,另一方面直接把肺里面的热清理掉,这样肺的压力就小了,就不会咳喘了。所以说,治疗急性肺炎,石膏是圣药,是必不可少的一味药。著名的方子麻杏石甘汤里面最主要的一味药就是石膏。

8. 当我们的身体长各种毒疮的时候,千万别忘记石膏。

这种毒疮是热毒、热邪导致的,例如,吃多了会导致上火的食物。无论是痤疮、毛囊炎,还是痔

麻杏石甘汤,出自《伤寒论》,由麻黄、杏仁、生石膏、甘草组成。

疮,身体上任何一个地方长疮,表现出来是那种红肿热痛的,都可以用石膏来救急。因为石膏可以清热解毒。这种热毒导致的疮通常迅猛,像火山爆发一样,调理的思路就是把火往下撤,石膏就等于消防员,专门灭火的。

9. 急性腮腺炎发作、腮帮子肿起来的时候,可以用石膏。

急性腮腺炎,古人称大头瘟,属于毒火上攻,用石膏效果很好。

10. 治疗小孩子经常得的麦粒肿、散粒肿可以用石膏。

有人问,调理眼睛的疾病不是要调肝吗?是的,肝火上炎的时候容易得麦粒肿、散粒肿,但你们别忘记了,肝与大肠相别通,就是说大肠有实热时,会影响到肝,会导致肝火更大。小孩子本来就肝旺,如果吃多了,有积食,导致大肠堵了,大肠里的火就会上炎,导致麦粒肿、散粒肿。这个时候用石膏可以泄热下行。

11. 容易得皮肤病的人注意了,石膏可以调理热毒导致的皮肤病, 不管湿疹、荨麻疹、玫瑰

肝与大肠通:肝主疏泄,有协调二便的作用,而大肠传导亦全赖肝气疏泄。

糠疹，还是牛皮癣、麻疹、水痘，总之鲜红的斑疹都可以用石膏来治疗。

为什么石膏治疗皮肤病这么厉害呢？调理皮肤病一定要治什么呢？一定要治皮对不对？治皮又要治什么呢？一定要治肺，因为肺主皮毛，所以皮肤上的问题最终都要归结到肺里面。石膏是一味专门入肺的药，可以宣肺、解表，把肺里面的热邪透发出去，把堵在皮肤里面的热邪宣发出去，这样皮肤病自然就好了。

12. 血糖高的人注意了，石膏还是一味治疗糖尿病的妙药。

糖尿病的症状有很多，当你总是口渴，特别容易饿，胃里面总有一股灼热感，总想喝冰水的时候，就可以考虑用石膏，石膏可以灭掉你的胃火，帮助生津止渴。

中医称痛风为痹证。痹证有热痹和寒痹之分。石膏是辛凉的，辛可以散，可以走，可以疏通，寒凉可以清热，所以对湿热导致的痛风关节炎有疗效。那种遇热加重，舌苔黄厚，喜欢喝酒吃肉，身体壮实的人得痛风通常是由湿热导致的。

糖尿病典型的症状为三多一少，即多饮、多食、多尿、体重减轻。

痹证是指人体机表、经络因感受风、寒、湿、热等引起的以肢体关节及肌肉酸痛、麻木、重着、屈伸不利，甚或关节肿大、灼热等为主症的一类病证。

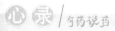

14. 石膏对调理肠炎也很有效果。

当然，这种肠炎也是湿热之毒导致的，如何判断自己的肠炎是不是湿热之毒引发的呢？很简单，吃了一顿麻辣火锅或喝了白酒，肠炎就犯了，肛门处火辣辣的，就是湿热之毒引发的，可以用石膏。如果是由于吃了寒凉的食物导致肠炎犯了，则不能用石膏。

好了，以上就是石膏的妙用，最后小叔再说一下石膏的用法，石膏一定要重用，起码要用 30 克，通常都是 50 克，而且要煎煮久一点儿，1 小时左右。石膏与大米或山药一起煎煮效果更佳，可以更容易把石膏的有效成分煮出来。

石膏大寒，凡阳虚寒证，脾胃虚弱及血虚、阴虚发热者慎用。

食疗鼻祖的长寿方——黄精

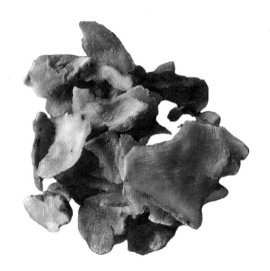

世界食疗鼻祖的长寿方，补五脏之精，最适合冬天吃，老少皆宜。

世界食疗鼻祖是谁？

小伙伴们可能对历史上的名医很了解，如扁鹊、华佗等，但对历史上的食医可能知道的就不多了。事实上，食医的境界高于针灸、汤药。因为中

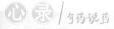

医认为药食同源，是药三分毒，能不吃药的就不吃药，通过食物就可以把病治好，既安全又美味，还能治病，何乐而不为呢？

历史上还真有一位专门通过食物来治病的名医，可以称得上是世界食疗鼻祖，他就是小叔从心底里佩服的大医孟诜。

孟诜是谁？如果你是小叔的忠实粉丝，一定看过小叔的中医长篇小说《大食医》，一定知道《大食医》就是为孟诜而写的。如果你不知道孟诜是谁，但小叔说出另一个名字孙思邈，你就不会小觑孟诜了，孟诜就是孙思邈最得意的弟子。

孙思邈是大医，孟诜青出于蓝而胜于蓝。

孟诜不仅有一双回春妙手，更有一颗医者仁心，他的心与患者的心一起跳动。名扬天下之后，他依然不忘初心，对所有患者，无论是名门望族，还是黎民百姓，都一视同仁。

医之大者为国为民，小叔深深感动于孟诜这一点，于是为孟诜写了一部长篇小说《大食医》。创作《大食医》时，写到动情之处小叔忍不住泪湿衣襟，与其说为自己创造的情节感动，不如说为孟

孟诜（shēn），唐代著名学者、医药学家、食疗学家。著作《食疗本草》，是世界上现存最早的食疗专著。

406

诜的大医精诚所感动。

金庸说，侠之大者为国为民，所以他呼唤乔峰、郭靖这样的大侠。

小叔说，医之大者为国为民，所以小叔呼唤孟诜这样的大医。

奠定孟诜世界食疗鼻祖地位的，是他的著作《食疗本草》，流传至今，影响了一批又一批食疗爱好者。

萝卜白菜各有所爱，所有的养生佳品中，有的人独爱枸杞，有的人独爱山药，有的人独爱九蒸九晒黑芝麻丸。世界食疗鼻祖孟诜最爱什么呢？他最爱的就是黄精！

整部《食疗本草》，开篇除了讲盐与燕窝之外，就是讲黄精。孟诜对黄精的赞美毫不掩饰：黄精这种养生佳品，经常吃它，可以延缓衰老。连续服用 10 天，精力充沛，甚至不用吃饭也觉得元气满满。

当然，孟诜对黄精的评价是带有文学色彩与个人感情的，我们不必较真。我们只要知道黄精确实是一味对身体非常好的药材就可以了，而且

黄精：味甘，性平。归脾、肺、肾经。具有补气养阴、健脾、润肺、益肾的功效。

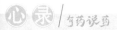

孙思邈的养生四
少诀：少说话、少
思虑、少吃点、少
赖床。

不是一般的药材，是历代养生家、修道人士尊崇的"仙药"。

孟诜晚年有服用黄精的习惯，也因此活到了80多岁，这在短寿的古代已经是非常高寿了，当然比起他的师父孙思邈还是差一截。

其实孟诜对黄精的喜爱还是受了师父孙思邈的影响。孙思邈治病养生的原则就是，能不吃药就不吃药，先用食疗，再用汤药。于是，孙思邈走遍千山万水，遍尝百草，发现了很多既可以当食物又可以当药物的养生佳品，黄精就是其中之一。

孙思邈认为，黄精具有温阳生津、润泽肌肤、养颜延年之效，尤其对爱美的女性来说，黄精的美容养颜功效可谓一流。武则天曾经召见孙思邈，见孙思邈鹤发童颜，请教驻颜之术，孙思邈就向武则天推荐了黄精。孙思邈自己也常服黄精。

关于黄精还有一个传说。

新罗国的一位王子云游到九华山，看到九华山俨然一片人间仙境，是修行的好地方，索性住下来不走了。但人生地不熟，饮食也是个难题，他就在山上挖一种根茎类植物，洗后吃了，发现味道甘甜,还能解渴充饥,以后就经常挖来吃。于是乎,他觉得身体一天比一天精神,面色也红润有光泽,根本不像吃野菜的人。

这位王子吃的就是黄精。王子修炼活到99岁坐化。他就是我们所熟悉的地藏王菩萨。

说了这么多,有小伙伴问了,小叔,都说黄精是仙药,这么好,但到底好在哪里啊?

下面,小叔就从中医的角度来介绍一下黄精的好处。

首先,我们来看黄精这个药名。中药的名称从来不是随便取的,很多时候从中药的名称就可以看出这味药有什么好处。多如牛毛的药材中,能够挂一个"精"字的绝无仅有,就只黄精一家,可见黄精的药用价值有多高。据说现在的药监局规定,以后生产的中成药或新发现的药材,无论多好都不能带"精"字,可见这个"精"的地位有多高。

《抱朴子》说:昔人以本品得坤土之气,获天地之精,故名"黄精"。

黄精,黄土地的精华也。黄土对应的五脏是脾胃,黄精吸收了大地的精华,所以对后天的脾胃特别好，可以补中益气。这就是很多辟谷之人用黄精代替水谷的原因。黄精，味道甘甜，五味对五脏，甘入脾，进一步说明黄精对脾胃有滋养作用。

再看这个"精"字。看到这个"精"，你们第一时间想到的是什么？就是肾精。肾精，是决定一个人何时衰老的重要物质。你的肾精越足，越不容易衰老；肾精亏虚，就容易早衰。

肾精亏虚导致的早衰表现就是头发过早变白、脱落，视力下降，听力下降，牙齿脱落，驼背，腰膝酸软，女人过早闭经，男人房事无力，少精死精，甚至不育等。

肾精不足者还容易患一种西医称之为干燥综合征的疑难杂症，表现为眼干、鼻子干、口干、皮肤干等，喝再多的水、擦再多的润肤霜都没用。这个时候就要滋阴了。只有把肾精补足了，身体的阴液充分了，干燥综合征才会缓解。

炮制过的黄精乌黑发亮，黑色又入肾，所以，黄精就是一味大补肾精的药，与中药熟地黄有异曲同工之妙。黄精比熟地黄更胜一筹的是，熟地黄比较滋腻，脾胃不好的人运化不了会腹泻，黄精

五味对五脏各有所归，即酸入肝、苦入心、甘入脾、辛入肺、咸入肾。

五色入五脏，即红色入心、绿色入肝、黄色入脾、白色入肺、黑色入肾。

比较平和,不寒也不热,容易消化吸收,容易补进去。

另外,黄精还有柔润之性,柔润之性最滋养什么呢?哪个脏腑最需要润呢?那就是肺脏。肺最怕燥,黄精刚好可以滋润肺脏,滋润又不滋腻,刚刚好。

综上所述,黄精对脾、肺、肾都有补益作用,可以补五脏之精。更重要的是,黄精是非常平和的药物,不用担心什么副作用,男女老少皆宜,尤其对虚损患者最适合,也很适合那些总说精力不够,很疲惫的亚健康人士。

但小叔建议,小孩子不要随便补,除非你的孩子真的是肾阴不足,发育迟缓。还有那些天天胡吃海塞的人也不需要补,别看黄精好就不假思索买来吃,结果适得其反,补不进去是垃圾,补进去的是气血。对经常吃大鱼大肉的人来说需要的是"通"。

黄精,适合那些饮食清淡的人,最适合素食主义者。

另外,冬天适合进补,因为冬天我们的气血回到脏腑,脾胃的运化能力加强,可以消化吸收一些滋补品,春天和夏天就不适合了。

心 录 | 有药说药

"补肾之王"——熟地黄

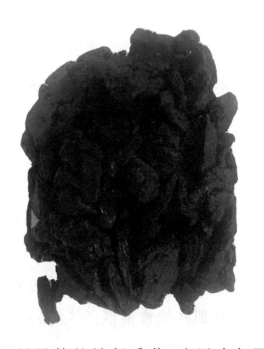

春天养肝，夏天养心，秋天养肺，冬天养肾。

冬天是最佳的补肾季节，这里小叔要给大家隆重介绍一味补肾药，这味药补肾有多厉害呢？毫不夸张地说，如果没有这味药，所有补肾的方子都会黯然失色，都不能称为补肾的方子。

六味地黄丸里有它,肾气丸里有它,左归丸里有它,右归丸里也有它,这味药就是可以撑起补肾药半边天的——地黄。

地黄,是大地的骨髓,深埋于地下,吸收大地的精华,据说这块土地种了地黄,5 年之后才能再一次种植,因为大地的营养都被地黄吸走了,可见地黄有多厉害。

凡是入地的药材都可以补肾,因为基本上都是根,根类药大都入肾。

地黄有熟地黄与生地黄之分,经过九蒸九晒的地黄就是熟地黄,熟地黄最补肾精,肾精会化成阴阳二气,也就是说熟地黄这味药不单纯补肾阴或补肾阳,而是阴阳同补。这个就有点儿厉害了,很多补肾的药只能补一个方面,它却可以阴阳同补。如果你弄不清自己是阴虚还是阳虚,不需要辨证,只要是肾亏就可以大胆用熟地黄。如果你是阴虚,可以在熟地黄的基础上加上滋阴的药;如果你是阳虚,可以在熟地黄的基础上加上壮阳的药。

而且熟地黄药性平和,如果说生地黄有些偏凉的话,那么熟地黄就是不寒也不热,性平,稍稍

熟地黄:味甘,微温。归肝、肾经。具有滋阴、补血的功效。

生地黄:味甘、苦,性寒。归心、肝、肾经。具有清热凉血、养阴生津的功效。

有一点儿偏温。古时候采药的人把地黄当作红薯吃，饿了就吃地黄，吃后精力充沛，元气满满，干活不累。

地黄，这个名字也很讲究，带"地"字的药基本上都走肾，带"黄"字的药基本上都走脾，所以地黄不仅补肾精，还可以补脾，也就是说地黄不仅可以阴阳同补，而且可以补先天之精——肾精，补后天之精——脾精。

因为补精，说到"精"，我们自然就会想到精髓，先有精后有髓，精足了就会化成髓。化成骨髓强壮我们的骨骼，化成脑髓强壮我们的脑，化成牙髓强壮我们的牙齿。所以说，凡是与髓、骨头、头脑有关的疾病，地黄都可以派上用场。从这个角度来说，地黄是可以抗衰老的。

说到"精"，我们又会想到血，精血同源，精会化成血，精足了自然血就足，所以补精就是补血。与精有最直接关系的是肾，肾藏精；与血有最直接关系的是肝，肝藏血。男人以精为先天，女人以血为先天，地黄补精又补血。地黄，也是补血最重要的一味药，补血的地位仅次于当归。

肾藏精，精生髓，髓养骨。

肝藏血，肾藏精。肝血需要肾精的滋养，肾精依赖于肝血的化生。

414

著名的补血方子四物汤、八珍汤、十全大补丸、归脾丸、乌鸡白凤丸里都有熟地黄的身影。

关于滋补有一句话说得好,女人一辈子离不开四物汤,男人一辈子离不开地黄汤,这样看来,男人女人一辈子离不开地黄。

地黄,可以补血,如果是生地黄,还可以凉血止血,对治疗流鼻血尤其有效。

熟地黄,有一个非常厉害的作用,那就是可以疗虚火,注意,一定是虚火,实火不能用熟地黄。现在很多人动不动就去火,以为自己是实火,其实是虚火。虚火如何调理呢?不能清理,只能引火归元。如果你有虚火,用清热解毒的药就会伤害我们的阳气。

最佳的解决办法是什么呢?就是用熟地黄。熟地黄调理虚火是治本。之所以有虚火,其实就是肾精不足了,阴相对少了,阴不制阳,阳气妄动,跑到上面去了,就是虚火。熟地黄可强壮肾水,把肾精补足了,虚火就会乖乖地回到肾里面封藏。

例如,很多人动不动就下巴冒痘,或嗓子干痒,或得口腔溃疡,并没有吃什么辛热的食物,怎么会上火呢？这个可能就是虚火，这种虚火经常在春天出现。有一个著名的方子引火汤，效果非常好，一碗汤下去，虚火立马烟消云散。有粉丝反馈说，服用引火汤后，十多年的反复发作的口腔溃疡、咳嗽都治好了。以前吃了很多清热解毒的药都没用。

引火汤里面最重要的一味药就是熟地黄，而且是重用熟地黄，用到了 90 克。记住，重用熟地黄可以引火归元，调理虚火导致的一系列症状。

接下来，小叔具体说一说熟地黄到底可以调理哪些症状。

从头到脚来说一说吧。

头发的问题，白发或脱发，只要是肾虚导致的就可以用熟地黄，因为，肾，其华在发，熟地黄可补肾，自然可以调理头发，让你头发乌黑亮丽，秀发飘飘。

耳朵的问题，肾精亏虚导致的耳鸣耳聋，用熟地黄效果非常不错，就是那种白天听不见，晚上听得很清楚，如蝉鸣一样的耳鸣，这就是肾精亏虚的表现。

引火汤，出自《辨证录》。具有滋阴潜阳、清降虚火的功效。可用于肾阴不足、虚火上扰所致的头晕头痛、咽喉肿痛、目赤耳鸣、牙龈出血、口舌生疮、自汗盗汗、心烦不寐等。

眼睛的问题,眼睛发黄可以用地黄,眼睛有红血丝也可以用生地黄。

女人最怕自己脸色不好,像黄脸婆。脸色不好一方面是脾胃不好,另一方面是血虚,熟地黄可以补血,自然可以改善脸黄。

腰为肾之府,调理腰酸腰痛可以用熟地黄,就是那种站久一会儿就腰酸的,很喜欢按摩的腰痛,用熟地黄最好;或是月经过后腰酸腰痛,用熟地黄也不错。腰不好,一定要调肾。如果是湿热导致的腰痛,不能按摩,也不适合用熟地黄。

《素问》:"腰者,肾之府,转摇不能,肾将惫矣。"

一些男科或妇科疾病,如男人的遗精、早泄,女人的白带过多,都可以用熟地黄调理。肾主生殖,熟地黄可补肾,自然对治疗遗精、早泄有效果,无论男女,只要是经常做春梦的,用熟地黄效果很好。做春梦,说明肾里面有虚火,熟地黄可以调理虚火。

大便很干的人可以用熟地黄。大便比较干,多喝水作用不大,属于阴虚便秘,需要滋阴。这就像河道没有水了,小船自然无法行驶。这个时候我们只要增液行舟就可,熟地黄就可以给肠道增液,肠道不缺津液,润滑了,大便自然就不干了,轻轻松松就下来了。

不仅是大便干,很多女人都有的干燥综合征,喝水解决不了的,第一要补肾阴,为什么要补肾阴呢? 因为肾阴是一身之阴,如果肾精亏虚、肾阴不足,五脏六腑都会阴虚,都会干燥。补肾精、补肾阴自然离不开熟地黄。滋阴不行,再用扶阳的方法,把身体的津液气化成水雾状,就可以滋润全身了。这是调理干燥综合征的两个思路。

好了,关于地黄这味药就说到这了。小伙伴们只要记住一句话就可,熟地黄是补肾之王,是补肾最好的一味中药。平常如何用熟地黄呢? 直接用 30～50 克煮水喝就可,如果追求味道,可以用熟地黄炖排骨汤喝。

脾胃虚弱、气滞痰多、腹满便溏者忌服。

鼻炎小偏方"白芷贴鼻"

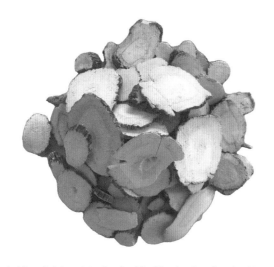

秋天的时候,很多小伙伴会犯鼻炎的毛病,在这里小叔分享一个非常妙的小偏方,不需要吃药,就能把鼻炎搞定。什么方子呢?请耐心往下看。

有一位宝妈,说自己的宝宝6岁,因为一次感冒就留下了后遗症——鼻炎。

本来这个宝宝是受寒了,打喷嚏,流鼻涕,鼻

俗话说:"秋天到,鼻炎闹。"

风寒余邪羁留于鼻窍,日久不愈则成为慢性鼻炎。

子不通气，如果按照中医的方法，用辛温解表的药，把体内的寒气散出去就好了，就不会留下鼻炎后遗症。用西药感冒药只是人为把症状压下去，引起感冒的病邪寒气也同样被压在体内。

留下鼻炎后遗症后，这个宝妈还继续让孩子接受错误的治疗，医生说是鼻炎，既然是鼻子有炎症就要吃消炎药，于是给吃了1个月的消炎药，鼻炎依旧如故，鼻子不通气还越来越严重了，每天早上起来要打几十个喷嚏，鼻水也特别多，怎么擦也擦不完，严重影响孩子的生活和学习。

得了鼻炎为什么不能胡乱吃消炎药呢？因为这个宝宝得鼻炎的原因是体内有寒气，是肺里面有寒气，并不是上火，也不是肺里有热引发的，消炎药是寒凉的，如果是热证用一点儿消炎药倒也无妨，现在身体里面寒邪泛滥，还用寒凉的消炎药，岂不是雪上加霜！

其实这位宝妈不是个例，在中国有多少父母都像这位宝妈一样呢？孩子得了感冒不分青红皂白就给孩子吃西药感冒药，结果引发了很多后遗症，如哮喘、咳嗽、鼻炎等，其中鼻炎最多。现在小孩子得鼻炎的太多了，与乱吃感冒药、抗生素、消炎药有关。

这里小叔推荐一个简单的方子，用于调理宝宝的鼻炎。去药店买点儿白芷，把白芷切成薄片，然后把白芷片塞进两个鼻孔，晚上贴，贴完睡觉，第二天早上起来再把白芷片取出来。用这个方法先试1周看看。

为什么白芷贴鼻孔可以调理鼻炎呢？因为白芷是辛温解表药，药性走肺经、脾胃经。白芷可以把肺里面的寒气排出去，没有寒气的束缚，肺气就可以宣发，肺气一宣发，肺开窍于鼻，鼻子就通了。当肺里有寒或有热的时候，肺气都会受阻，得不到宣发，或宣发不透彻，中医把这叫作肺气壅塞。

有人问了，中医有很多辛温解表的药，如麻黄、桂枝、生姜等，为什么偏偏用白芷贴鼻子，而不用其他的药材呢？

这是因为白芷不仅是辛温解表的药，而且它是一味专门治疗鼻炎的药，它有股辛烈的芳香，芳香开窍，一般的芳香可以醒脾，只有浓烈的芳香才会开窍，鼻子就是肺的窍门，白芷入肺经，又如此

白芷：味辛，性温。归肺、脾、胃经。具有解表散寒、祛风止痛、通鼻窍、燥湿止带、消肿排脓、祛风止痒的功效。

《黄帝内经》："肺气通于鼻，肺和则鼻能知香臭矣。"

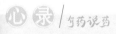

芳香，自然就可以打开肺的窍门了。中医把白芷这种独特的作用叫作开窍通鼻。

白芷还有消肿、排脓的作用，当鼻子里面肿胀时，有很多浓鼻涕时，可以用白芷消肿、排脓。

总之，白芷就是一味用于治疗鼻炎的中药。因为白芷是辛温解表药，是热药，所以治疗肺寒导致的鼻炎效果更佳。但很多人分不清自己的鼻炎到底是寒还是热引起的，这个时候就可以用白芷贴鼻子了，因为不管是寒是热，白芷独特的香气都可以打开鼻窍，让你的鼻子呼吸自如。

一般来说，可以通过鼻涕的颜色来区分寒热，如果是流清鼻涕那就是寒，如果是流黄鼻涕则是热。

有严重鼻炎且怕麻烦的人，可以用白芷贴四个穴位，治疗鼻炎效果也不错，这四个穴位是：风池穴、迎香穴、印堂穴、肺俞穴。

其实白芷不仅仅善于治疗鼻炎，还善于治疗头痛，尤其是前额痛。前额痛，是胃经受寒的缘故，白芷的药性也入胃经，可以把胃经里的寒气排出去，把胃经打通，从而治疗前额痛。

对于女人来说，白芷最令人心动的用法就是

风池穴：位于后颈部、胸锁乳头肌和斜方肌、平耳垂后颈部凹陷处。

迎香穴：位于面部，鼻翼外缘中点旁，鼻唇沟中。

印堂穴：位于前额部，两眉头间连线与前正中线交汇处。

肺俞穴：位于人体的背部，第三胸椎棘突下，后正中线旁开1.5寸。

把它打成粉，用于做面膜，祛痘用，尤其是那种化脓性的、肿起来的痘痘，效果最好，因为白芷可以消肿、排脓。

白芷特别白，白色入肺，肺主皮毛，所以白芷还可以美白祛斑。著名的美白中药面膜七子白里面就有白芷。

白芷贴鼻子这个简单的小方子送给那些不愿意吃药的鼻炎患者。

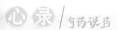

天麻的妙用

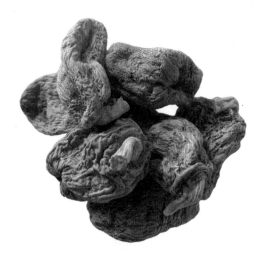

天麻：味甘，性平。归肝经。具有息风止痉、平抑肝阳、祛风通络的作用。

据说，天麻是天神遗留凡间的袜子。带"天"字的药小叔的记忆中很少，只有红景天、天花粉、天南星，而带"天"字的能够久服不伤人且最为老百姓熟知的就只有天麻了。天麻，是云南十大名贵药材之一，是一味不可多得的药食同源的养生上品。到云南，你会发现任何一个特产店几乎都有天麻，天麻与三七齐名。让天麻广为人知的可能就是一道经典药膳天麻炖鸡了。

1. 天麻是治头晕圣药。

圣,就是第一的意思,对于中老年人虚损性的头晕用天麻效果很好。小叔的奶奶没上过学,对中药不怎么认识,唯一认得的就是天麻。因为奶奶生前有头晕的毛病,每次头晕的时候就会用天麻炖鸡吃,一吃就好。天麻性子比较平和,可以平肝,可以调理肝风内动,肝风内动会导致头晕,同时天麻还可以滋补肝阴,调理肝血不足导致的头晕。这么说吧,只要是老年人的头晕,天麻都会有效,因为没有哪个老年人不精血亏虚的。天麻还可以调理生气导致的头晕。

2. 天麻善于调理麻木状态。

天麻带一个"麻"字,专门为调理麻木而生。麻木通常是气血不通、经络不通导致的。天麻可以舒筋活络,把经络打通,所以可以调理肢体麻木。如果能活血化瘀的三通汤治不好你的麻木,可以试试舒筋活络的天麻。

《本草汇言》:天麻,"主头风,头痛,头晕虚旋,癫痫强痉,四肢挛急,语言不顺,一切中风,风痰。"

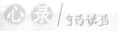

3. 天麻是降压妙药。

高血压的病因很多，有瘀血导致的，可以用三通汤；有痰湿导致的，可以用温胆汤；有阴虚火旺导致的，也有肝风内动导致的，阴虚会肝火旺，肝火旺就会生风，天麻可以镇肝息风、滋阴潜阳，可以调理肝肾不足导致的高血压。怎么判断是不是肝风内动导致的高血压呢？很简单，如果这个人容易激动、紧张、生气，那就是了。

4. 天麻是安神良药。

天麻的药性主要是走肝的，肝藏魂，如果魂不守舍，就会失眠。心藏神，调理失眠要调神、安神，但不要忘记，肝是心的妈妈，如果妈妈不安定，心怎么会安定呢？小叔发现很多人的失眠其实不是心神的问题，而是肝魂的问题，所以要调肝。天麻是一味能让肝很放松、让肝安静的药，天麻里面的天麻素有安魂的作用。天麻最适合调理那种生气导致的失眠。小叔的一位朋友睡眠不好，于是每天喝点儿天麻泡酒，睡眠就改善很多。

5. 天麻是防抖要药。

身体任何一个部位的颤抖都可以用天麻治

肝藏魂：指五脏精气化生的精神情志活动藏于肝。

心藏神：心藏之神，指人的神志活动。

疗。例如,有的人舌头发抖,有的人头会发抖,有的人腿抖,有的人手指发抖。为什么会抖呢?生气的时候会抖,紧张恐惧的时候会抖,还有极度疲劳、极度饥饿的时候会抖,不生气、不紧张、不恐惧、不累也不饿的时候,如果还抖,就说明你的身体有一股风,就是肝风,天麻是息风最好的药,所以可以调理颤抖。

6. 天麻可以提高记忆力,记忆力不好的中老年人,可以服用天麻,也可用于预防老年痴呆与帕金森病。

天麻可以补脑、调理头晕,是一味可以让头脑清醒的妙药。老年痴呆与帕金森病都与脑有关,天麻可以补精髓,提高记忆力,防止头晕,自然可以预防老年痴呆。还有,帕金森病一个重要的症状就是抖,天麻是治抖要药,所以可以预防帕金森病。从这个角度来说,很多甲亢患者也可以用天麻,因为甲亢主要是肝的问题,是肝着急了,天麻可以让肝放松、让肝平静。

7. 天麻还是风湿要药,可以调理腿抽筋。

老年人身体里有一点儿风湿,就会有腿抽筋

肝风:为肝受风邪所致的疾患或者肝风内动的病症。

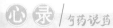

的症状，天麻一方面可以养阴，把肝血补足，血可以养筋，筋得到血的滋养后就不容易抽筋，肝主筋。另一方面，天麻还可以舒筋活络，把经络打通，使经络里面的风寒湿更容易排出去，寒湿少了，抽筋自然也就少了。

8. 天麻还可以化痰。

天麻化痰不像陈皮那样直接把痰化掉，而是化一种特别的痰，那就是风痰。人在平静的时候没有痰，就像湖泊平静的时候没有浪花一样，风来了就会起浪，这个浪就好比痰。当身体有风的时候，就会把身体的津液吹起来，就会形成风痰。例如，有的人生气、紧张的时候就会有痰，这个就是风痰，用天麻效果最好。

9. 天麻可以预防风痰上扰导致的癫痫与中风。

从这个角度来说，天麻是可以预防与治疗中风的。有一种中风就是风痰导致的，痰在肺里面，在嗓子眼都好治，如果风夹着痰快速来到脑，风痰就会堵在脑里，就会引发中风。天麻一方面可以息风，另一方面可以化痰，治疗风痰效果最佳。风痰还会导致癫痫，百病多由痰作祟，历代医家治疗

《太平圣惠方》："夫风痰者，是血脉壅塞，饮水积聚而不消散，故成痰也。"

癫痫都会从治痰开始。有癫痫的人可以服用温胆汤,然后再配合每天吃一点儿天麻粉。

天麻还可以调理耳鸣,就是那种生气会加重的耳鸣,这也是肝风内动导致的。

总之,天麻就是一味很好的平肝药,肝苦急,最怕着急了,肝着急的时候就会生风,这个时候就用天麻来息风。肝为什么会着急呢?因为肝虚。天麻又可以补肝。既可以解决肝虚又可以解决肝着急,天麻真是一味护肝保肝的妙药。

到底如何服用天麻最好呢?就是把天麻打成超细粉,每天服用 3～9 克,可以根据自己的症状灵活变动,症状轻的用 3 克,症状重的用 9 克。天麻很平和,可以放心服用。

如果你在服用养肝茶,则可以把天麻粉加入养肝茶里面,效果更佳。如果你在服用三合一,则可以把天麻粉加入三合一里面,这样降压的效果会更好。

《雷公炮炙论》:"使御风草根,勿使天麻,二件若同用,即令人有肠结之患。"

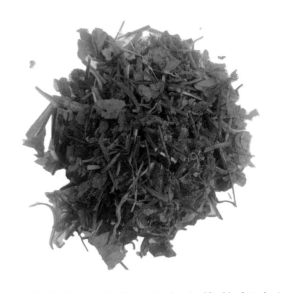

鱼腥草：味辛，性微寒。归肺经。具有清热解毒、消痈排脓、利尿通淋的功效。

天然抗生素——鱼腥草

　　在流感暴发的季节，很多小伙伴都中招了，出现了各种炎症，接下来小叔就给大家介绍一个美味，它是大自然馈赠给我们的不可多得的天然抗生素，能够搞定从头到脚的好多炎症。它就是鱼腥草。

很多人可能不喜欢鱼腥草身上像鱼腥味一样的怪味，但正是这种怪味才赋予了鱼腥草独特的疗效。

接下来，就和小叔一起了解一下鱼腥草到底有哪些功效。

1. 鱼腥草最引以为豪的功效就是善治急性咽炎、急性扁桃体炎。

在流感肆虐的季节，很多人会得急性扁桃体炎，扁桃体红肿热痛，甚至化脓，痛得喝粥都喝不下。还有的人因急性扁桃体炎而发热。风热感冒或风寒感冒后期都可能会引发扁桃体发炎，这个时候，可以用鱼腥草 30～50 克煮水喝，即水烧开后 15 分钟就可以了。这一天就不要喝别的水了，就喝用鱼腥草煮出来的水，一般喝 1～2 天就会有效果。

动不动就扁桃体发炎的人终于有救了，再也不用去割扁桃体了。

鱼腥草是食物，云南人天天把它当菜吃，用食物就搞定让你们头疼的扁桃体炎，何乐而不为呢？

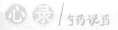

2.急性支气管炎、急性肺炎也不用怕，鱼腥草同样也可以大显身手。

感冒最怕引发急性肺炎了,严重的话甚至会危及生命,尤其是宝妈们,在这个时候最着急了,因为小孩子得感冒很容易引发急性肺炎,小孩子的生理特征决定了他们容易高热,这是阳气旺盛、肝气旺盛的结果。但小孩子的脾胃与肺都相对较弱,肺气的宣发与肃降功能都不强,肺里面很容易堆积痰,痰就会阻扰支气管,引发支气管炎。肺里痰多了,痰就会化热,肺本能地通过咳喘来自救,来宣发肺里面的热痰,所以就会引发肺炎。

不用担心,鱼腥草最大的特点就是入肺经,是肺痈要药。肺里面化脓了,有很多黄痰、绿痰,这时候就可以用鱼腥草治疗。鱼腥草能够把肺里面的热邪赶走,能够把肺里面的浓痰全部搜刮出来。有的人感冒了流那种很浓的黄鼻涕,也可以用鱼腥草,这说明肺里面有痰热。

如何用呢? 很简单,50 克干品煮水喝。如果有新鲜的最好,新鲜鱼腥草的清热解毒、消肿排脓的能力更强,可以把它做成凉拌菜吃,味道很好。

《滇南本草》记载:"治肺痈咳嗽带脓血,痰有腥臭,大肠热毒,疗痔疮。"

鱼腥草能够调理肺炎，自然也可以退热，发热与肺炎有时候是连在一起的。因为鱼腥草的作用就是清热，发热了自然可以用鱼腥草，不过要注意，鱼腥草适合风热感冒引发的高热，风寒感冒不适合，因为鱼腥草比较凉。

同样，风热感冒或流感好了以后，咳嗽总不好也可以用鱼腥草，这是因为肺里面还有残余的热邪没有被清理，鱼腥草可以帮助收拾残余，让咳嗽的症状快点儿消失。

3. 鱼腥草可以调理很多皮肤病，如青春痘、毛囊炎、湿疹等。

为什么鱼腥草还能调理皮肤病呢？因为鱼腥草的药性主要走肺经。肺主皮毛，解决一切与皮毛有关的问题都要调理肺。鱼腥草能够治疗什么类型的皮肤病呢？不是统治所有的皮肤病，而是主打肺热引发的皮肤病。很多青春痘都是由肺热引发的，肺里面有热，不能憋在肺里，只能发到皮肤上来。这种肺热引发的皮肤病的特征是颜色很红，疹子比较大，甚至化脓，进食辛辣刺激的食物容易发作，这个时候用鱼腥草最好了。怎么用呢？

心录 | 与药说药

《本草纲目》："鱼腥草，散热毒痈肿。"

可以煮水喝，也可以把新鲜的鱼腥草捣烂成汁，敷在患处。

4. 天天吸烟的人建议每天用鱼腥草泡茶喝，可以减小吸烟带来的危害。

吸烟最容易伤害肺，而鱼腥草专门入肺经，吸烟久了，肺里面会有热痰，鱼腥草能把肺里面的热痰和吸进去的各种脏东西搜刮出来。经常用鱼腥草泡茶喝，可以预防抽烟引发的咽炎、肺结核、支气管扩张、肺炎等。当然了，小叔在这里提醒一下，不要因为有了鱼腥草这款"护肺神器"，就毫无节制地吸烟，要知道你制造的二手烟会危害你的亲朋好友。小叔建议，还是戒掉吧。

5. 对于北方人来说，在秋冬季节服用鱼腥草最好了。

每当秋冬季节，北方地区大量的暖气开放，可能会造成雾霾。你们不知道好的空气对于肺来说有多么重要，养肺三件事，第一件就是空气清新，第二件是心情愉快，第三件是戒掉冷饮。空气不好会引发一系列的肺系统方面的疾病，也是肺癌的元凶。

鱼腥草可清热解毒，可减轻吸烟对肺的损伤。

鱼腥草最大的作用就是清肺，可以给你的肺洗一个澡。鱼腥草之所以能够搜刮肺里面的脏东西，全靠鱼腥草那股浓烈的很多人受不了的鱼腥味。

6.鱼腥草还可以调理急性黄疸。

黄疸发作的时候也怪吓人的，眼睛黄、手黄、全身黄，就是那种像橘子皮一样、透亮透亮的黄。这种黄疸是肝胆湿热导致的。有一位大妈黄疸发作吓得惊慌失措，以为得了什么大病，于是找到了小叔，小叔让她别着急，不过是普通的黄疸，小叔让她用茵陈再加上鱼腥草煮水喝。她喝了一个下午，黄就全部退去了，把她惊讶地张大了嘴巴。原本打算要去医院输液的，想不到小小的鱼腥草就能消退看似很严重的黄疸。因为鱼腥草也有清热利湿的作用，所以对肝胆湿热很有疗效。

7.鱼腥草还可以调理泌尿系统的疾病，如尿路感染、膀胱炎、尿道炎、前列腺炎等。

肺与膀胱相别通，肺里面的热可能会转移到膀胱里面，于是造成膀胱湿热，膀胱湿热会转移到前列腺，然后进一步转移到尿道。总之，泌尿系统的急性炎症都可以用鱼腥草调理。特征是尿道有一股火辣辣的刺痛，尿黄，这就是湿热在作祟。鱼腥草一方面可以清理肺热，从源头上断绝下焦湿热的来源，另一方面可以把这些湿热通过小便利出去。

8. 鱼腥草还可以调理湿热导致的痢疾。

相对于腹泻，痢疾让人难受多了，鱼腥草调理哪种痢疾呢？鱼腥草的作用是清热解毒，利湿排脓，所以最擅长调理热痢，就是便脓血、排便完肛门火烧火燎的那种。这个时候赶紧用鱼腥草煮水喝，加点儿马齿苋效果更好，因为马齿苋专门调理湿热导致的痢疾。

好了，这就是鱼腥草，又叫折耳根，云南人民餐桌上的美味佳肴，一种不起眼的野菜，但却是天然抗生素。当你们急性炎症发作的时候，千万要记得鱼腥草，尤其是扁桃体炎发作时。

最后，小叔依然要叮嘱一下大家，即便鱼腥草神通广大，能够搞定很多炎症，但这些炎症必须是热邪引发的，寒邪引发的炎症不适合用鱼腥草。另外，除了吸烟的人可以天天用鱼腥草泡茶喝之外，普通人还是把鱼腥草当作救急的良药吧，不要没事就喝，因为鱼腥草有点儿寒凉。

鱼腥草性寒，凡属脾胃虚寒或虚寒性病证者均忌食。

头痛圣药——川芎

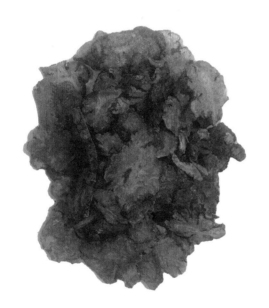

　　小叔在一本古籍里发现一个小妙方,这本古籍很少有人知道,现在几乎也买不到了,叫《百一选方》。这本古籍是宋朝的,一听书名就很厉害,什么叫百一选方? 就是一种病有一百种方子,它只选最好的一个,可以说是百里挑一的好方子。

例如头痛，头痛的原因很复杂，治疗头痛的方子很多，这本书就挑选了一个非常好的方子，不管是偏头痛，还是正头痛，无论寒热虚实，不用辨证，只要是头痛，拿来用就可，越痛越有效。

不是这个方子故弄玄虚，也不是这个方子目空一切，小叔研究了一下这个方子，觉得这个方子实在太精妙、太简单了，之所以那么有效，是因为它把导致头痛的原因几乎一网打尽了。

这个方子就两味药，即川芎 10 克，香附 10 克。

这个方子叫作点头汤，意思是喝了不断点头，说"很好，不错。"

点头汤之所以可以调理那么多种头痛，主要是选对了药，里面的川芎是不折不扣的头痛圣药，是头痛的克星，治疗头痛的方子几乎都有它的身影。川芎治疗头痛为什么这么厉害呢？

川芎至少可以搞定以下四种头痛。

川芎是辛温的，辛可以散，温可以祛寒，受寒会导致头痛，就是后脑勺比较闷痛的那种，用川芎效果很好。受寒导致的头痛有发紧的感觉，很多

川芎：味辛，性温。归肝、胆、心包经。具有活血祛瘀、祛风止痛的功效。

女人的头痛都是受寒导致的。

川芎可以活血化瘀，可以调理瘀血导致的疼痛。中医治疗疼痛有一个依据，即不通则痛，痛则不通。川芎可以从通的角度来调理头痛。咱先不管是什么原因导致的不通，寒湿、瘀血也好，气滞也罢，我先给你通了再说。

川芎是一味药性非常活泼的药，进入身体后行走的速度非常快，走而不守，可以上行头面，中开郁结，下行血海。川芎这种特性中医称为行气，川芎是血中气药。本来川芎是活血药，但它行气的作用很强大，可以疏散郁结的气，解决气滞导致的头痛。

川芎还可以调理受风导致的头痛，因为川芎可以祛风。

你看，川芎一味药可以同时调理寒湿、瘀血、气滞、受风导致的头痛，这世间的头痛不外乎这四种。

最后再加上一味香附来当川芎的助攻。香附是理气药，可以疏肝理气，加强肝主疏泄的能力，是气病总司，是女科要药，特别适合肝气郁结、总

勺药说药

《本草纲目》："川芎，血中气药也，肝苦急，以辛补之，故血虚者宜之；辛以散之，故气郁者宜之。"

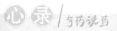

生气的人，大多数女人的头痛与肝气不舒有关，尤其是生闷气那种适合用香附。香附可以从气的层面解决头痛，主要是那种胀痛，感觉头要炸掉一般。川芎，可以从血的层面解决头痛，主要是那种晚上或冬天加重的那种，人身不外乎气与血，所以这个点头汤真的是很妙。

好了，点头汤送给大家。小叔建议每天1剂，服用7天试试，如果是急性发作，一天就会见效，长年累月的慢性病需要多服一段时间。7天1个小疗程。

这个方子容易耗气，气虚的人可以加上黄芪15克，另外，这个方子容易伤阴，阴虚的人可以加枸杞20克，血虚的人服用这个方子可以加当归10克，脾虚的人加怀山药15克，容易上火的人加生甘草10克。

麻黄的妙用

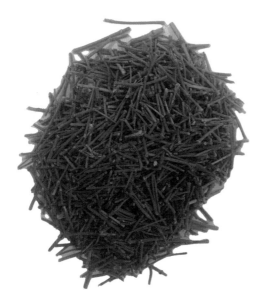

麻黄是中药界非常重要的一味药,没有麻黄,就没有医圣张仲景的《伤寒论》。麻黄的地位仅次于桂枝,张仲景把桂枝汤放在第一位,放第二位的就是麻黄汤。

麻黄是一味温药,味道比较辛烈,麻黄的样子

麻黄: 味辛、微苦,性温。归肺、膀胱经。具有发汗解表、宣肺平喘、利水消肿的功效。

是针孔状的。麻黄药性主要走哪里呢？辛味的药入肺，所以麻黄的药性可以走到肺里面。同时，麻黄的药性还走膀胱经，就是整个后背。辛味的药由于有散的作用，所以药性又可以走到全身的皮毛，麻黄开毛孔的作用很强大。桂枝可以解肌，麻黄能解表。

好了，现在小叔就具体说说麻黄到底能够调理哪些疾病。

麻黄的第一大妙用是治疗风寒感冒，麻黄简直就是风寒感冒的克星，风寒感冒见到麻黄就会落荒而逃，重感冒用麻黄最好了。麻黄还可以快速退热，通常一剂就可以。

麻黄治疗什么样的感冒呢？因为麻黄是辛温解表的药，自然治疗的就是风寒感冒。

什么时候用麻黄最好呢？一定要记住以下三点：第一点，非常怕冷。冷到什么程度呢？有的人用被子裹住自己还瑟瑟发抖。记住越怕冷越有效。第二点，无汗。就是身上一点儿汗都没有。第三点，高热。不要以为发热就是代表身体有热，使劲用清热的药，风寒感冒也会出现高热的症状。

《神农本草经》："主中风、伤寒头痛，温疟。发表出汗，去邪热气，止咳逆上气，除寒热，破坚积聚。"

麻黄治疗感冒的原理是什么呢？首先，麻黄可以把毛孔打开，把毛孔打开就等于把家里的窗户打开，打开后，麻黄就开始发汗，让身体出一层细细的汗。毛孔打开后，身体里面的热就有了出路，就不会憋在身体里面了，身体的热就会随着汗排出，身体自然就清凉下来，自然也就不发热了。

麻黄一方面把体表的风寒解决了，让风寒不再束表，然后把毛孔打开，发汗，最后把内热统统赶出去。麻黄是一味辛温的药，也能退热，原理就是这样的。

记住，怕冷、无汗、发热，只要具备了这三点可以果断用麻黄，麻黄解表发汗的力度、速度都是超群的，一剂退热，立竿见影。

麻黄的第二大妙用是治疗各种咳喘，用麻黄治疗咳喘的好处就是无论什么样的咳喘都可以用，只不过不能单独用麻黄，需要与其他的药一起合用。

咳喘是很难治的病，是疑难杂症，医家有一句话说"内不治喘，外不治癣"。就是说皮肤病与咳喘的病都不好治，治不好会丢大夫的脸。而麻黄

"喘"指咳喘、哮喘。

"癣"多指牛皮癣。

却是治疗咳喘的高手。

咳喘的原因有很多，无论什么样的咳喘都可以用麻黄。例如，肺热导致的咳喘，咳出来的痰非常黏稠而且发黄，可以加上石膏，与麻黄一起用；如果咳出来的痰是白痰，那么就可以加入干姜，与麻黄一起用。有的人咳喘没有痰又怎么办呢？可以将麻黄与杏仁搭配，麻黄可以宣肺气，杏仁可以敛降肺气，一宣一降，肺气升降恢复正常，咳喘自然缓解。

如果咯血了又怎么办呢？不怕，可以加点儿五味子，以滋阴敛血，同时可以补五脏之精，收敛肺气，让肺气不再上逆，肺气不上逆也就不咳嗽了。

还有的人咳喘，如小孩子，痰特别多，能听到喉咙处有很多痰音，又咳不出来，这个时候可以加点儿桔梗，与麻黄一起合用。桔梗化脓痰很厉害，麻黄宣肺，加快肺的宣发能力，痰自然就没了。

麻黄的第三大妙用是调理很多人烦恼不堪的尿频，以及小便不利导致的水肿。麻黄可以双向调节，尿频的可以用麻黄，尿少甚至尿不出的也可

桔梗：药性主升，以开宣肺气为主要功效，能化痰利咽，排脓。

以用麻黄。

有的人起夜多,用了补肾的药没有效果,可以考虑一下麻黄。补肾没错,肾司二便,肾阳虚,气化不利,小便清长,夜尿多。但别忘记了,肾与膀胱相表里,要解决肾虚的问题,别忘记调理膀胱。前面说了,麻黄走膀胱经,可以加强膀胱的气化作用,膀胱的气化作用加强了,身体里的水就会被气化成津液,废水自然就少了,废水少了,尿也就少了,自然也就不尿频了。

另外,麻黄可以打开毛孔,使发汗。麻黄可以让身体里多余的水从毛孔排出,废水从毛孔出去了,膀胱的压力就小了,尿自然也就少了。这就是麻黄治疗尿频的原理。

有的女人咳嗽、打喷嚏时会漏尿,同样也可以用麻黄来调理。

麻黄不仅可以让尿多的人减少跑厕所的次数,也可以让小便不利,甚至尿不出来的人小便通畅。因为小便不利,身体的废水就排不出来,就会导致水肿,严重的还会发生急性肾炎。这个时候只用利水的药不管用,为什么呢?膀胱者,津液藏焉，气化出焉。也就是说，必须加强膀胱的气化作用，小便才能顺利出来。

打个比方，喝茶的人都知道，茶壶倒茶的时候不能按住气孔，如果按住气孔，茶就倒不出来；如果把气孔打开，茶水就倒出来了。麻黄的作用就相当于打开这个气孔，把身体的毛孔一开，小便就像茶水一样出来了。

不过用麻黄来消肿通常要配伍其他的药，如麻黄汤加五皮饮。

对了，麻黄还可以调理很多皮肤病，尤其是严重的皮肤病，如湿疹、荨麻疹、牛皮癣，甚至脂肪瘤。

为什么麻黄的功效这么强？

皮肤病，病在哪里？病在体表。而麻黄就是专门解表的药，麻黄的药性就是走全身的皮毛的。之所以有皮肤病，就是各种邪气堵在了皮肤，而麻黄就能把邪气赶走。

例如，有的人运动后本来要出汗的，结果跑到空调下面使劲吹，结果湿热邪气堵在皮肤，想发出

《药性论》：麻黄，"治身上毒风顽痹，皮肉不仁。"

来却出不来，于是形成湿疹，这个时候麻黄就可以解表，把毛孔打开，让湿热顺利发出来。著名的方子麻黄连翘赤小豆汤就是专门解决这种皮肤病的。

还有的人一吹冷风就发作荨麻疹，这就是风寒束表的结果，麻黄可以解表散寒，与桂枝合用，治疗这种荨麻疹效果非常好。麻黄桂枝各半汤就是专门调理这种皮肤病的。

所以，治疗皮肤病既要清热解毒，也要解表。

另外，治疗脂肪瘤时加一点儿麻黄进去效果更佳。为什么呢？因为麻黄可以疏通皮肤的经络，皮肤的经络通了，脂肪瘤更容易消失。

还有，治疗风湿性关节炎，一定少不了麻黄。

因为要把寒湿逼出去，一定要通过体表，通过体表一定要开毛孔，而麻黄就是开毛孔的高手。

治疗风湿病，通常麻黄与桂枝联手效果更佳，麻黄走气分经络，桂枝走血脉，可以温通血脉，这样气血双通，可以祛湿、散寒、止痛。

风湿头痛、风湿脖子痛、风湿肩膀痛、风湿背

以录 | 与药说药

麻黄连翘赤小豆汤，出自《伤寒论》，具有宣肺解毒、消湿肿、祛湿热的功效。

麻黄桂枝各半汤，出自《伤寒论》，具有辛温轻散、小汗解表的功效。

痛、风湿腰痛、风湿关节痛、风湿腿痛，都可以在方子里面加入麻黄。

好了，这就是麻黄的妙用，具体用法请在大夫指导下使用，毕竟麻黄是药，而且其药性比较猛，不是滋补药，不可乱用，因为是药三分毒。通常麻黄的用量为 3～10 克。

威灵仙的妙用

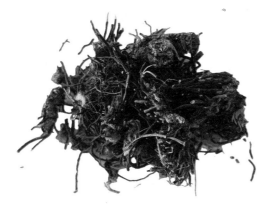

小叔接下来要隆重介绍的就是威灵仙这味药。

带"威"字的药很少,带"灵"字、带"仙"字的药也很少,只要带这三个字的药一定要格外重视。"威"说明见效快、威力十足,"灵"说明效果很好、很灵验,"仙"说明这个药属于上品,不伤人。同时带这三个字的药,只有威灵仙一味。

威灵仙: 味辛、咸,性温。归膀胱经。 具有祛风除湿、通络止痛、消骨鲠的功效。

　　威灵仙最让小叔记忆深刻的是它超强的软化鱼刺的能力。小叔记得有一年春节，一位粉丝说自己吃鱼，不小心被鱼刺卡喉了，大过年的去医院多不吉利。问小叔有没有急救方法。小叔就建议他去最近的药房买点儿威灵仙，与醋一起煎，然后慢慢服下，让这个汤药多停留在喉咙，实在忍不住了再慢慢咽下。

　　这位粉丝立马去药房把威灵仙买回来，与醋同煎，然后含在口中，让汤药在喉咙打转，家人都劝他去医院，担心耽误病情。就这样折腾了半小时，他感觉鱼刺变软了，像粉条一样了，于是就咽了下去，成功化解了鱼刺卡喉咙这一危机。

　　威灵仙软化鱼刺被历代医家津津乐道，不说百分之百，至少十个有九个都会被治好。如何用呢？30克威灵仙，300毫升的老陈醋，大火烧开，小火煎煮威灵仙半小时即可。

　　但威灵仙最厉害之处不是软化鱼骨，而是化结石。鱼刺卡喉不常见，只要吃鱼的时候小心一点就可以避免，但结石这个病现在很多。威灵仙可以化结石，尤其善于化胆结石。

威灵仙化结石的原理是什么呢？一方面，威灵仙是辛的，药性走而不守，可以宣通十二条经络，疏肝利胆，可以把胆管扩宽，胆管扩宽了，胆结石就容易被排出去；另一方面，威灵仙是咸味的，中医说咸味的药可以软坚散结，消积聚、破癥瘕，结石就是一种坚结、一种积聚。威灵仙就像碎石机，可以把结石碎掉。

前面说过威灵仙比较威猛，药性走而不守，不会停留在身体，结石是身体的积聚，是静的、是守的，需要威灵仙这样的走窜药将其化掉。

小叔说过很多化结石的药，有穿破石、鸡内金，还有三金排石汤，如果这些都搞不定你的结石，不妨试试威灵仙。如何用呢？威灵仙 15 克煮水喝。

对小叔粉丝而言，威灵仙最被津津乐道的功效是它可以化骨刺，对骨质增生的人来说可谓是一大救星，因为威灵仙对骨质增生导致的疼痛效果也很好，是骨痹妙药。小叔曾经介绍过化骨刺的方子，叫作化铁丸，其主要成分就是威灵仙。威灵仙不仅可以搞定颈椎增生，还可以搞定腰椎增

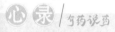

生、膝盖增生，最擅长治疗脚后跟的骨质增生。即便不服药，用来泡脚，效果也不错。

治疗骨质增生，一次可以用 15～30 克。

威灵仙还有一大妙用，那就是祛风湿。威灵仙辛温，辛可以散，可以把寒湿散掉，温可以通，而且威灵仙通的作用很强劲，可以宣通十二条经络。也就是说，威灵仙一方面把经络打通，另一方面把经络里面的风、寒、湿邪气散掉。风湿病、类风湿病就是身体有太多的风邪、寒邪、湿邪造成的。

威灵仙主要调理风寒湿，对风湿热也可以，即把威灵仙加入治疗风湿病的方子里，效果会增强很多。如果你正在服用风湿药，不妨加入威灵仙 9 克试试。

好了，这就是又威又灵又仙的威灵仙，不一样的威灵仙。不过威灵仙辛香走窜，气虚的人服用需要加补气的药；威灵仙温燥，阴虚的人服用需要加滋阴的药。切记，孕妇不能用。

《本草纲目》："威灵仙，气温，味微辛咸。辛泄气，咸泄水，故风湿痰饮之病，气壮者服之有捷效，其性大抵疏利，久服恐损真气，气弱者亦不可服之。"

汤 录 | 勺药说药

吴茱萸的好处多多

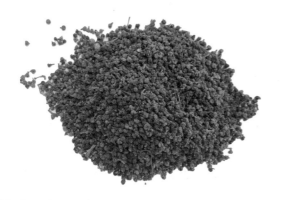

王维在《九月九日忆山东兄弟》中写道：每逢佳节倍思亲，遍插茱萸少一人。对，小叔接下来要隆重介绍的中药就是吴茱萸。

首先我们来看看吴茱萸的外用，吴茱萸的外用效果非常好，很多小伙伴为之惊叹。

有一位小伙伴请小叔帮忙治疗口腔溃疡。

小叔建议，先用吴茱萸打粉，用醋调匀，然后敷在脚心看看。

吴茱萸：味辛、苦，性热。归肝、脾、胃、肾经。具有散寒止痛、降逆止呕、助阳止泻的功效。

这位小伙伴有点儿不相信"敷脚心就能治好口腔溃疡？"于是半信半疑去了药店。结果，第二天上午他就反馈说："我用吴茱萸敷脚心，早上起来口腔溃疡就好了，太不可思议了。"

还有一位小伙伴，是一位宝妈，说自己的3岁宝宝扁桃体发炎，问吃点儿什么药好，最好是不苦的药，因为宝宝特别怕苦，吃到苦的马上吐出来。

吃药还不能吃苦药，这真是让小叔为难了，后来小叔想到了吴茱萸，于是建议用吴茱萸敷脚心试试。

于是她买来吴茱萸，打粉敷脚心，敷了1天，扁桃体就没事了，把她乐得合不拢嘴，说终于找到一个适合宝宝用的调理方法了，因为宝宝经常扁桃体发炎。

还有一位瘦瘦的小伙子，说总是犯咽炎，吃点儿油炸的就犯，熬个夜也犯，躺下来总觉得咽喉痒痒的，需要咽口水或咳嗽几下才缓解，不想总吃药，都把胃吃坏了，于是问小叔有没有不吃药的办法。

不想吃药，那就用吴茱萸打粉敷脚心吧。

《本草纲目》："咽喉口舌生疮者，以茱萸末醋调，贴两足心，移夜便愈。"

小伙子马上去药店买了吴茱萸，才敷了一个下午就忍不住发来消息说，"小叔，我感觉我的咽炎好了，这比吃药还好使。"

还有一位大叔，总是偏头痛，一生气就发作，太阳穴一跳一跳的，问小叔吃点儿什么药好。小叔仍建议他用吴茱萸打粉敷脚心。结果敷了一天，大叔的偏头痛就好多了。

吴茱萸敷脚心，之所以能够搞定很多人的口腔溃疡、咽炎、扁桃体炎，甚至偏头痛、失眠，还能降血压，全靠吴茱萸的这个功效，即可引气下行、引火下行。上述种种症状，无论是虚火还是实火，都是气火上冲导致的，所以吴茱萸能够治疗。

吴茱萸有非常强大的降逆作用，它的药性进入身体一路下行，能够把上冲的邪气拽下来，一直拽到脚底板。吴茱萸可以引自身之火去暖自身之寒，尤其适合那些上热下寒的人，可谓"调理上热下寒要药也"！

吴茱萸敷脚心这个方子是大名鼎鼎的李时珍发明的，记载于《本草纲目》里。凡是气血上冲引发的各种上火症状都可以使用，而且是外用，又不伤脾胃，非常安全，小伙伴们可以放心使用。

但小叔需要说明的是，吴茱萸敷脚心也只能治标，治本还得进一步分析是什么原因引起的口腔溃疡、咽炎等。这些所谓的上火症状，它的标就是气血上冲头面部。我们虽然可以用吴茱萸强大的降逆作用让火下行，但并不能解决上火的根本原因。

吴茱萸外用足以让人惊叹了，吴茱萸内服所产生的惊人效果更让你叹为观止。

一位中年妇女，头痛十多年，不是偏头痛，就是头顶痛、巅顶痛，紧张时发作或遇到冷风吹时发作，恳求小叔帮帮她。小叔说，痛在巅顶，遇寒发作，这是典型的肝经寒凝导致的头痛，于是让她服用吴茱萸汤，一剂下去，效果就出来了，头痛马上缓解。

吴茱萸汤是张仲景治疗肝经受寒导致头痛的特效方，这个方子里的主要用药就是吴茱萸，这里用到了吴茱萸一个非常重要的作用，即吴茱萸辛热，药性主要走肝，能够暖肝，把肝经里面的寒气散出去。

吴茱萸汤，为温里剂，具有温中补虚、降逆止呕的功效。主治肝胃虚寒，浊阴上逆证。

心录｜勺药说药

肝经是一条非常长的经络，上至头顶，经过乳房、少腹，女人的卵巢就是肝经必经之地，然后围绕男性生殖器一周。男性整个生殖器都与肝经密切相连，所以调理男人的阳痿时一定要调理肝。然后肝经沿着大腿内侧一直下行，走到大脚趾的大敦穴为止。

整条肝经受寒，寒则凝滞，热胀冷缩，凝滞则不通，影响气血运行，不通则痛，这个时候吴茱萸就可以派上用场了。吴茱萸强大的散肝寒功效，所到之处，横扫一切阴寒。

吴茱萸的第二大功效就是治疗腹痛、腹泻。

不要以为吴茱萸只能散肝经的寒气，那就太小看吴茱萸了，吴茱萸还可以扫除胃肠道里的寒气，温暖我们的中焦，中焦就是脾胃，还可以厚肠胃，所以《神农本草经》说吴茱萸可以"温中下气"。

《本草衍义》："吴茱萸，下气最速，肠虚人服之愈甚。"

一位小伙伴因为长期贪凉，长期喝冰镇啤酒、冰镇可乐，导致腹痛、腹泻，特别是早上一起来，东方刚泛出鱼肚白，就一阵腹痛，赶紧上厕所，有三四年了，每天早上都如此，像定时闹钟一样。现在他一点儿寒凉都不敢吃了，很是苦恼，问小叔怎么办。

怎么办？戒掉寒凉是第一要做的，然后小叔让他用四神丸调理。这个药的主要成分就是吴茱萸，可以解决肠道受寒导致的腹泻、腹痛，给脾胃注入一股火力，祛散胃肠中陈年的寒气。

吴茱萸的第三大作用是可以调理女人无法忍受的、痛起来不想做女人的痛经，以及男人不好意思去医院治疗的睾丸痛、疝气。

痛经、睾丸痛、疝气，它们共同的病因就是肝经受寒。

前面说过，肝经刚好经过这三个地方，即少腹、阴器、腹股沟。

受寒导致的痛经，即月经来临之前或月经期就痛，剧痛无比，用暖宝宝热敷一下症状减轻，调理这种痛经就可以用吴茱萸。可以用吴茱萸单独煎水喝，一次9克，加点儿生姜更好，或直接用吴茱萸打粉，揉成丸子，贴肚脐也可以。

女人的痛经如此，男人的睾丸痛呢？睾丸痛有两种，一种是冷痛，用热毛巾敷一下症状减轻，这种就是肝经受寒引起的，用吴茱萸加小茴香最

四神丸，为固涩剂，具有温肾散寒、涩肠止泻的功效。用于肾阳不足所致的泄泻。

《神农本草经》："主温中下气，止痛，咳逆寒热，除湿血痹，逐风邪，开腠理。"

好。吴茱萸 9 克,小茴香 30 克,药性直入睾丸,搞定男人不好意思去医院治疗的难言之隐。另一种是热痛,火辣辣的感觉,这个就不适合用吴茱萸了,要用寒药,就药性走睾丸的苦楝子。苦楝子寒凉,可以解决睾丸的热痛。

疝气多由受寒引发,可以用吴茱萸。可以用暖肝煎加吴茱萸解决,方子如下:吴茱萸 9 克,当归 6 克,枸杞 9 克,小茴香 6 克,肉桂 6 克,乌药 6 克,沉香 3 克,茯苓 6 克。

这个方子可以解决很多男人的难言之隐,如肝经受寒引发的精索静脉曲张、睾丸炎、附睾炎、鞘膜积液、腹股沟疝等;女人的妇科病,如盆腔积液、输卵管堵塞等也可以用这个方子调理。

吴茱萸还有一个强大的作用就是治疗反酸。

这种反酸不是胃引发的,不是胃酸过多导致的。胃酸是非常珍贵的东西,不是想多就能多的,用中和胃酸的药只能让胃动力越来越差,同时让食欲下降,吃一点儿就胃胀。见酸不治酸才是高明的医生。

很多人的胃酸其实是肝引发的,肝气不舒,肝

苦楝子:味苦,性寒,有小毒。归肝、小肠、膀胱经。具有舒肝、行气止痛、驱虫的功效。

暖肝煎,出自《景岳全书》,为理气剂,具有温补肝肾、行气止痛的功效。主治肝肾不足,寒滞肝脉证。

气郁结，肝气横逆克脾土，肝气不升，势必导致胃气不降。胃气不降，气郁化火，火性上炎，往上冲，胃酸就被带出来了。很多女人的反酸与肝气不舒有关。

这种类型的反酸就要用到一个中成药了，叫作左金丸，其主要成分就是吴茱萸与黄连。吴茱萸可以解决肝气不舒的问题，可以治本，疏肝理气，吴茱萸得木气最旺，可以让肝气舒畅起来，肝气升，胃气降。更妙的是吴茱萸让肝气升的同时也能让胃气下降。辛开苦降，吴茱萸同时具备这两种功效，真的很难得。

然后再用一点儿黄连来清理胃火，左金丸可以说是治疗反酸的标配。

其实吴茱萸的功效还多着呢，你只要记住一点就可以了，吴茱萸可以祛散肝经里的寒气，还可以行气，最重要的一点就是可以引火下行。

止汗偏方——五倍子

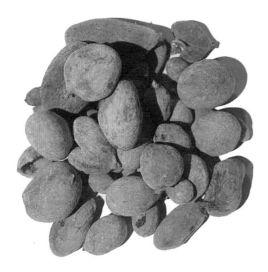

夏天，出汗多的人总是很烦恼。

其实，夏天不要害怕出汗，因为夏天出汗可以把冬天的寒湿排出去，这是好事。但有一种人出汗就太多了，坐在空调屋子里没有运动也出汗，或稍微一动就一身大汗，这都叫自汗。还有的人白天不出汗，一到晚上睡觉了就大汗淋漓，天天要换

自汗：不因外界
环境因素的影
响，白昼时时汗
出，动辄尤甚。

盗汗：寐中汗出，
醒来即止。

五倍子：味酸、
涩，性寒。归肺、
大肠、肾经。具
有敛肺降火、涩肠
止泻、敛汗、止
血、收湿敛疮的
功效。

枕巾、床单，这叫盗汗。

接下来介绍的这个方子，无论是对白天的自汗，还是对晚上的盗汗都有用。这个方子属于外用的，小叔的很多朋友、粉丝都验证过，效果非常好，只需要贴肚脐，坚持 3～5 天就有效果。

山西的一位大哥，刚过 50 岁，说自己的身体越来越不好了，以前熬个夜第二天起来生龙活虎，现在熬个夜第二天没有一点儿精神。有一个最大的烦恼就是每天晚上睡觉都出汗，那汗出得像刚刚洗了澡没有擦干一样，太难受了。妻子每天换床单都有些不耐烦了。于是打电话请小叔帮忙，并且希望能不吃药最好，因为他觉得中药太苦，很难坚持下去。

于是小叔思考了一翻，想到了一味药，那就是五倍子。让这位大哥用五倍子打粉贴肚脐，用妻子的唾液把这个五倍子拌匀，然后贴在肚脐里，用医用胶带封好。坚持 1 周试试看。

大哥有些怀疑：用五倍子打粉贴肚脐也就罢了，为什么要用妻子的唾液涂抹呢？这不是迷信吗？小叔说："你要是信我，就试试看，这个没有什么副作用，又方便。如果不信，那就算了。"

大哥自然不信，1 周后也没有给我反馈任何消息，小叔都忘记这事了，却在 1 个月后接到他的电话，言语中充满了感激，说太不可思议了，这个五倍子打粉贴肚脐真的治好了他晚上睡觉出汗的毛病。

大哥起初不信，过了一段时间后实在忍受不了每天大半夜醒来，全身湿透，于是抱着试试看的心态试用了这个偏方，没想到一天就有效果了。妻子说，使用的第一天晚上睡觉就没怎么出汗了，虽然也出，但比起之前大汗淋漓少了很多，又贴了四五天，晚上睡觉基本上就不出汗了。之后的日子，盗汗的毛病就好了，只在喝大酒的时候才会犯。

更有意外收获，大哥说，这个五倍子打粉贴肚脐还提高了他的性功能，他说他不好意思说这个，年纪大了，房事越来越不行了，时间越来越短了，用了这个五倍子打粉贴肚脐之后，他的房事质量竟然提高了不少。

大哥百思不得其解，这个五倍子是什么来头，为什么贴一贴肚脐就可以止汗呢？

与药说药

《本草纲目》："五倍子研末，津调填脐中，缚定一夜即止也。"

小叔解释，五倍子最大的功效就是止汗，它有收敛的作用，肺主皮毛，出汗与肺的宣发过度有关，肺宣发过度，毛孔就会张开，汗就容易出来。五倍子可以敛肺，让肺气不那么过度宣发，收敛一点儿，毛孔关紧一点儿，这样汗就不容易出来了。

另外，汗为心液，心火太旺的话也会导致盗汗，五倍子可以收敛心火，心火少了，就不容易出汗。

还有，五倍子是种子，种子的药性是往下走的，往下走可以走到肾，走到肾里做什么呢？肾的作用是什么呢？肾的主要作用就是藏精，肾有封藏能力，把精华牢牢固摄封藏，不让身体的精华白白流失，盗汗就是在梦里浪费精气，晚上睡觉出汗出的不是汗，而是精，中医把这叫作漏精。

五倍子是种子，可以加强肾的封藏能力，肾的藏精能力强大了，身体的精华就不容易流出，所以可以止汗。另外，大哥的房事时间短也是这个道理，五倍子可以收敛，让精华不那么着急出来。

这就是五倍子打粉贴肚脐可以止汗的原理。至于要用唾液还真有一个说法：男人用女人的唾液，女人用男人的唾液，可能是阴阳调和，因为阴阳平衡百病消。唾液是肾的精华，可以滋五脏，也有补肾的作用。如果找不到异性的唾液，就用自己的唾液也行。

五倍子打粉贴肚脐，肚脐是神阙穴，是先天与后天联系的地方，药性很容易通过肚脐进入肠道，再通过肠黏膜进入血液，最后血液把五倍子止汗这个药性送到全身。

具体做法很简单，买 50 克的五倍子打粉，取适量塞满肚脐，用医用胶带封口就可以了，每天换一次药。连续贴 7 天看看，如果 7 天没有一点儿效果，说明不对症，就不用再试了。

小叔需要提醒的是，这个毕竟是偏方，而且也只是治标。因为自汗、盗汗的原因有很多，五倍子的作用就是简单粗暴，不管什么原因，它就是止汗。

治标就治标吧，反正这么方便，又花不了几个钱，为什么不试试呢？万一真把多年的出汗治好了呢。

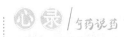

神阙穴：位于肚脐，在肚脐中央。具有培元固本、回阳救脱、和胃理肠的作用。

五味子的作用

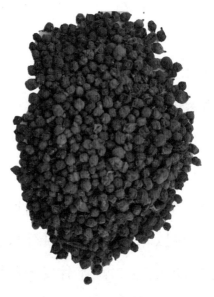

五味子，在《神农本草经》中被列为上品，其皮肉甘酸，核辛苦，全果都有咸味，五味皆有，故名五味子。

小叔的一位朋友打电话说要送点儿酒过来。小叔一听说酒就摇头，说不要了，因为小叔没有喝酒的习惯，尤其对高度白酒一点儿兴趣都没有。

朋友说先别着急拒绝，看了就明白了。于是驱车赶到小叔家，抱着一坛酒走进来。一看，原来是药酒。小叔问用什么泡的？朋友说，前一阵子你不是说五味子是好东西，刚好朋友送了一些野生的五味子，于是就用来泡酒了。

小叔尝了一点儿朋友泡的五味子酒，入口还可以，不怎么辣，还可以接受，看在五味子的份上，小叔就收下了这坛酒。

五味子是一种很特别的药材。我们知道中药都有自己的四气五味，四气就是温、热、寒、凉，五味就是酸、甘、辛、苦、咸。大多数中药都是苦的，所以我们说"良药苦口利于病"。有的中药有一两种味道，例如，肉桂有点儿甜又有点儿辣。大多数的中药材味道不会超过三种，但五味子却很奇怪，一种药却具备五种味道。

五味子是五味子树的果实，入药是果实与种子一起入药。五味子的皮有点儿甜，果肉有点儿酸，核有点儿辣、有点儿苦，整个果实都有一点儿咸，五种味道都有，五味子可谓尝尽人间五味。

中医有五味入五脏的说法，所以，五味子可以调理五脏，补五脏之精。这个就有些厉害了，一味药就把五脏六腑全部给补了，所以《神农本草经》

《黄帝内经》记载："五味所入，酸入肝，辛入肺，苦入心，咸入肾，甘入脾。"

把五味子列为上品，讲其久服可以益寿延年。

五味子虽然有五种味道，但主要是酸味。酸味主要入肝，所以五味子补肝的作用很大。酸味又有强烈的收敛收涩作用，所以五味子补五脏的作用体现在补漏上，就是把五脏的窟窿补好了，让五脏的精华不流失，不泄为补。

下面，小叔就具体说说五味子的作用。

五味子的第一个作用是补心。

补心的作用主要体现在止汗上，无论是调理自汗还是盗汗，五味子都可以用。

五味子为什么可以补心呢？因为五味子在没有晒干之前是通红通红的，与枸杞差不多。根据五色入五脏理论，红色入心，所以五味子可以补心。另外，五味子有点儿苦，苦也可以入心。为什么说五味子补心的作用是通过止汗来实现的呢？因为汗为心液，总是出汗是因为心虚了，心虚了控制不住汗，所以汗就出来了。夏天的时候很多人出汗多，这其实也是一种漏精，漏的是心脏里面的精华，五味子可以把这些精华收住，所以可以补心。夏天有一款非常好喝的中药饮料叫作生脉饮,其中就有五味子。出汗多了导致心慌心悸,可以喝一喝。

五味子的第二个作用是敛肺。

敛肺的作用体现在止咳平喘上。

五味子是止咳良药。医圣张仲景最喜欢用五味子来治疗咳嗽。无论治疗什么样的咳嗽都可以加入五味子。因为五味子可以敛肺。什么叫敛肺呢？正常情况下,我们的肺气要往下降,如果肺气不往下降了,就会上升,这叫作肺气上逆,肺气上逆就会引发咳嗽、哮喘。五味子一方面可以宣发肺气,让皮毛打开,让肺气下来;另一方面可以直接收敛肺气,把上逆的肺气拽下来,这样肺气就不会上逆了,咳嗽、哮喘症状也就消失了。

五味子的第三个作用是补脾。

五味子是酸酸甜甜的,甜入脾,甘甜的味道可以补脾。补脾的作用通过什么来体现呢？通过止泻。

五味子对治疗慢性腹泻很有效果。小叔的一位朋友本来想用五味子补一下身体,却意外把自己多年的慢性腹泻调理好了。为什么五味子对腹泻有一定的效果呢？因为五味子首先有强烈的收

《黄帝内经》:"肺欲收,急食酸以收之。芍药、五味子之酸,以收逆气而安肺。"

469

敛作用。腹泻是泄，五味子来收，让肠道不那么顺滑。另外，只要是慢性腹泻都会与脾有关，脾虚了，脾的运化不好，该吸收的没有吸收，只有排出去了。五味子可以补脾，脾好了，脾的运化作用加强了，自然就不会腹泻了。

五味子的第四个作用是补肾。

为什么五味子可以补肾呢？

首先，五味子是种子，种子的药性一般都会入肾的，因为精华都藏在种子里面，种子的生命力是很强的。肾主生殖，孕育一个新的生命需要一个强大的肾，所以要想补肾，备孕的人都要适度多吃一些种子食物。这也是中医为什么总是强调五谷为养的道理，因为五谷都是种子。

另外，五味子有咸味，咸味入肾，所以五味子可以补肾。

五味子补肾的作用体现在哪些方面呢？主要体现在防止肾漏。什么是肾漏呢？肾主藏精，五脏之精有多余的都会封藏在肾里，不够时再从肾里面拿出来。如果肾的精华藏不住了，总是漏出来，那就糟糕了，这就好比赚了十块钱很快就花完

《黄帝内经》："五谷为养，五果为助，五畜为益，五菜为充，气味合而服之，以补精益气。"

了一样。很多人，止不住尿，这就是肾漏；有的人白带多，这也是漏精；还有的人总是遗精，这也是漏精。还有的男人，房事持续时间不够，五味子也可以收敛、固精，让精不那么着急出来。所以，五味子可以止尿、止带、止遗。

五味子的第五个作用是调理失眠。

小叔的一位朋友常常为失眠困扰，小叔就让她用五味子与酸枣仁一起泡茶喝，喝一段时间，睡眠就好了。五味子调理失眠主要是针对虚火上炎导致的失眠，例如，想事情想多了，心火老飘着，或肝肾阴虚，虚火上炎，头晕、耳鸣、烦躁，这个时候用五味子效果最好。五味子有强烈的收敛作用，可以把虚火收敛住。

五味子的第六个作用是调理口渴。

这个作用很明显，因为五味子主要是酸味，酸可以生津。望梅止渴的道理小伙伴们应该都懂。

总之，五味子可以补益五脏，性子偏温，所以身体壮实、身体有实火的人就不要服用了。如果你想用五味子泡茶喝，可以每天用 6～10 克泡茶喝。

妇科要药——仙鹤草

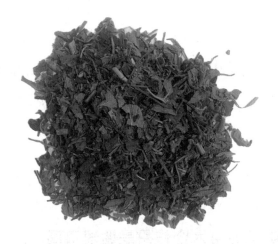

妇科要药，每个女人都需要，尤其是月经不调的女人，它是什么呢？

有人猜是益母草，益母草也是妇科圣药，看名字就知道了，可以凉血、活血、化瘀，对女人的子宫肌瘤有很好的调理作用。但小叔这里说的妇科要药估计小伙伴们很少听说，它就是仙鹤草。能够带"仙"字的药材真的不多，大家一定要重视。

　　小叔的一位朋友，一位医药公司的总经理，每次跟小叔聊到他父亲的时候总是哽咽，说自己惭愧没有继承父亲的医术。父亲是楚雄一带大山里的草医，所谓草医就是专门用单味草药来治病的，对大山里面的草药非常精通，熟悉草药的各种习性、药性。老父亲经常用到的一味草药就是仙鹤草，小叔听了这位朋友讲述老父亲用仙鹤草治病救人的故事，非常惊叹，想不到仙鹤草这么神奇，所以小叔专门研究了仙鹤草，忍不住要分享给大家。

　　仙鹤草生长在云南一带，它的药性是平的，不寒不热，味道有点儿苦，比较涩。仙鹤草药性走心、肝经。心主血脉，肝藏血，所以仙鹤草可以归为理血药，最主要的作用就是止血。

　　之所以说仙鹤草是妇科要草，说的就是仙鹤草的止血作用，止血不神奇，中药中有很多止血药，仙鹤草的独特之处在于，无须辨证，无论是寒热还是虚实都可以大胆使用仙鹤草。流鼻血、咯血、牙龈出血、吐血、胃出血、尿血、便血等都可以

仙鹤草：味苦、涩，性平。归心、肝经。具有收敛止血、截疟、止痢、解毒、补虚的功效。

用仙鹤草。

对女人来说更为神奇的是，女人的崩漏，就是月经量大，或月经来了不走，或来了之后隔几天又来，总之就是不该出血的时候出血，这个时候仙鹤草就可以派上用场了，用仙鹤草来止血真的是立竿见影，解决了很多女人月经淋漓不尽的问题，尤其是女人月经量大，像山崩一样止不住的时候，用大量的仙鹤草可以把血止住，力挽狂澜。所以仙鹤草真的是女人的救命草、妇科要药。

更妙的是仙鹤草止血的同时还补血，补益作用也超强。当女人总是出血，导致血虚，身体很乏力的时候，用仙鹤草最好，又止血又补血。服用仙鹤草会让人力气变大，身体强壮，所以仙鹤草又被称为大力草。

小叔的朋友说，仙鹤草还可以止泻，尤其是痢疾的时候用仙鹤草效果最佳。仙鹤草对慢性肠炎、慢性腹泻效果也很好，好处就是也不需要辨证，不管寒热虚实，只要是慢性肠炎都可以用，关键是药性很平和。有慢性肠炎的人不妨试试仙鹤草，一味药煎水喝，每次用上 30 克左右，喝上 21

天试试。

小叔的朋友说仙鹤草还可以止汗，尤其对调理更年期潮汗有明显的效果，这也是仙鹤草被称为妇科要草的原因之一。

仙鹤草还可以止痒，皮肤莫名其妙出现瘙痒，也可以用仙鹤草。

仙鹤草之所以有这么强大的止血、止汗、止痒作用，主要是因为仙鹤草的味道很涩，涩就可以收敛，收敛就可以止血、止汗、止痒。

近年来有人研究，仙鹤草还有一定的抗肿瘤作用，这让仙鹤草身价倍增。不过总的来说，仙鹤草最大的作用就是止血，对女人的崩漏效果尤佳，而且不需要辨证，只要是子宫出血就可以用仙鹤草。

不过要想发挥仙鹤草的作用，一定要重用，起码 30 克以上，最好是 50 克左右。

心录｜有药说药

妇科药的元帅——香附

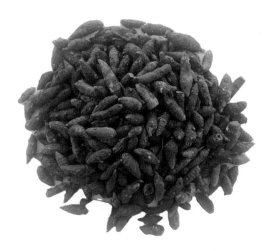

前面小叔隆重介绍过一味对女人非常重要的药，那就是当归。"十方九归"，意思是说治疗女人的病十个方子九个离不开当归，当归是补血圣药。

现在小叔要介绍的这味药对女人也很重要，并不亚于当归，女人的病除了血病就是气病，调理气出来的病都可以用它，男人补肾，女人补肝，女人以肝为先天，肝主疏泄，女人一切与气有关的病都与肝有关系，都需要调肝。因为肝的疏泄出问题了，身体的一切气机就会紊乱，该散的不散，该升的不升，该降的不降。所以说，这味药又可以调理女人的肝病。

这味药就是香附。

李时珍对香附赞赏有加，他说，香附是气药总司。意思是说，中药中有很多调气的药，但香附调气的作用最大，是所有调气药的总司令，有香附在，其他调气药要靠边站。李时珍又说，香附是女科主帅。意思是说，治疗妇科病的药有很多，但香附是元帅，调理妇科病少不了香附，有了香附女人的病就好了一半，因为女人的病大都离不开气郁、闷气、气滞。

香附特别香，特别香的药药性就很活泼，绝对不会像甘草那样只守在中焦。香附进入身体后，所到之处，凡是有气结、气滞的，它都会迅速疏散开来，药性走而不守。香附味道有点儿辛，辛同样可以散，所以香附可以理气、顺气、行气，可以调很多气病。

李时珍曰：香附，"乃气病之总司，女科之主帅也。"

香附：味辛、微苦、微甘，性平。归肝、脾、三焦经。具有疏肝解郁、理气宽中、调经止痛的功效。

心录|与药说药

总之，一切由生气导致的症状，都可以用香附。

香附，治女人生气导致的疼痛。女人生气后头痛可以用香附，女人生气后耳鸣耳痛可以用香附，女人生气后眼睛痛可以用香附，女人生气后喉咙痛可以用香附，女人生气后胃痛可以用香附，女人生气后心痛可以用香附，女人生气后腹痛、痛经可以用香附，女人生气后腿痛可以用香附。总之，生气导致的一切痛都可以用香附。

女人的痛一半是寒痛，一半是气痛，气痛是什么样的呢？就是一阵一阵的，感觉身体里有一股气在乱窜，这就是气痛。香附芳香，芳香可以行气，行气可以止痛，把拥堵的气疏散开来，把混乱的气机理顺，气行血行，气血流通，通则不痛。

香附，可以治女人生气导致的胀闷。有的女人生气后会头胀，像戴了一个紧箍咒一样，可以用香附；有的女人生气后胸闷，总想叹一口气，可以用香附；有的女人生气后胃胀，打嗝反酸吃不下饭，胃里面被气堵着，可以用香附；有的女人生气后胸胁胀闷，总想去拍打，可以用香附；有的女人生气后腹胀，甚至不排气，可以用香附，用了香附后排出矢气，腹部的胀闷就会烟消云散。

香附最强大的作用可以消女人生气引发的包块。包块产生的原因有很多，但气不顺是最主要的原因，女人的包块几乎都与气郁、闷气、气结有关，那一个一个的包块就像绳子上一个一个的结，这个结就是气结，是气打结了。因为气滞就会与痰结合在一起，就会与瘀血狼狈为奸，气滞、痰凝、瘀血三者结合就会引发各种包块，甚至肿瘤。

如果把气结解决了，这些瘀血痰凝就无所依附，自己就会慢慢散开，所以化解身体各种包块的终极办法就是理气、顺气、散气。

所以，香附可以治女人脖子上的甲状腺结节，可以治疗女人乳腺里面的结节、增生，可以调女人子宫里面的肌瘤、卵巢里面的囊肿等。

香附，可以调女人生气引发的月经不调。事实上，女人的月经不调都与肝有关，肝主疏泄，主一身的气机，所以调理女人的月经问题都要调气。中医有一句话说，女子经水不调，皆是气逆。

什么意思呢？意思是，女人的月经要往下走，现在不往下走了，或多或少，或时间不准，都是气机上逆导致的。如何让女人的月经顺顺利利往下走呢？就是要疏肝理气，解决气机上逆的问题，香附就是一味很好的理气、顺气药。

香附可以调理女人生气导致的斑，这种斑又叫肝斑，要疏肝理气，活血化瘀，香附可以行气、活血，可以消除女人脸色的阴暗，让女人笑开颜。香附是一味让女人开心的良药，让女人舒服、舒心的妙药。小伙伴们记住一句话：不开心用香附，十个用了九个好。

香附还可以调理女人生气后导致的失眠。生气就会伤肝，肝郁就会化火，火就会干扰心神，心神不宁，就会导致睡不安。香附可以疏肝解郁，这样就不会肝郁化火。

香附还可以调理外伤。有外伤的时候千万不要生气，生气会加重伤口，会让伤口难以愈合，这个时候最好的方法就是用香附打粉外敷。香附可以芳香走窜、流通气机，让伤口恢复气血的流通，这样就不会感染，伤口愈合就会加快。

总之，这就是香附，香气袭人的香附，不一样的香附。芳香可以化湿、除秽、辟邪、防疫、开窍、醒脾。总之,香附最大的作用就是行气,是气药总司,是女科元帅。

香附虽好,但不可久服,因为香附行气就会耗气,气虚的人要服用需要配伍,如加点儿甘草或黄芪。孕妇不能服用。

香附如何用呢? 可以直接泡茶喝,用上 6 克左右泡茶喝。

心 录 | 与药说药

专门治疗盆腔积液的妙药——小茴香

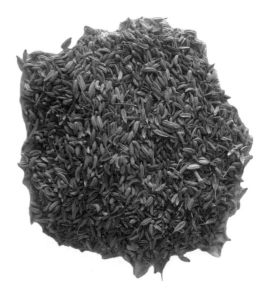

一个小小的妇科疾病，说它是疾病其实也不算疾病，只是一个症状，这个症状很多女人都会有，多数不需要治疗，不严重不要紧，只是有些人会严重一些，所以小叔称之为小小的妇科疾病。

前一阵子一位粉丝咨询小叔说，她的小腹总

是坠胀，总想着上厕所小便，但每次又没有多少，小腹经常发冷，还有痛经，后来去医院检查说有盆腔积液，医院说不用治疗。不用治疗说明不是大问题，她放了心，但小腹坠胀、总是跑厕所这个症状一直折磨着她，于是问小叔，盆腔积液到底要不要治疗。

小叔说，这个要看情况，如果没有症状，不影响生活就不需要治疗。但现在你的情况已经影响到了生活，我们可以不治疗，但可以调理调理。于是小叔给她推荐了一个简单的食疗方，就是用厨房里常见的一味香料煮水喝，喝了大概半个月，她的盆腔积液就好了，症状也没了。

这味药是妇科良药，专治女人的小肚子，也就是小腹或者说少腹这一块的症状都可以用它，因为它是药引子，可以引药入小腹，药性专门走小腹。

这味药就是小茴香。

小茴香，我们经常用它来做馅，茴香饺子吃过吧，很好吃，很香。茴香的种子或者说果实就是中药小茴香，也是厨房里的一种香料。

小茴香：味辛，性温。归肝、肾、脾、胃经。小茴香有散寒止痛、理气和胃的功效。盐小茴香有暖肾、散寒止痛的功效。

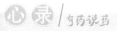

这个小茴香为什么可以搞定盆腔积液呢？

盆腔积液，说白了就是一些液体积聚在盆腔底部，中医把这叫作湿气，湿气的性子是往下走的，这个好理解吧，人往高处走，水往低处流，所以湿气容易沉在盆腔底部，越聚越多，就会形成盆腔积液。

因为有湿气沉在小肚子，所以小肚子会有坠胀感，胀痛胀痛的。因为湿气会阻碍气机的运行，身体气机不畅，身体的水液就无法正常顺利排出去，所以小便的时候不顺畅，总想去厕所，每次又不多。因为气机流通不畅，气滞就会导致疼痛，所以会少腹痛或痛经。

所以调理盆腔积液说白了就是要把小肚子这里的湿气化掉。

有人问了，小叔，小茴香好像不是祛湿的，如果祛湿为什么不用茯苓、薏米、泽泻这样的药材呢？

且听小叔慢慢道来。

小茴香专门治盆腔积液，可以从三个角度来分析。

首先，小茴香可以行气，小茴香是辛的，辛可以散，可以行气；小茴香是芳香的，芳香也可以行气。行气就可以祛湿，因为中医有一句话，是祛湿的一个非常重要的思路，那就是"气行则水行，气滞则水停"。意思是说，如果身体的气机流通不畅了，身体的水湿运化就慢，就不容易排出去。如果身体的气机停滞了，不流动了，水湿就会停留。小茴香可以通过行气来逐水，把小肚子这一块的湿气排出去。

其次，小茴香是温的，温药可以散寒，小茴香又是种子，种子都补肾，所以小茴香可以温补肾阳，肾司二便，肾管着大小便。肾阳足了，膀胱气化足了，身体的湿气就容易排出去。还有，很多女人的盆腔积液是小腹受了寒邪，寒则凝滞，寒则收引，身体受寒就会损害阳气，阳气是对付湿气的法宝，中医叫作升阳除湿。小茴香可以从补阳气的角度来解决盆腔积液，可以深入小肚子，把少腹里面的寒气祛除，寒气一散，阳化气，阴成形，就像冰消雪融，湿气就会随着小便顺利排出去。

最后，前面也说过了，小茴香是少腹的引经

药，它的药性专门走少腹，走女人的卵巢，走男人的睾丸。祛湿的药很多，祛湿又专门入少腹的药只有小茴香。这也是小茴香还可以治疗痛经的原因。

总之，小茴香辛温芳香，可以引药入少腹，可以散寒、行气、止痛，实打实是盆腔积液的克星。当然小茴香也可以调理受寒导致的疝气、睾丸冷痛、小儿鞘膜积液，以及受寒导致的胃痛。

最重要的问题来了，小茴香治疗盆腔积液如何用呢？一味药煮水喝，用量10～30克，根据自己的情况加减。每天1剂，建议白天服用。服用多久呢？这个也需要根据每个人的情况而定，一般建议先服用7天，21天为1个疗程。

风寒感冒的克星——紫苏

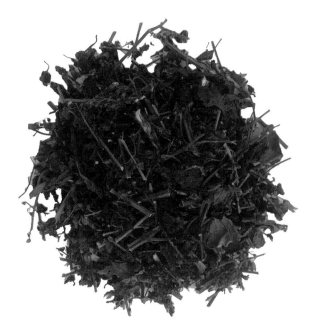

　　小叔带小伙伴们认识一种野味，农村人应该都知道，它生存能力很强，房前屋后都有它的身影，它是一种野草，身着绿色与紫色的外衣，在风中轻轻摇摆，发出令人为之一振的辛香。

这种野草是中医里非常重要的一味药材，它的芳名叫紫苏。

关于紫苏，小叔记忆最深刻的就是小时候钓鱼，奶奶就会用紫苏来煮小叔钓来的鱼吃。小叔可是村子里的钓鱼高手，几乎没有人比得上小叔，但小叔却不怎么爱吃鱼。奶奶用紫苏煮鱼，一家子抢着吃鱼，小叔就挑紫苏吃，感觉比鱼好吃，特别香。

长大了，进了城，很少吃到紫苏了，即使家里煮鱼吃也不用紫苏了，而是用芹菜。后来才知道，紫苏作为一种神奇的本草静静地躺在中药铺里已经上千年。下面小叔就为你们揭开紫苏的神秘面纱。

首先来简要介绍一下紫苏的性味归经。紫苏，味道是辛的，性子有些温热，但不是很热，即便怕上火的人也不用担心。既然是辛味的，那紫苏的药性就走肺经，辛味的药入肺。肺主皮毛，又是温的，所以紫苏可以解表散寒。因为紫苏比较香，芳香醒脾，芳香可以除秽，可以化湿，所以紫苏还走脾、胃两经。

紫苏：味辛，性温。归肺、脾经。具有解表散寒、行气和胃的功效。

紫苏独特之处在于叶子有两种颜色，很少有这样的本草，通常都是一种颜色，紫苏的叶子一面是绿色，一面是红色，绿色走气分，红色走血分，所以一味紫苏可以气血双调，相当于麻黄与桂枝的组合，麻黄走气分，桂枝走血分。不同的是紫苏的药性要温和很多，毕竟是一种大家经常吃的野菜。

紫苏最大的作用就是治疗感冒，紫苏可以说是风寒感冒的克星，宝妈们一定要学会用紫苏，在风寒感冒初期用紫苏就可以把感冒搞定。紫苏既是美味佳肴，也是抵抗感冒的高手。

注意，必须是风寒感冒，症状就是风寒感冒初起的时候，着凉、受风了，流清鼻涕，打喷嚏，有些怕冷，嗓子微微痒，有些小咳嗽，这时候用上 6 克的紫苏泡茶喝，再用热水泡泡脚，感冒基本上就好了，不会往深里面发展。

因为小孩子感冒不太适合用药，很多宝妈担心副作用，怕用错了会加重感冒，所以紫苏是最好的选择。紫苏很平和，平常都当食物吃的，吃错了也没关系，不用担心副作用。

当然，如果感冒已经很严重了，紫苏就无能为

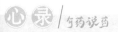

力了。紫苏只能把感冒扼杀在萌芽状态之中。

紫苏可以调理风寒导致的咳嗽。

咳嗽的原因有很多，风寒、风热都会导致咳嗽，区别就是风寒咳嗽咳出的痰是白色的。痰多、肺阴虚、肝气不舒都会导致咳嗽。

紫苏只能调理风寒导致的咳嗽。紫苏辛温，辛温就可以解表、宣肺，把肺里面的气机疏通开来。风寒来临第一时间就会束表，就是困住皮毛，让毛孔堵塞，毛孔堵塞会使肺的压力增大，因为肺主皮毛。所以这个时候肺只能通过咳嗽或哮喘来宣泄压力。紫苏，可以解表散寒，寒邪散去，毛孔畅通，肺的压力就下来了，咳嗽也就好了。

紫苏调理咳嗽与杏仁搭配最好，紫苏可以宣肺，杏仁可以降肺气，一宣一降，肺气调和，自然就不会咳嗽了。

很多人得了风寒感冒去输液，后期咳嗽迁延不愈，这就是肺里面的寒邪没有彻底宣发出去，这个时候就可以喝一杯紫苏茶来解决感冒后遗症。

当你觉得恶心想吐的时候，来一杯紫苏茶，效果很好。

　　无论是受寒了想呕吐，还是胃里面有湿浊、有痰浊导致的呕吐都可以用紫苏。吃多了导致的呕吐不适合，吃多了吐出来是好事，不用治疗。

　　大多数的恶心呕吐一定是胃里面有垃圾，只有路过垃圾桶的时候你才会感到恶心，才会捂着鼻子跑过去。同样的道理，如果身体垃圾太多，中焦脾胃痰湿太重就会引发恶心呕吐，以此告诉你，不要吃太多肥甘厚味了，要清淡饮食。

　　紫苏可以行气，可以把中焦脾胃拥堵的气机疏散开来，行气就会化痰，气行则痰消。紫苏独特的香味可以化解中焦脾胃的湿浊，芳香还可以醒脾，加快脾胃的运化能力，让脾胃快点儿把这些黏黏糊糊的脏东西运化掉。

　　调理恶心呕吐，紫苏与砂仁一起用效果更佳，可以同气相求，相须为用，砂仁同样可以行气开胃、化痰止呕。

　　对孕妇来说，紫苏是一道天然的保健饮品，在孕妇不能随便吃药的情况下，紫苏是不错的选择。

　　孕妇最头疼的一个事就是妊娠期呕吐，有的轻，有的重，轻者无须吃药，重者连吃饭都吃不下，需要好好调理。

问题来了，孕妇不能随便吃药，怕影响胎气，怎么办呢？

不怕，用紫苏泡茶喝，加点儿竹茹更好。

为什么呢？因为孕妇坐胎通常是一个内热的格局，下面不通畅，又加之不运动，吃的也多，更容易气滞化热，这个热不能从下面走，自然就要从上面走，所以会出现呕吐。

紫苏可以行气，把拥堵在胃里面的气宣散掉，竹茹可以清凉降气，毕竟有热，竹茹性子凉，刚好适合孕妇。一个散气，一个降气，又很温和，所以很适合孕妇妊娠期呕吐。

对老百姓来说，紫苏最大的妙用就是解鱼虾蟹之毒，可以防止海鲜吃多了带来的各种过敏反应。

可以解鱼虾蟹什么毒呢？自然是寒毒、湿毒加痰浊。

有的人吃海鲜胃痛，紫苏可以来解；有的人吃海鲜拉肚子，紫苏可以来解；有的人吃海鲜恶心呕吐，紫苏可以来解；有的人吃海鲜长湿疹、荨麻疹，紫苏可以来解，等等。

　　海鲜是肥甘厚味之品，非常阴寒，最损害脾阳，很容易使人生痰湿。古人吃海鲜非常有讲究的，如吃螃蟹，必须用紫苏来蒸煮，还需要蘸着姜汁，就着黄酒，就是为了中和螃蟹的寒湿之毒。可现在的人，吃海鲜是就着冰镇啤酒，难怪有这么多皮肤病、痛风患者。

　　紫苏全身都是宝，前面说的是紫苏叶。苏梗可以下气、降气，可以开胸理气，可以调理气滞导致的胸闷。紫苏子更是化痰妙药，最适合老年人痰多导致的老慢支、哮喘，著名的方子三子孝亲汤就是专门开给老年朋友的，化痰很好。

《本草纲目》："苏子与叶同功，发散风气宜用叶，清利上下则宜用子也。"

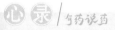

虚劳哮喘的克星——蛤蚧

老年人很容易得的一个病——哮喘。

年轻人可能对哮喘并不怎么在意，因为觉得这个病离自己太遥远了，但每个人都有父母，自己也有老的时候，了解一下哮喘的知识是非常有必要的。

哮喘有虚与实，小孩子哮喘可能就是实，例如，很多小孩子得感冒后去输液或吃抗生素，最后导致了哮喘，这个哮喘其实是咳喘，就是被憋的，因为肺里面的痰太多了，憋得喘不过气来。这个一定要治肺，要宣肺化痰，不要当作哮喘治疗。

小叔这里说的哮喘不是支气管炎或肺炎导致的哮喘，而是肺虚、肾虚导致的哮喘，就是说你的肺里面没有什么实际的病理产物，没有痰，就是喘,这种喘主要表现为:稍微劳累一点儿就喘,稍微活动就喘,走个路也会喘;身体并不胖,胖人喘是因为身体负担太重,减肥后就不会喘;没有支气管炎,没有痰多;最大的感受就是吸气太浅了,似乎只能吸到脖子,别人吸一口气,你要吸两口甚至三四口气,所以才会呼吸急促、喘。如果出现这样的症状就是肺虚与肾虚导致的哮喘。

分享一个小妙方,专门用于调理肺虚、肾虚导致的哮喘,方子如下:人参6克,蛤蚧6克。

这个方子叫作蛤蚧定喘汤,是民国时期名医施今墨的经验方。据说这个方子是施今墨老中医从老百姓那里得来的。有一回施今墨去四川游玩,爬山的时候遇到一位挑夫,施今墨问,这么陡的山路我们走路都气喘吁吁的,你挑着那么重的东西怎么一点儿都不喘呢?挑夫说,他以前也是喘得不行,自从喝了一个偏方后气足得很,几乎不喘了。施今墨就问是什么偏方,挑夫就把这个方子告诉了施今墨。

治哮喘,到底要治什么呢?哮喘与呼吸有关,呼吸与什么有关?自然是肺,肺主呼吸。我们呼

肺为气之主,肾为气之根,当哮喘病发作时,肺道不能主气,肾虚不能纳气,则气逆于上,而发于喘急。

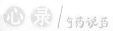

吸的是什么呢？我们呼出去、吸进来的都是气，肺主气，所以治哮喘一定要治肺，要补肺气。肺气虚的人，呼吸功能就弱，就容易患哮喘。所以这里用人参来补肺气，小叔在这里就不多介绍人参了，小伙伴们很熟悉了，它就是补气最厉害的一味药。

我们主要介绍一下这个蛤蚧。前面说呼吸与肺有关，但中医认为，呼吸还与肾有关，肾主纳气。就是说，我们吸气有多深，我们吸进去的气有多少被身体接纳主要靠肾。肾气足的人，吸气就很深，一口气可以吸到腹部，这样的人就不会得哮喘。那些吸气很表浅的，只能吸到胸口的，叫作肾不纳气，就容易得哮喘。

如何解决肾不纳气这个问题呢？这个时候蛤蚧登场了，它是一味非常重要的补肾纳气之药，可以说是虚劳哮喘的克星，治疗老年人虚性哮喘的最佳良药。蛤蚧，你们可能没有听说过，但壁虎知道吧。蛤蚧不是壁虎，但与壁虎差不多，也会断尾求生，属于壁虎科动物。蛤蚧最大的作用就是补肾气，可以治疗肾虚导致的尿频、遗精、阳痿、早泄等，可以说是男科妙药，很多男人喜欢用它来

蛤蚧：味咸，性平。归肺、肾经。具有补肺益肾、纳气定喘、助阳益精的功效。

泡酒。

蛤蚧性子是平和的,不热也不寒,无论是肾阴虚还是肾阳虚都可以用。蛤蚧可以让你气沉丹田,吸气深厚绵长。蛤蚧不仅可以补肾气,也可以补肺气,可以同时解决肺虚、肾虚导致的哮喘。总之,蛤蚧就是一味治疗哮喘非常好的药。

如果你的亲戚朋友有哮喘,又是肺虚、肾虚导致的,可以把这碗蛤蚧汤送给他们。每天 1 剂,建议服用 21 天,21 天为 1 个疗程,如果有效可以继续服用,如果无效,可能不对症,就不要服用了,要灵活一点儿。

心录 | 勺药说药

治疗鼻炎的辛夷花

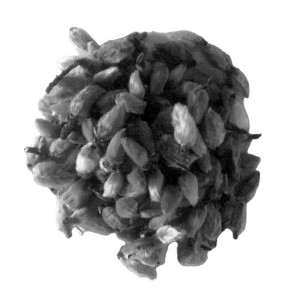

一朵花可以搞定鼻炎，无论是过敏性鼻炎，还是鼻窦炎，无论寒热虚实，无论是流清鼻涕还是浓鼻涕，一朵花让你的鼻子非常通畅、舒服，一朵花可以让闻不到香味的有鼻炎的人闻到饭菜的香味。毫不夸张地说，任何治疗鼻炎的方子中都可

以加入它,它能使药效翻倍。

这朵花到底是什么花呢?

它就是早春开放的辛夷花,又叫木笔花或玉兰花。小叔所在的小区种了很多辛夷花,每到春天,它们竞相绽放,花朵硕大,姿态优美,香气袭人,凑到跟前闻一闻,好香,鼻子舒服极了。

小叔有一位朋友,鼻子不通气多年,香臭闻不到,后来小叔就推荐她用辛夷花泡茶喝,没想到喝了半个月,就能闻到饭菜的香味了。

但辛夷花用来入药的不是绽放的花朵,而是还没有开放的花蕾。

辛夷花的花蕾为什么有通鼻效果呢?

辛夷花有一股特别奇异的辛香,放在鼻子边你会感觉很冲,中医说芳香开窍,鼻子就是窍门,正是辛夷花这种辛香可以冲开鼻窍,让鼻子通畅,让鼻子呼吸自由。

辛夷花味道是辛烈的,中医说辛味入肺,可以振奋肺气,加强肺想宣发的功能。肺开窍于鼻,鼻子的问题根源在肺,鼻子不通就是肺气不宣。辛夷花可以宣肺,肺气强壮了,皮毛的功能就强大

与药说药

辛夷花:味辛,性温。归肺、胃经。具有发散风寒、通鼻窍的功效。

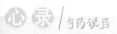

《名医别录》：辛夷花，"温中解肌，利九窍，通鼻塞、涕出。"

了，皮毛功能强大了，鼻子的压力就小了，鼻子不通气的问题就解决了。

另外，辛夷花是辛温的，可以发散风寒，可以解表，很多时候犯鼻炎是因为受了风寒。风寒束表，肺气闭住了，鼻子压力就大了，辛夷花可以发散风寒。所以，从这个角度来说，辛夷花更适合受寒导致的鼻炎。

我们用的是辛夷花的花蕾，辛夷花有一个特点，那就是先开花后长叶子。多数植物都是先长叶子后开花的，少数植物先开花后长叶子，辛夷花就是这样的。这样的植物有一个特性，那就是花朵的阳气特别足，生发之性特别强。

一朵花已经绽放，说明阳气就要走下坡路了，花蕾正好相反，如旭日东升，阳气逐步上升，这种升发之性可以让中焦脾胃的清阳上升到头面，去滋养窍门、冲开鼻窍。

辛夷花的花蕾攒了一个冬天的阳气，所以补阳气的效果很好。要想鼻子通畅，呼吸自由，就要阳气去维持经络血脉的通畅。

辛夷花拥有着非常旺盛的阳气，养生就是养

阳气。所以辛夷花花蕾特别善于通鼻，治疗各种鼻炎。

《本草纲目》说："辛夷之辛温，走气而入肺，能助胃中清阳上行，所以能温中，去面目鼻之病。"这里李时珍特意强调了鼻子。可见辛夷花确实善于治鼻炎。

辛夷花治疗鼻炎的好处就是不需要辨证，这对老百姓来说是一件好事，无论寒热都可以用。不过如果你判断偏热一点儿可以加点儿薄荷，如果你觉得偏寒一点儿就加点儿生姜。

辛夷花如何用呢？由于辛夷花的花蕾有毛刺，为了防止黏住咽喉，需要用纱布把辛夷花花蕾包裹起来再泡茶喝。一次用上 6 克左右就好。闷泡，泡久一点儿，把药性泡出来。先闻一闻，再慢慢喝下去。

喝多长时间呢？这个要根据每个人的情况而定，起码喝 21 天。如果觉得味道不好，可以加点儿蜂蜜进去。

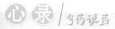

血管瘤的克星——水蛭

小小偏方治大病，对于偏方，小叔的观点是，在安全、方便、廉价的基础上完全可以尝试，所谓偏方就是剑走偏锋，出奇制胜，可能对很多人无效，但就是对你有效，搞不好奇迹就在你身上出现了呢？

小叔下面要分享的这个偏方主要治疗血管瘤，是血管瘤的克星，而且方便易得，物美价廉。

血管瘤特别好发于小孩子身上，虽然属于良性肿瘤，但毕竟是肿瘤，而且很不好看，红红的一片。成年人也会有，血管瘤可以发生在任何一个部位，如有的人还有肝内血管瘤。

中医认为，血管瘤由血毒凝结而成，堵塞了血管，说白了就是一团瘀血。所以治疗血管瘤的思

血管瘤，中医称作血瘤，是指体表血络扩张、纵横交集形成的肿瘤。

路就是疏通，通血管，活血化瘀。但血管瘤非常顽固，一般的活血化瘀药效果不大，如三七粉等。这个时候需要寻找能力更强、疏通能力更强、化瘀效果更好的药物了。

水蛭此时就可以派上用场了，水蛭又叫作蚂蟥，软软的身体，在水里游来游去，有的人看见水蛭就恶心，因为水蛭有一个强大的吸盘，叮住你就会吸你的血。小叔小时候，插秧，水田里就有很多水蛭，经常被水蛭吸血。中医用水蛭入药，用的就是水蛭强大的吸附能力、嗜血能力，可以把身体里面的死血搜刮出来，然后清理掉。所以，水蛭是一味非常强大的活血化瘀的药物，专门对付那些顽固的瘀血，如血管瘤。水蛭不仅可以化瘀，还可以散结，顽固的血管瘤也是一种结。

水蛭治疗血管瘤如何用呢？去药店买来上好的水蛭，一定要生的水蛭，打成超细粉，一次服用 1 克，每天 2 次，也就是说一天加起来的量是 2 克。

因为水蛭味道不好，建议把这 1 克的粉做成胶囊，每次 1 粒。当然如果你受得了这个腥味，不会恶心呕吐，也可以直接服用。

水蛭： 味咸、苦，性平。归肝经。具有破血通经、逐瘀消癥的功效。

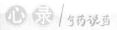

胃寒的人如何服用呢？水蛭长年在阴寒的水里，所以比较寒凉，胃寒的人建议饭后服用，饭后半小时服用，用姜枣茶送服。

水蛭如何服用效果更好呢？如果你没有酒精过敏，则可以用温热的黄酒送服，强化水蛭活血化瘀的作用。

水蛭粉服用多长时间呢？这个要看你的血管瘤有多大，病程有多长，起码服用1个月，一般十天半个月就会看到效果。病程长的可能需要服用3个月，乃至半年。如果服用1个月看不到任何效果，说明这个偏方对你无效，可以放弃了。

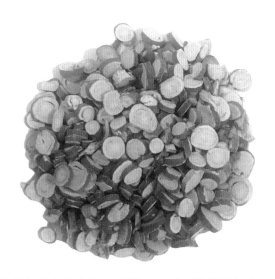

脂肪肝、酒精肝、乙肝,大家都很关注,其实药肝对肝脏的伤害不亚于脂肪肝、酒精肝、乙肝。药肝继续发展就是肝硬化,肝硬化继续发展就是肝癌。

药肝的发病率很高,长期吃药的人几乎都有药肝。小伙伴们有没有发现,现在这个年代几乎每个人都在吃药，尤其是所谓的高血压病、糖尿病、心脑血管疾病的存在，让很多人成了药罐子，天天都在吃药，他们可以不吃饭，但绝对不能不吃药。

是药三分毒，无论是中药还是西药。偶尔一次服用药物不会对肝脏造成损害，因为肝也没那么脆弱，它有很强的解毒能力。只有当药毒超过肝的解毒范围时，才会对肝造成损害。冰冻三尺非一日之寒，我们可以想象一下，那些天天甚至顿顿吃药的人，每天都要损害肝，日积月累，药肝就慢慢形成了。

这个时候怎么办呢？对于那些必须要吃药的人来说是一个两难的选择。不吃药吧，病怎么治呢？吃吧，又损害肝。这个时候有一个很好的办法，那就是不要熬夜，晚上一定要早睡，晚上十一点到凌晨三点，这四个小时一定要睡觉。因为这四个小时是肝胆最佳修复时机，肝白天遭受的伤害会在这个时候慢慢修复。可惜，很多人白白浪费了这个肝脏自我修复的黄金时机，很多人在这个时候并没有睡觉，而是在干其他的，如应酬、追剧。

据小叔观察，现在很多人都到十二点以后才开始准备睡觉，更多的人都是一点以后才开始准备睡觉。一方面药物在损害肝脏，另一方面熬夜又损害肝脏，长此以往，肝最终就会罢工。

除了不熬夜，还有没有办法降低药物对肝的损害呢？中医还有一个方法，那就是用一味药泡茶喝，这味药也是食物，味道也不错，它就是甘草。

甘草，是最平常、最平和的药了，几乎没有偏性，它是药中国老。它可以说不治病，又可以说治疗一切疾病，它可以说一点儿不重要，又可以说任何方子都需要它。它可以调和诸药，让各种药和睦相处，在一起不掐架，齐心合力把病治好。如果没有甘草，很多药在一起就会打架。甘草的特殊性有点儿类似星座中的天秤座，天秤座最会处理人际关系，最会调和矛盾，俗称"和事佬"。一群人，只要有天秤座的人在，如果他愿意的话，这一群人不会吵架，一定会和和睦睦。

那些长期吃药的人，身体里面有各种各样的药物，这些药物在身体里肯定会有矛盾、会有冲

甘草： 味甘，性平。归心、肺、脾、胃经。具有补脾益气、清热解毒、祛痰止咳、缓急止痛、调和诸药的功效。

突，如何化解这种冲突呢？唯有甘草可以调和诸药，化解矛盾。有的人为了治病，一会儿吃这个医生的药，一会儿吃那个医生的药，身体充满了各种药毒，如果不把这些药毒清理，再去找另一个医生看病是很难看好的。高明的中医就会让那些长期吃药的人先服用甘草茶1个月，然后再来看病，这样效果就会好很多。甚至很多人在服用甘草茶的时候，身体恢复了自愈能力，很多病自己就消失了。

对于那些长期吃药的人来说，甘草还有第二个好处，那就是缓急止痛。甘草可以缓和任何药物对身体的伤害，例如，有人服用大寒的药，甘草可以缓和寒凉的药对身体的伤害；有人经常服用大热的药，甘草也能缓和。

对于那些长期吃药的人来说，甘草最主要的一个好处就是解百毒。也就是说，当你不知道中了什么毒的时候，任何药物的毒都可以用甘草来解。甘草本身具有清热解毒的作用，还能保护脾胃，长期吃药的人，没有一个脾胃是好的。

所以，小叔建议长期吃药的人每天可以喝点

儿甘草茶。不过小叔这里推荐的解毒茶，预防药肝的茶不仅仅是甘草茶，而是甘草加一物，加什么呢？绿茶。

为什么要加绿茶呢？首先，绿茶可以作为药引子，把药性引入肝。另外，绿茶是叶类药，还是茶树最顶端的那一小撮嫩芽，最具有生发之气，可以疏肝，加强肝的排毒能力。肝主疏泄。另外，绿茶颜色是绿的，绿色入肝，绿茶本身可以清肝，可以把肝火清理掉。最主要的是，绿茶也可以解百毒。神农一日尝百草，中毒很多次，用什么来解呢？用绿茶。

甘草、绿茶都可以解百毒，甘草加绿茶可以说是长期吃药的人最好的解毒良药和保健饮品。甘草与绿茶，一方面甘草可以牵制绿茶的苦寒，另一方面绿茶又可以防止甘草的湿腻，因为甘草太甜了，容易生湿气。单独喝绿茶可能会伤脾胃，现在有了甘草保护脾胃，就可以高枕无忧了。绿茶的苦可以中和甘草的甜，甘草的甜又可以缓和绿茶的苦，相得益彰。

甘草加绿茶如何饮用呢？甘草 15 克，必须用

绿茶: 味苦、甘，性凉，归心、肺和胃经。具有生津止渴、去火的功效。

生甘草，只有生甘草才有解毒的作用，绿茶 3 克，注意，不要浓茶，淡淡的绿茶就可以了。一天就喝这个茶。

如果你只想短暂地清理身体的药毒，可以喝 1 个月，如果你是长期必须吃药的，可以天天喝这个茶。如果实在怕寒凉，那可以加一片生姜。

治疗鼻炎的鹅不食草

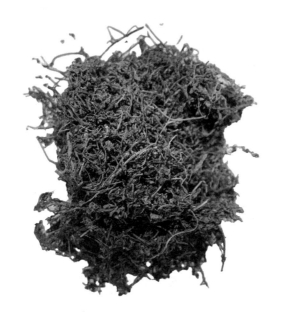

　　一味药闻一闻就可以搞定多年的鼻炎，还能让鼻息肉脱落。

　　这是一个偏方，一个单方，说真的，有时候有些疑难杂症需要偏方，因为偏方不走寻常路，剑走偏锋，常常有意想不到的效果，正如有些仗需要游击队来打一样，偏方的存在为很多久治不愈的人点燃了希望。

话说自从小叔开了公众号以来，经常收到这样的"福利"：很多粉丝，有些自己本身是中医，有些是家里人是中医，怀着美好的心给小叔献方，他们说小叔无偿公开了那么多的好方子，非常感动，也想为弘扬中医文化贡献自己的绵薄之力，所以把自己用过的或者祖传的好方子送给小叔，希望小叔能够分享给小伙伴们。

每每遇到这样的事，小叔总是感慨万千，只要人人献出一份力，中医文化传播就更深远。

一位民间中医胡大哥，知天命之年，来大理旅行，希望能够见一见小叔，喝一杯茶。于是小叔就约了晚饭。胡大哥很豪爽，谈笑间借着酒劲诉说中医发展的道路有多难，临了话锋一转，说，把这杯酒干了我告诉你一个好方子！

小叔不胜酒力，平日也不常喝酒，只在亲朋聚会喝一点儿黄酒或葡萄酒，此时刚好是大理本地的青梅酒，小叔又很好奇胡大哥口中的好方子是什么,于是二话不说把剩下的酒干了。

胡大哥哈哈一笑,说:"痛快,然后大声说,你承不承认现在得鼻炎的人数都赶上得痔疮的人数了,空气不好又贪吃寒凉冰冻食物,我身边有很多人都有鼻炎。我有一个单方,不需要服用,只需要闻一闻就可以治疗鼻炎,我用了二十多年了,治好了很多人。有一位妇女,鼻子里长了七八年的息肉,家里是农村的,没有钱动手术,也怕动手术,托朋友找到我,问能不能用中药治好。我说,肯定能,你就等着好消息吧,于是就让她闻这味药,闻了一个多月,鼻息肉竟然脱落了。"

胡大哥说得眉飞色舞,小叔很是惊讶,问:"这味药是什么呢?"

胡大哥脱口而出:"鹅不食草!"

鹅不食草,请原谅小叔的孤陋寡闻,那时候小叔还真是第一次听说名字这么奇怪的草药。为了进一步了解鹅不食草,与胡大哥分别后小叔就去了药店,抓了一些鹅不食草。

正如胡大哥所言,鹅不食草味道太不好闻了,小叔放在鼻子边,一股浓烈的、刺鼻的味道像潮水一般涌来，小叔本能地把鹅不食草拿开了，连着打了好几个喷嚏。

小叔又查阅了很多资料，才明白鹅不食草真的是名不虚传，真的是连鹅都不吃的草。

话说有一位少年，因为患了严重鼻炎，经常流脓鼻涕，其他的小伙伴们嫌弃他，不跟他来往，他很自卑，经常一个人与鹅做伴玩耍。有一天他把鹅赶到一块山地，鹅把周边的草都吃光了，唯独有一种草一点儿也不吃。少年很是奇怪，走进那些草，一股刺鼻的味道让他不由得倒退几步，可是过一会儿他突然觉得鼻子好舒服、好通透，一点儿也不堵了。于是少年采了很多草回家，鼻子堵的时候就闻一闻，就这样慢慢地把自己的鼻炎治好了。

村里的一个郎中遇到少年，问少年的鼻子怎样了。少年说全好了。郎中惊讶，于是少年把事情的来龙去脉告诉了郎中。郎中羞愧不已，说自己学医一辈子竟然不如一种野草，后来又说，既然这种草连鹅都不吃，那就叫它鹅不食草吧。

从此，鹅不食草就这样流传下来。这个传说是真是假无从考究，但鹅不食草治疗鼻炎千真万确。

鹅不食草属于辛温的药，不是一般的辛，是特别的辛，非常刺鼻，所以鹅不食草可以发散风寒。辛味入肺，可以宣肺，可以鼓动肺气去祛寒，肺又开窍于鼻，所以鹅不食草可以治疗鼻炎，可以通鼻窍。鼻炎，是肺气不宣，堵在了鼻窍，所以造成鼻塞、鼻子不通气、流鼻涕，甚至不闻香臭，嗅觉失灵。

因为肺气堵塞，气滞则血瘀，堵久了就会长鼻息肉，所以治疗鼻息肉一定要把肺气打开，让肺气去攻克这个鼻息肉。如果流脓鼻涕，说明有痰，鹅不食草还可以化痰。

辛味药有很多，专门治疗鼻炎的辛夷花与苍耳子效果也很好，但比起鹅不食草来说就是小巫见大巫了。因为鹅不食草有无与伦比的辛味，所以鼻炎轻的不需要吃药，只需要闻一闻就可以了。

怎么做呢？很简单，去药店买来干品鹅不食草，然后打成粉末，用凡士林调成膏状，每天用棉签蘸一点儿放进鼻子里面，在长息肉的地方多放一点儿，每天 2 次，每次 20 分钟。坚持 1 个月，你

心录 | 与药说药

鹅不食草：味辛，性温。 归肺经。具有发散风寒、通鼻窍、止咳、解毒的功效。

的鼻炎或鼻息肉就有可能痊愈。如果要内服的话，每天9克泡茶喝。就这么简单。

鹅不食草治疗鼻炎、鼻息肉可不是杜撰的，李时珍的《本草纲目》就有明确的记载：鹅不食草上达头脑，而治顶痛目病，通鼻气而落息肉，内达肺经而治痰喘鼻炎，散疮肿，通入肝经，而能除翳明目，治胬肉攀睛。

无论是慢性鼻炎还是急性鼻炎，只要是受寒导致的，鹅不食草都可以搞定。

自从小叔得知鹅不食草治鼻炎这一偏方后，推荐给了很多粉丝，他们用后纷纷反映鹅不食草治疗鼻炎效果显著，闻一闻就可以治疗鼻炎，免去了药物对脾胃的伤害，太不可思议了。

例如，山东有一位小伙子，说自己感冒了，其他症状都没有，就是流鼻涕，那鼻涕流得太夸张了，一大包纸巾很快就没有了，难受死了，与同事、领导交谈没几句鼻涕就出来了，太不雅观了。问小叔怎么办。

小叔说，风寒感冒，没其他症状，就是流清鼻涕，那好办，鹅不食草泡茶喝吧。

小伙子泡了一天鹅不食草茶,虽然味道不好,但很快就不流鼻涕了。这个不奇怪,因为这是急症,来得快去得也快。

小叔还有一位朋友,自诩是一个吃货,喜欢各种美食,还喜欢亲自下厨做各种美食,不过让他苦恼的是自己鼻子不争气,鼻炎十多年,一点儿气味都闻不到,闻不到香味,也闻不到臭味,一天20个小时鼻子都是堵的,去医院检查过,里面没有长什么东西。吃了很多药也不见效。

小叔保守起见,没有立马推荐鹅不食草,这个毕竟是偏方,小叔先推荐了治疗鼻炎的名方,桔梗元参汤,这个方子小伙伴们应该都熟悉了,是治疗鼻炎的正规方子,很多人用过,十年八年的鼻炎也治好过。可惜,让小叔郁闷的是朋友服用桔梗元参汤10天后一点儿反应都没有,朋友没有信心了,不打算服了,问还有没有其他方子。

小叔不得已,只好使出了杀手锏,鹅不食草该登场了,小叔让朋友把鹅不食草打成粉,用凡士林调匀,每日放在鼻孔里。谢天谢地,朋友反馈说用了3天,感觉鼻子没有那么堵了,脑袋没有那么蒙

桔梗元参汤,出自清朝名医黄元御的《四圣心源》。主治肺气郁升、鼻塞涕多者。

517

了,感觉有一股清气从鼻子直通脑窍。再用7天,鼻子竟然通气了,那种久违了的神清气爽的感觉终于回来了。朋友坚持用了一个多月,一天做小鸡炖蘑菇,突然一股香味飘到了鼻子,朋友太惊喜了,又凑到锅前,使劲闻了闻,"对,是香味,终于可以闻到香味了!"

鹅不食草,一种鹅都不吃的草,一种味道很不好的草,一种不招人待见价格很低廉的草,却是鼻炎的克星。

如果你的鼻炎久治不愈,不妨试试鹅不食草。

妇科圣草——益母草

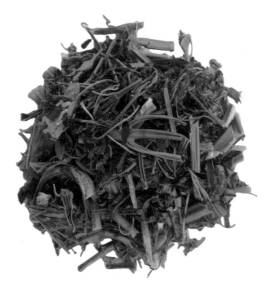

妇科圣草，天生为女人而生的一株野草，既可以祛湿又可以化瘀血，你们能猜到这种野草是什么吗？

它就是妇科圣草——益母草。从来没有一种药直接以女性来命名的，妇科圣药当归也没有。

益母草：味苦、辛，性微寒。归肝、心包、膀胱经。具有活血调经、利尿消肿、清热解毒的功效。

益母草"母"就是指母亲，代表母性，代表女人，说明益母草对女人特别有益。

接下来，小叔就为大家揭开益母草的神秘面纱。

小叔对益母草的印象来自于两位粉丝的反馈。

第一位粉丝是用益母草解决了肾炎水肿的问题，该粉丝说服用益母草1个月，小便正常了，以前小便很少。小便正常了，身体的水湿排出去了，自然就不会水肿了。再去医院检查，发现自己的尿潜血、尿蛋白指标差不多接近正常值了。

益母草为什么可以调理肾炎水肿呢？因为益母草既可以祛湿利水，又可以活血化瘀。一般来说，祛湿利水的药不会有活血化瘀的作用，如泽泻、茯苓、薏米，反过来说活血化瘀的药不会有祛湿利水的作用，如三七、桃仁、红花。这个益母草就神奇了，一方面可以祛湿利水，另一方面还可以活血化瘀。

中医对慢性肾炎的治疗，一方面要清热利湿，另一方面要活血化瘀。久病必瘀，慢性肾炎者一定会有瘀血，也就是说治疗慢性肾炎一方面要利水，另一方面要活血化瘀，这个益母草刚好可以。

中医说"水不利则为血"。就是说，身体湿气太重了，水肿了，这些湿气就会阻碍气血运行，慢慢就会产生瘀血。反过来，"血不利则为水"。就是说，身体有瘀血了，又会加重身体的水湿，让水湿无法排出去。肾炎患者是先有湿气、水肿，然后又有潜血，这个潜血就是瘀血导致的。

一味益母草同时可以解决血水互结的问题，所以可以调理慢性肾炎，有慢性肾炎水肿的人不妨试试。

第二位粉丝竟然用益母草调理好了白癜风。小叔之前分享过一个治疗白癜风的方子桑枝煎，这个方子里主要的药就是益母草。益母草可以解决瘀血的问题，还可以解决瘀血化热的问题，因为益母草是凉药，可以凉血活血。白癜风的一个病因就是瘀血，瘀血久了会产生热，所以会导致白癜风。

其实益母草之所以是妇科圣草，主要是因为益母草对女人的月经不调有很好的调理作用。

最典型、最有效的就是女人的痛经，用一点儿益母草，加一点儿生姜、红糖，基本上痛经用一个

听录｜与药说药

水不利则为血，
血不利则为水。

521

好一个。小叔有一次去超市还看到了卖益母草红糖的。痛经的病因之一就是不通则痛，就是瘀血导致的，益母草可以活血化瘀，自然可以调理痛经。

益母草对闭经也很有效果，闭经一方面可能是血虚，另一方面可能是血脉不通，堵了，月经下不来，益母草可以活血化瘀，疏通血脉，让月经正常下来。这个时候用一点儿益母草炖鸡蛋，可以很好地调理闭经。鸡蛋可以补，益母草可以通，气血足了，血脉通了，还愁月经不来吗？或者益母草小米粥也可以。

益母草还可以调理女人的崩漏，就是月经来了不走，淋漓不尽。导致崩漏一方面是脾虚气虚，另一方面可能就是瘀血，益母草可以调理瘀血导致的崩漏，这个与桂枝茯苓丸效果一样。

益母草还可以调理女人的子宫肌瘤，这个不用小叔过多解释了吧，子宫肌瘤就是瘀血，益母草可以活血化瘀。

益母草还可以把女人产后的恶露排出去。生完孩子后的子宫都会有一些残留的瘀血、死血，这个必须要及时排出去，不然以后就会得子宫肌瘤，益母草就有这个作用，不论是大产，还是小产，都可以借助益母草来排出身体的恶露。

作为妇女之友的益母草，还有女人特别心动的作用，那就是可以美容养颜。据说武则天的美容秘方里面就有益母草。御医给武则天调配了一款中药面膜，里面主要的成分就是益母草。益母草可以让肌肤白净光滑，其实用的就是益母草活血化瘀的作用。

益母草如何用呢？去药店买来干品益母草，一次用上 15 克左右，煮水喝或泡茶喝都可以。

特别的益母草送给你。记住，益母草虽好，但不可贪多，毕竟是药，孕妇绝对不能用，经期也要避开。

薏米的作用远不止祛湿那么简单

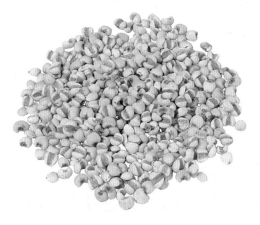

薏米的作用远不止祛湿那么简单，下面跟随小叔一起来了解一下薏米的十大妙用。

薏米，中医把它当作药来用，只是这几年商家为了炒作把薏米神化了，似乎薏米已经成了祛湿的代名词，说到祛湿一定想到薏米，说到薏米就会想到祛湿。但祛湿是一个系统性的、复杂的大工程，不是简简单单一味薏米就可以搞定的，最主要

薏米：味甘、淡，性凉。归脾、胃、肺经。具有利水渗湿、健脾止泻、除痹、排脓、解毒散结的功效。

的是薏米性子有些寒凉，必须对症使用，要么就要配伍，这样才能发挥薏米的功效，又不伤害脾胃与阳气。

薏米最大的妙用就是小伙伴们都知道的祛湿，但你们知道薏米是怎么祛湿的吗？祛湿的方法有很多，有健脾祛湿，就是加强脾胃的运化功能，诸湿肿满皆属于脾，脾胃的运化能力加强了，水湿就会容易排出去，这是最根本的祛湿方法。还有行气祛湿，气行则水行，只要身体的气流动起来了，水湿就容易被运化。这就像给身体刮一阵风，风能胜湿，湿毛巾挂在有风的地方更容易晾干。还有升阳祛湿，湿为阴邪，湿性趋下，湿气的对立面就是阳气，湿气喜欢往下走，就像水往低处流。那么阳气呢？阳气喜欢往上升，就像人喜欢往高处走一样。太阳一出来，潮湿的大地就会变得干爽，所以升阳可以祛湿。阳气足的人湿气比较少，例如，喜欢运动的男人，身体的湿气几乎可以忽略不计了，而整天喝冷饮、喝牛奶、吃水果、久坐不动的女人，湿气则会像四月的梅雨天一样缠缠绵绵。

还有一种祛湿的方法最简单、最直接，那就是直接把身体多余的水湿排出去，就像修建一个城市的地下排水系统一样，中医把这种祛湿的方法叫作甘淡渗湿，或者更通俗地说就是利水。没错，薏米与茯苓一样，就是这样祛湿的。这种祛湿方法是治标。不同的是茯苓性子平和，薏米性子寒凉，所以如果你真属于湿热体质，那在湿热的夏天更适合用薏米祛湿。如果你脾胃不好，那就乖乖用茯苓吧。

1. 既然薏米是祛湿高手，那么薏米的第一大妙用就是调理湿疹。

湿疹产生的原因有很多，有寒湿导致的，有湿热导致的，还有所谓的干性湿疹，薏米适合调理什么样的湿疹呢？薏米是渗湿的，又是寒凉的，自然薏米调理的就是湿热导致的湿疹了。如何判断是不是湿热导致的湿疹呢？湿疹是水疱形状的，发红，同时舌苔发黄，伴随着尿黄、腹泻，但泻下的是火辣辣的大便，肛门灼热，湿疹在夏天暴发，经常喝酒吃肉，有这些情况就可以用薏米来调理了。

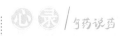

2.除了湿疹，薏米还可以调理很多女人为之心烦的扁平疣。

中医认为，扁平疣是湿邪导致的。薏米的药性走肺，肺主皮毛，与湿疹一样，扁平疣属于皮肤病，所以要加强肺的功能。薏米可以让肺里面的水湿下行，渗透到膀胱，再通过尿道排出去。肺里面的水湿没了，肺的宣发功能就加强了，堵在皮毛间的水湿就会散去，扁平疣慢慢就会消失。

小叔的一位粉丝，得了扁平疣，小叔就建议她用 50 克薏米煮水喝，坚持 1 个月，扁平疣竟然不翼而飞了。如果脾胃虚寒又需要薏米来调理扁平疣，则可以加入一些姜片、大枣一起煮。

3.薏米可以清除你身体里的湿浊，让你的头油、脸油一扫而光。

这个时代我们吃进去太多的垃圾食品，这些食品会在身体里面化成痰湿，痰湿上泛就会导致头油多、脸油多。薏米就像清洁工一样，把身体里的湿浊清理掉，头上、脸上自然就不冒油了。头油多的人都是喜欢吃肉的人。

当然导致头油多还有其他原因，如脾气暴躁，怒则气上，这个气就把身体的油腻带上去了。还有阴虚血热的人头油也会多，薏米只能调理身体湿邪过多导致的头油。

4.薏米可以让大便成形，让大便不再臭烘烘，不再黏马桶。

当身体湿邪泛滥的时候，湿邪就会下注到肠道。湿邪有一个特点就是特别黏腻，被湿邪困扰的人排出来的便便也会黏腻。一位粉丝，说自己大便特别黏马桶，后来就服用薏米，服用几天就感觉大便干爽了，竟然成香蕉状，一点儿不黏马桶。但小叔要提醒的是，如果是寒湿导致的就不可以用薏米了。

5.薏米可以调理腹泻。

不是所有的腹泻薏米都可以调理，腹泻的原因太多了，有寒湿导致的腹泻，这个用藿香正气；有积食导致的腹泻，用保和丸；有肝郁脾虚导致的腹泻，用痛泻要方；有脾虚导致的慢性腹泻，用参苓白术散；还有寒热都有，还夹杂着湿邪导致的腹泻，用乌梅丸。薏米调理的腹泻是湿热导致的腹泻，湿气多一些，热少一些，这种腹泻通常是里急后重，肛门火辣辣的。

6.药王孙思邈喜欢用薏米来调理肺痈，肺痈就是急性肺炎。

什么是肺痈？就是肺里面化脓了、烂了，流出黏稠的黄水，吐出来的是浓浓的黄痰，有肺痈的人会发热、咳嗽、哮喘，去医院诊断通常是急性肺炎，这个时候就可以用薏米来调理。

这个时候用的是薏米的什么功效呢？不是祛湿了，而是薏米的另一个功效——排脓。薏米可以把脓肿排出去，同时清热解毒。这个时候薏米加上肺痈要药鱼腥草就可以搞定肺痈了。孙思邈用一个方子叫作千金苇茎汤，就是专门调理肺痈的，特别适合抽烟的男人服用。

7.薏米可以让女人的白带不再有异味、不再发黄；薏米可以让男人的前列腺清清爽爽，不再尿频、尿急、尿痛。

薏米尤其擅长清理下焦的湿热，直捣黄龙，让湿热无处可逃。

女人的白带有异味、发黄就是湿热下注导致的，男人的急性前列腺炎，尿频、尿急、尿痛也是湿热下注导致的。薏米可以把下焦的湿气渗透出去，所以可以调理女人的白带发黄，男人的急性前列腺炎。但如果白带发白，就不能用薏米了；男人的慢性前列腺炎，没有尿急、尿痛的也不适合用薏米调理，这个就需要调理肾气了。

8.用薏米治疗一到夏天就复发的脚气，效果很好。

一位粉丝说，一到夏天就复发脚气，很痒，怎么办？

小叔说，好办。可以用藿香正气水涂擦或用薏米汤内服，也可以用薏米煮出来的水泡脚。于是他选择了后者，因为家里有现成的薏米，这个人人都想祛湿的时代，厨房里没有薏米那是太落伍了。然后，就是这简简单单的薏米，断断续续用了一个多月，脚气就好得差不多了。

9.有痛风的人不妨每天喝点儿薏米汤。

痛风导致疼痛的位置大多在大脚趾，这个也是湿气下注导致的。不同的是有的人是寒湿，有的人是湿热。怎么区别呢？湿热导致的痛风患者不能用热水泡脚，因为遇热脚痛会更加严重，吃点

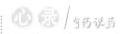

儿辛辣或者喝点儿酒也会加重，因为辛辣与酒都会加重湿热。寒湿导致的痛风患者却喜欢用热水泡脚，还可以热敷，用艾灸熏一下也会大大减轻疼痛。薏米适合用于调理湿热下注导致的痛风。薏米擅长搜刮下面的湿邪，把湿邪利出去，这样痛风就减轻了。

10. 水肿和有风湿病的人，也可以选择用薏米。

薏米可以利水，可以消除水肿。什么样的风湿病人可以使用薏米呢？必须是风湿热，不是风湿寒。就是感觉下肢特别沉重，有些红肿，这个时候用薏米效果最好，有一个中成药叫作四妙丸，其中就有薏米，就是专门调理风湿热导致的风湿病的。

最后，小叔想说，薏米是可以用于减肥的。经常食用薏米有助于减轻体重，但这个减肥的方法有些伤脾胃。如果觉得自己确实属于水胖，没有吃太多肉，不是肉胖，喝水就胖，身上的肉松松垮垮的，像棉花一样，这个就是水湿太多导致的肥胖，一味薏米加上冬瓜、海带一起炖汤喝，加点儿

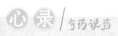

姜片中和薏米的寒性，或者可以把薏米炒一下，连续喝1个月，减肥效果很好。

好了，薏米的妙用就说到这里了，记住，薏米是良药，不是天天可以吃的食物，适合湿热体质的人食用。薏米，对于那些无肉不欢，无酒不欢，整天吃烧烤、夜宵的人来说是一味良药，但对于平素清淡饮食，以素食为主的人来说就不适合了。

肝胆疾病的克星——茵陈

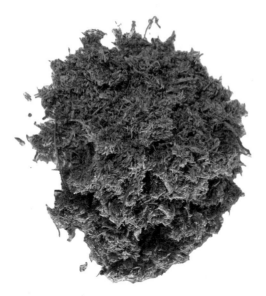

　　话说小叔有一位粉丝，说自己因为应酬喝酒太多、吃肉太多，突然暴发黄疸，眼睛和全身的皮肤发黄，尿也发黄，这种黄是那种透亮的有点儿像橘子皮的黄。

　　这位粉丝本想去医院的，但转念一想，自学中医也有一年多了，生病了应该先用中医中药，不然就白学中医了。于是咨询小叔中医治疗急性黄疸有什么办法吗。

小叔说中医有办法治疗，于是让他去买中成药茵栀黄口服液，如果买不到这个药，直接去药店抓一味草药，就是茵陈。后来他抓了草药，回家用茵陈煮水，浓浓的一大碗，喝下去，黄疸症状就减轻了很多。连续喝了 3 天，黄疸就好了。

茵陈这味药不仅仅可以治疗黄疸，是黄疸的克星，中医说黄疸有阳黄与阴黄之分，阳黄就是这位粉丝得的这种，颜色透亮透亮的，是热证，是湿热导致的。还有一种黄疸是阴黄，颜色暗黄，是寒湿导致的。不管是寒湿还是湿热导致的，只要是黄疸都可以用茵陈调理。只不过治疗阴黄型的需要加一些温阳的药，如附子等。

小孩子刚出生时可能会有黄疸，这个不用担心，7 天后自己会褪去，如果想帮助其身体早点儿褪去，宝妈可以用茵陈煮出来的水给宝宝洗澡。

茵陈这味药主要走肝胆，可以清热利湿，有点儿辛，有点儿小寒凉，味道是苦的。中医认为，肝

茵陈：味苦、辛，性微寒。归脾、胃、肝、胆经。具有清利湿热、利胆退黄的功效。

《本草经疏》："苦寒能燥湿除热，湿热去，则诸证自退矣。除湿散热结之要药也。"

胆湿热会引发黄疸或者肝炎，不管是乙肝还是丙肝，只要是肝炎，一般是由湿热导致的。这个时候用上茵陈就很好。尤其是经常喝酒、吃肉的朋友，其肝炎都是湿热熏蒸导致的。茵陈一方面可以清热，另一方面可以利湿，可以说是肝炎的克星，无论虚实寒湿都可以用茵陈。可以这么说，茵陈可以给肝胆洗一个澡，把肝胆的湿浊洗得干干净净。

把肝胆的湿热清理掉了，眼睛就不黄了，不会有眼屎了，也不胀了，口不苦了，头不疼了，也不恶心厌油了，也不拉肚子了，尿也不黄了，血压也降下来了，女人的白带也不发黄发臭了，肝炎就慢慢好转了。

茵陈不仅可以清理肝胆的湿热，还可以疏肝，让肝舒展起来，肝主疏泄，如果肝气郁结了，疏泄能力就会下降，肝的排毒能力就会下降，那身体里的一些垃圾就容易堆积在肝脏，如痰湿、瘀血、酒精等。茵陈为什么可以疏肝呢？因为茵陈算是一种野菜，是春天的产物，入药的时候必须是三月采摘，过了三月药性就大打折扣了。春天对应的是肝，春天万物生，春天的药材都有生发生长之性，所以茵陈可以疏肝。

据说华佗发现了茵陈可以治疗肝炎，为了让后世更好地利用茵陈，他还编了一句口诀：三月茵陈四月蒿，五月六月当柴烧。

意思是说，茵陈一定要三月采摘，如果四月就成了蒿了，药性就差了很多，如果到了五六月再去采摘，基本上废了，不能入药了，只能当柴烧了。

茵陈还有一个厉害之处，那就是可以降转氨酶。很多人去体检，检查出转氨酶偏高，心里很害怕，担心自己是不是肝功能受损了或者得肝炎了。其实，转氨酶高并不代表一定是生病了，可能是生理性的，如大吃一顿、生气了、喝酒了或剧烈运动都有可能导致转氨酶升高，所以不用担心。

不过有部分人的转氨酶升高确实是身体病了，肝生病了，如脂肪肝、酒精肝，最常见的就是病毒性肝炎，这个大家最害怕，因为怕以后得肝癌。如果真的是病了，有肝炎了，可以用茵陈来降低转氨酶。

好了，关于茵陈，我们只要记住它是一个专门走肝胆的药，可以搞定肝胆里面的湿热，给肝胆洗一个澡，凡是与肝胆有关的急性炎症都可以用茵陈，如急性胆囊炎、肝脓肿等。如何用呢？一般单味药用上 9～15 克煮水喝。

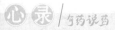

肉桂的妙用

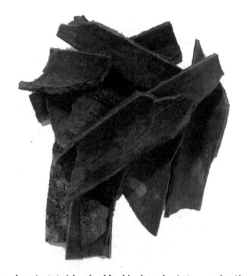

肉桂：味辛、甘，性大热。归肾、脾、心、肝经。具有补火助阳、引火归元、散寒止痛、温通经脉的功效。

小叔在这里给小伙伴们介绍一味非常重要的中药，这味中药太寻常了，很多家庭都有，就在厨房里，家庭主妇没有不知的，那就是桂皮，中医叫作肉桂。

为什么要聊这味中药呢？因为它唾手可得，可以调理很多小病，如果主妇们知道了它的好处，用它来调理家人的身体，岂不是一件很棒、很有成就感的美事。

1. 肉桂可以治疗牙痛。

牙疼不是病，疼起来真要命。有一种牙疼，很多清热解毒的药都治不好，反反复复发作，最容易在熬夜后发作，或者吃点儿油炸食品就发作，这种牙疼叫作虚火牙疼。肉桂治疗的就是虚火牙疼。

有小伙伴纳闷了：肉桂不是大热之药吗？牙疼是上火导致的，再用热药不是火上浇油吗？

很多人只知其一，不知其二，肉桂是热性的，但肉桂最大的也被医家津津乐道的妙用就是它可以引火归元。这个火是什么火？是从肾里面奔出来的龙雷之火或者叫无根之火，因为没有根所以叫作虚火，是肾里面的阴不足了，无法制约阳，阳有余就是火，火的性子一定会往上走，所以会引发牙疼。这种虚火导致的牙疼是不能用清热解毒的药治疗的，因为会伤害肾阳。最好的方法就是把上面的火引到下面来，引到肾里面藏着，肉桂的作用就是如此，它稳稳地守住肾，让肾里面的火不乱跑出去。

虚火牙疼指虚火上炎引起的牙齿疼痛，多由胃阴不足，或肾阴不足引起。

《本草汇》："肉桂，散寒邪而利气，下行而补肾，能导火归原以通其气。"

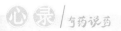

怎么用呢？可以直接用肉桂打粉敷脚心，把虚火引下来，这样牙就不疼了。因为肉桂引火归元的作用，很多医家还用它来调理阴虚火旺导致的失眠，就是那种入睡困难、心肾不交导致的失眠。具体做法是1克肉桂与10克黄连泡茶喝，这个方子叫作交泰丸。肉桂把虚火引下来，黄连直接扑掉心火，肾水上行，心火下行，水火交融，人就可以安然入睡了。

因为肉桂这个与众不同的作用，即可以引上身之火，暖下身之寒，可谓上热下寒之人的良药。

2. 肉桂可以调理口渴。

同理，很多人也会问：小叔，口渴不是缺水造成的吗？不是要滋阴吗？怎么还用肉桂这样的热药呢？

口渴有两种，一种是阴虚导致的，身体的津液不足了，直接补充津液就可，这个口渴很好治疗，用一些滋阴的药物立竿见影，如沙参、麦冬、石斛，泡茶喝即可；另一种口渴就比较严重了，不是阴虚，而是肾阳虚导致的，肾的气化功能不足导致的，身体里面的水湿缺乏一股阳动之气，无法被阳气化成津液,带到口腔,所以会口渴。这样的人喝再多的水也解决不了问题,反而越喝越口渴,因为越喝水湿越多,阳气越弱。

这个时候怎么办呢?一味肉桂就可以帮助你。肉桂可以强壮肾阳,加强膀胱的气化功能,水湿被气化成津液就会滋润身体任何一个部位,这样就不口渴了。

怎么服用呢?肉桂3克,直接泡茶喝。

3. 肉桂可以调理心痛。

调理什么样的心痛呢?是心阳不足导致的心痛,特别好发于老年人,好发于冬天与晚上睡觉的时候。心阳不足,寒气凝滞,血脉不通,不通则痛。这种痛是一种刺痛的感觉,西医诊断为冠心病,中医把这叫作胸痹或真心痛。

肉桂治疗心痛是《药性赋》里特别强调的一点,效果很好,肉桂治疗心痛不像三七那样直接化瘀,而是给心脏注入一股源源不断的阳气,阳气足了,心脏动力就足,血脉就通畅,就不会堵塞了。

肉桂与桂枝一样,都是辛温的,颜色都是红的,红色入心,又是辛温的,所以能够温通心脉,能

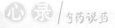

够祛除心脏里面的寒气。肉桂有一股甜辣的味道,这叫什么? 辛甘发散为阳。就是说,辛味的药与甘味的药一起就会发散为阳。而肉桂一味药就可以满足这两个条件。所以肉桂这味药不仅可以强壮心阳,它可以让五脏六腑沐浴在阳光之下。

怎么服用呢? 肉桂6克,干姜3克,甘草3克,开水泡茶喝。

4. 肉桂可以治疗老慢支、肺心病,有顽固性咳嗽的人也可以试试。

咳嗽是很难治疗的疾病,不是因为治不好,而是太难辨证了,因为五脏六腑都会引发咳嗽。

《神农本草经》:"主上气咳逆,结气喉痹吐吸,利关节,补中益气。"

例如,有一位大姐咳嗽多年,什么方法都试过了,止咳、化痰、润肺的药吃了一大堆。很多人治疗咳嗽都是从肺上治疗的,这没错,因为肺不好是咳嗽的直接原因。但这位大姐的咳嗽根源却不是肺,而是心阳不足。心肺一体,心脏好比太阳,肺好比天空,如果没有太阳,天空一片阴霾,就会引发咳嗽。于是,小叔让大姐服用肉桂茶,1周后咳嗽就大大减轻了,1个月左右咳嗽竟然消失了。想不到那么多的药治不好的咳嗽竟然被厨房里的一味调料轻轻松松搞定了。

　　肉桂从两个方面搞定咳嗽，一方面强壮心阳，太阳一出来，乌云就会散去；另一方面肉桂也有桂枝的作用，辛温发散，辛温就入肺，直接散掉盘踞在肺里面的阴寒湿气。

　　5. 肉桂疗腹中冷痛，可以治疗痛经。

　　有一位女性朋友，经期小肚子被风吹，痛经发作，问小叔如何缓解？小叔说，喝点儿姜汤。她说家里的姜用完了。小叔说，花椒总有吧。她说花椒她从不吃。小叔说，桂皮总有吧，炖红烧肉都要放的。她说这个有。

　　于是让她用肉桂煮水喝，加点儿红糖，喝完小肚子就暖暖的，非常舒服，一会儿痛经就止住了。

　　6. 肉桂可以调理食欲不振。

　　所有的香料都可以醒脾健脾，肉桂也不例外。肉桂是厨房里非常重要的香料。我们知道脾胃最喜欢香味了，芳香化湿，除秽，醒脾，让脾胃从慵懒的状态中醒来。

　　为什么做红烧肉一定要放肉桂呢？因为猪肉性寒，又非常滋腻，容易生痰湿。肉桂一方面可以

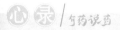

祛寒，另一方面可以化解红烧肉的滋腻。

平时胃口不好的人可以用肉桂打粉与小米煮成粥喝。

7. 肉桂可以治疗腹泻。

有一位小伙子，吃完饭就要上厕所，排出的便便中夹杂着很多没有消化的食物，人很消瘦，问小叔有什么办法可以调理？

小叔说，治疗完谷不化，一方面要健脾养胃，另一方面要强壮命门之火。脾胃就好比煮饭的锅，命门之火是肾里面的阳气，好比锅下面的柴火。饭煮不煮得熟，不仅仅取决于锅好不好，更取决于下面的柴火旺不旺。

这位小伙子吃什么拉什么，完谷不化，就是命门之火太弱了。于是让他用肉桂打粉，每天 3～5 克，用黄酒送服，黄酒可以把肉桂的药性送到肾里面。配合怀山药糊糊调理，山药粉可以实大便。坚持一阵子后，不仅消化不良解决了，更让他惊喜的是竟然胖了四五斤，要知道过于消瘦的他做梦都想胖几斤呢。

他问，这是什么道理呢？平常吃肉都不胖，现在吃点儿肉桂粉竟然胖了。吃不胖不是说是脾胃的问题吗？

小叔说，脾胃是一方面，因为胃主受纳，腐熟水谷，脾主运化，运化精微，但小肠也会参与吸收，有分清泌浊的功能，化物出焉。小肠受寒，一方面是心阳不足，心与小肠相表里；另一方面是肾阳不足，火不暖土。肉桂可以同时解决心阳与肾阳，把小肠中的寒气祛除，小肠吸收功能好了，然后再加上怀山药来补脾，自然就不会吃什么拉什么，自然就会吃什么都长肉了。

8. 肉桂可以治疗经期腰痛。

有一位女粉丝，一来月经就腰痛绵绵，总喜欢去按揉，用热毛巾敷一下就有好转，说是年轻的时候喜欢穿低腰装，又喜欢吹空调导致的。问有没有改善的方法。

小叔说，腰为肾之府，你这是肾阳虚导致的腰痛，可以把肉桂打成粉，塞进肚脐，用医用胶带固定，晚上睡觉的时候取下来。

她照着做了，感觉很奇妙，用了一天，腰痛大大减轻，感觉有一股暖流慢慢流入腰部。

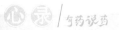

肉桂是治疗肾阳虚要药，是治疗肾阳虚必须要用到的一味药。然后小叔又让她买中成药桂附地黄丸，里面就有肉桂，吃了 1 个月，经期腰痛彻底好了。

9. 肉桂可以改善手脚冰凉。

有的人双手冰凉，这是心阳不足的表现；有的人双脚冰凉，这是肾阳亏虚的表现；有的人手脚都冰凉，这是心肾阳气都不足的表现。

无论什么样的手脚冰凉都可以用肉桂。因为肉桂既有桂枝的温通血脉之功，又有自身的疗心肾阳虚之用。肉桂既可以强壮心阳，又可以强壮肾阳，所以可以同时改善手脚冰凉。

10. 肉桂可以治疗小便不利。

有一位大爷，突然尿不出来了，使劲挣扎，像水龙头漏水一样一滴一滴的，非常难受。家里人建议去医院。大爷自尊心太强，好面子，不想去，想用中医调理。去看了几个中医，都开的是通淋利尿的药，效果甚微。

通淋利尿不行，那只有温阳化气，加强膀胱的气化功能了。中医认为，膀胱者，水道之官，气化出焉。如果没有气化,就无法排尿。膀胱的气化依赖于肾阳的蒸腾,肾与膀胱相表里。于是小叔推荐用黄芪30克,肉桂6克,车前子9克,煮水喝。黄芪把气补足了,气足了才会排尿有劲,然后用肉桂补肾阳,加强膀胱的气化功能,再用车前子直接利水,三管齐下,才喝1天,就排出尿来了。

还有一种小便不利,就是尿频,尤其是夜尿,尿量正常,颜色清晰如水,冬天加重,这种尿频也是肾阳虚导致的,肉桂同样可以治疗。也就是说,肉桂既可以调理癃闭,又可以调理尿频。

以上就是小叔总结出来的肉桂的妙用,当然肉桂的妙用远远不止这些,小伙伴们只要记住一句话就可,肉桂可以引火归元,强壮五脏六腑之阳气,尤其善于补足肾阳与心阳,是最常用、最经典的温补药之一。

癃闭,又称小便不通、尿闭。以小便量少、点滴而出,甚则闭塞不通为主症的一种疾病。

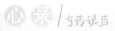

鱼腥草治疗扁桃体炎效果好

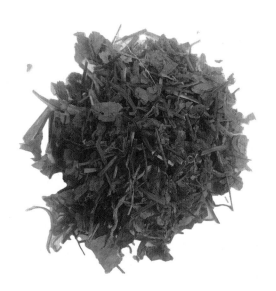

　　小叔下面要隆重介绍一种特别的野菜，这种野菜是云南人餐桌上的美味，是天然消炎药，对身体出现的很多急性炎症都有效果，尤其是对肺炎与扁桃体炎效果非常好。

　　对于宝妈来说，学会了运用这种特别的野菜

来调理宝宝的身体,会省去很多烦恼,因为宝宝最容易得扁桃体炎与肺炎。宝宝的脏腑娇嫩,不太适合服用药物,这种野菜既是食物又是药物。

这种特别的野菜到底是什么呢?小叔一定要卖一个关子,请继续看下去。

小叔刚来大理那一阵子还不太适应大理的气候,大理什么都好,就是冬天比较干燥,风大了一些。晚上和朋友吃了一顿麻辣烧烤,喝了一点白酒,导致第二天早起扁桃体炎发作。扁桃体红肿热痛,咽口水都痛。说实话,小叔很少有扁桃体发炎的经历。于是小叔出去买药,遇到邻居大哥,说扁桃体炎不需要吃药,他家里有刚买的鱼腥草,直接煮水喝,吃上一天就没事了。邻居大哥太热情了,很快把鱼腥草送到我手中。小叔盛情难却,于是开始煮鱼腥草水喝。

你们猜怎么着?鱼腥草真的太神奇了,小叔喝了一碗浓浓的鱼腥草水,扁桃体炎症状大大缓解,于是一天就喝这个鱼腥草水,渴了就喝。喝到晚上,扁桃体炎基本上就好了!

因为亲身感受到了鱼腥草的功效,所以小叔

鱼腥草: 味辛,性微寒。归肺经。具有清热解毒、消痈排脓、利尿通淋的功效。

对鱼腥草总有一种莫名其妙的好感，去大理本地人家里做客，只要看见桌上有鱼腥草，就会多吃一些。

后来小叔又把这个偏方介绍给了很多朋友，几乎是用一个好一个的，尤其是对急性扁桃体炎，化脓那种，效果非常好。

鱼腥草治疗扁桃体炎为什么有这么好的效果呢？因为它是天然消炎药，天然消炎药与化学消炎药相比，有消炎的作用，却少了化学药的副作用。而且鱼腥草又是食物，老百姓经常吃的，所以安全性更高。

鱼腥草为什么治疗扁桃体炎效果这么好呢？因为扁桃体炎是肺热引发的，肺热有可能是大肠热引发的。肺与大肠相表里，大肠里面有热一定会转移给肺，肺里面有热一定也会找一个出口，扁桃体或咽喉就是肺热的出口，所以会出现扁桃体炎。

小孩子很容易患扁桃体炎，一方面是因为感冒发热导致的，另一方面就是积食化热导致的，小孩子脾胃弱，最容易积食，现在的家长又过度喂养孩子,生怕孩子饿着了,或者营养跟不上,追着孩子屁股后面跑,喂这喂那的,很容易喂出积食。积食就会化热,这个热就会往上走,走到肺里就是肺炎,走到扁桃体就是扁桃体炎。

而鱼腥草恰恰是肺炎的克星,鱼腥草色白入肺,气味非常辛烈,非常冲鼻,一般人受不了,所以鱼腥草药性直接走肺,辛入肺。鱼腥草又是寒凉的,所以可以清肺热。鱼腥草那股浓浓的味道让很多人望而却步,但正是这种独特的味道,鱼腥草才会成为肺痈的圣药。肺里面高热不止,化脓了、烂了,鱼腥草喝下去效果很好。鱼腥草把肺热清理了,扁桃体里面的热也就没了,扁桃体炎也就消失了。

鱼腥草还有一种特别的能力,那就是能够把肺里面那种很浓很浓的痰化掉,一定是那种黄痰或绿痰最有效,因为黄痰或绿痰就代表肺里面有热。

肺里面有脓痰就会堵塞肺泡,引发哮喘、支气管炎、肺炎,所以鱼腥草是治疗肺热导致的肺炎特效药。不用多想,只要你发现自己的孩子有很浓

《滇南本草》:"治肺痈咳嗽带脓血,痰有腥臭,大肠热毒,疗痔疮。"

的黄痰就可以用鱼腥草清肺化痰。

有人担心鱼腥草寒凉伤脾胃，没有关系，你只是用来治病，又不是天天吃，云南人天天吃也没有问题，毕竟是食物，不是药物，食物的寒凉比起药物的寒凉对脾胃的伤害少多了。再说，治病的时候，鱼腥草的药性是去治病了，不会对身体造成伤害。

鱼腥草治疗扁桃体炎与肺炎如何用呢？很简单，可以买干品 50 克煮水喝，一天就喝这个水，不用喝其他水了。

记住，一定是热邪导致的扁桃体炎与肺炎才可以用。扁桃体红肿热痛，甚至化脓，或者咳出来的痰是浓的、黄的就可以大胆用鱼腥草。

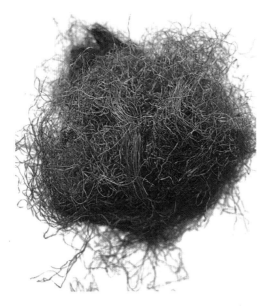

玉米须的九大好处

1. 玉米须最大的功效就是利尿，可以治疗泌尿系统的急性炎症，如膀胱炎、尿道炎、前列腺炎等。

女人容易尿路感染，女人尿路感染的时候别着急吃抗生素，可以先试试玉米须。玉米须有清

玉米须：味甘、淡，性平。归膀胱、肝、胆经。具有利尿消肿、清肝利胆的功效。

洁尿路的作用,可以引周身之水来冲洗膀胱,冲洗尿道,把尿路的各种脏东西、炎症冲刷出去。玉米须煮水喝下去,尿就多了,尿急、尿痛、尿频、尿血也就好了。记住,玉米须调理尿路炎症必须是急性的、热邪导致的。玉米须虽然不是寒凉的,但对热证效果最佳。

2.玉米须可以调理水肿,无论水肿在哪里,都可以用玉米须。慢性肾炎最常见的症状就是水肿,所以玉米须是调理慢性肾炎的良药。

玉米须可以利尿、祛湿,可以把身体里的湿邪通过小便排出去,所以可以调理水肿。玉米须调理慢性肾炎有多厉害?有一个医案是这样说的,著名老中医岳美中曾经治疗过一位患者,患者很有钱,有慢性肾炎,吃了很多西药也不管用,担心以后得尿毒症,专门千里迢迢从哈尔滨赶到北京找岳美中看病。岳美中一番望闻问切后只给患者开了一味药,那就是玉米须。患者忍不住大骂岳美中,说他是庸医,自己大老远从哈尔滨来到北京,却只给他开了普通得不能再普通的玉米须,早知如此,费那么大劲来北京做什么。

岳美中好言安慰劝说,说你先试试玉米须。如果玉米须治不好你的病,我赔你全部的费用,包括你往返的火车票。话已至此,患者将信将疑服用玉米须,别说,半年后慢性肾炎还真的被治好了。真是太不可思议了。

现在很多小孩子也有慢性肾炎,用西药副作用很大,即便用中药方子也有副作用,因为是药三分毒,这个时候何不试试玉米须呢,既安全又有效果。用玉米须调理慢性肾炎需要重用,一般要用到 100 克左右,干品,而且一定要坚持。

3.玉米须有利胆的作用,急性胆囊炎发作的时候可以用玉米须煮水喝。

玉米须就像一把刷子,可以把胆囊里面的一些垃圾清除出去,玉米须细小的须须可以深入身体细小的脉络。之所以发作胆囊炎,很多时候是胆囊堵塞了,不通了,郁而化火,所以发炎。玉米须可以利胆,让胆囊里的垃圾排出去,让胆囊干净。很多人胆囊壁毛糙,或者有胆囊息肉,这些都是胆囊里面的垃圾,是痰湿演变而来的。

肝胆相照,肝胆互为表里,很多时候胆囊的病都是肝给的，胆代肝受过，玉米须可以利胆，自然可以清肝。

清肝可以调理什么呢？清肝可以调理急性发作的黄疸，玉米须是调理黄疸的妙药，当全身发黄，是那种很亮的黄，说明肝胆湿热很严重了，这个时候可以用上玉米须，尤其是不便喝药的孩子，用玉米须最安全。另外，玉米须同样可以清除肝里面的垃圾，最典型的就是脂肪肝，中医认为脂肪肝是痰湿导致的，玉米须可以利湿，自然可以化痰。

4. 很多人有高血脂，玉米须也可以调理。

高血脂的危害大家应该都知道了，高血脂会导致高血压，高血脂会形成斑块，斑块会形成血栓，血栓堵在脑子就是脑梗死，血栓堵在心脏就是心肌梗死。可见高血脂也是人类健康杀手之一。有高血脂的人总觉得特别累。现在好了，每天喝点儿玉米须茶就可以了，玉米须可以清除血管里面的垃圾，中医认为高血脂也是痰湿导致的，玉米须可以把痰湿通过小便利出去。

5.玉米须还有一个令女人心动的用法，那就是可用于减肥。

肥胖的原因有很多，但归结起来不外乎两种，一种是水胖，女人居多，身体上的肉松松垮垮的，俗称喝水都胖；另一种是肉胖，吃肉吃多了，身上的肉比较紧实。玉米须调理的肥胖是哪种呢？当然是水胖了。因为玉米须最大的作用就是祛湿利尿。单用玉米须调理水湿导致的肥胖就有效果，如果与冬瓜皮合用那就更好了，不过气虚的人还要加一点儿黄芪。

6.玉米须可以排石，身上有结石的，不管是胆结石、肾结石，还是尿道结石，都可以试试玉米须。

不过用玉米须排石一定要重用，轻用力度太小。结石很顽固，要想把结石冲下来，非要发一场大水不可。大剂量的玉米须就可以给身体发一场大水，把身体里的水一股脑引到膀胱，然后冲刷膀胱、尿道，把结石冲走。

不过，对于大一点儿的结石，玉米须就无能为力了，必须要配合碎石的药，如鸡内金，鸡内金可以碎石，结石碎掉后，玉米须来发大水冲走结石。玉米须100克，鸡内金20克，一起煮水喝。

7. 玉米须可以调理痛风。

痛风与脾肾都有关系，同样的食物你吃了就导致高嘌呤了，他吃了就没事，这是脾的问题，脾的运化吸收不行了。还有肾的排浊能力不行，这些嘌呤排不出去，堆积在身体，引发痛风。玉米须可以加强肾的排浊能力，让肾把这些嘌呤排出去，不容易痛风。痛风一般分寒湿型与湿热型，玉米须可用于两种类型，因为玉米须是平和的，不寒不热。

8. 玉米须可以祛湿利尿，湿邪导致的湿疹可用玉米须调理。

夏天容易出湿疹的，吃海鲜出湿疹的，都可以用玉米须。身体湿邪泛滥的时候，湿邪要么从皮肤上出，要么从小便出。如果从皮肤上出就会暴发湿疹，那好办，可以通过小便把湿邪利出去，这样湿邪就不会从皮肤上出了，就不会得湿疹了。玉米须可以把湿邪从小便利出去，自然可以调理湿疹。

9. 举一反三，玉米须还可以调理脚气。

西医说，脚气因感染真菌所致，但为什么你容易感染，人家就感染不了呢？因为你身上的湿气多，潮湿的环境容易生虫子，容易生细菌。为什么夏天容易犯脚气？因为夏天湿气重。如果一个人身体清清爽爽的是不会得脚气的，因为真菌没有湿气活不下去。玉米须可以利湿，把身体里的湿邪利出去，身体里的湿气少了，就不会湿气下注，就不会得脚气了。

好了，玉米须的好处就说到这里了。玉米须真像一把刷子，刷掉碗里的油污，刷掉身体里的油污，扔了太可惜了，我们要变废为宝，为我所用。

中老年朋友的"良师益友"——远志

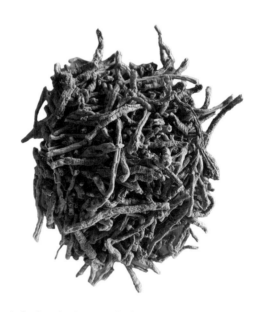

下面小叔介绍一个好东西给中老年朋友，被《神农本草经》列为上品，久服轻身不老、延年益寿。

中老年朋友，随着肾气的衰落，脑子会越来越不好使，记忆力、睡眠也越来越差，所以小叔马上给你们介绍一位"良师益友"——远志。

古人取药名绝对不是随便取的,我们可以根据这个药名来分析它的药效。

远志,远大的志向,五脏中哪个主志呢？当然是肾。这个"志"有两个意思,一个是记忆力,归肾管；另一个是意志力,也归肾管。只有小孩子才有远大的志向,因为小孩子的肾精很足,还没有开泄。中老年朋友就不一样了,志向没那么远大了,因为肾精用得差不多了,肾精不足了。

现在远志来了,可以帮你,远志可以补肾精、温肾阳,让你的脑子越来越轻松,越来越灵光,记忆力越来越好,让你耳聪目明,如此你的志向也会越来越大,又想着要做点儿什么了。

远志还可以入心,可以交通心肾。很多人入睡困难,就是心肾不交造成的。肾水上不去,心火降不下来,心火老往上飘着,就会导致翻来覆去睡不着。远志可以温肾,蒸腾肾水上升,然后把这个心火拽下来,使心肾相交,入睡快,睡得也沉稳。

远志还可以直接补益心气,安心神,心神不宁自然无法安睡。如何判断失眠是心神不宁造成的

与药说药

远志:味苦、辛,性温。归心、肾、肺经。 具有安神益智、祛痰、消肿的功效。

《神农本草经》:"主咳逆伤中,补不足,除邪气,利九窍,益智慧,耳目聪明,不忘,强志倍力。"

《名医别录》：
"定心气，止惊悸，益精，去心下膈气、皮肤中热、面目黄。"

呢？五脏都有自己的神明，肝藏魂，凌晨一点到三点睡不着是肝魂的问题；肺藏魄，凌晨三点到五点睡不着是肺魄的问题，如果一个晚上睡不着，那就是心神的问题。平时有心悸、心慌、胸闷，听到一点儿声音就吓得不要不要的，这种情况就可以用远志了。远志可以疗心慌，止心悸，安心神，总之是一味强壮心脏的良药。

对中老年朋友来说，远志还有很强大的化痰作用。远志化痰的作用有点儿与众不同。我们知道，肺为贮痰之器，脾为生痰之源，肾为生痰之根。远志味辛，可以入肺，可以宣肺化痰，其性温，可以健脾化痰，又是根入药，药性直入肾，可以搜刮肾里面的痰。

肾不好，远志可以补肾；心不好，远志可以强心；记忆力不好，远志可以健脑益智；睡眠不好，远志可以安神，真是中老年朋友的"良师益友"。

远志如何用呢？一般用上6～9克，保温杯泡茶喝即可。阴虚火旺、身体强壮、不需要补的禁用。

薄荷的九大妙用

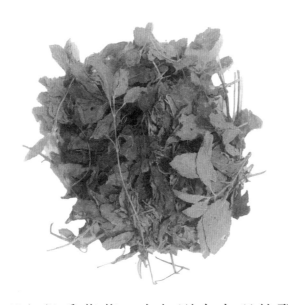

大理人很爱薄荷。小叔刚来大理的那一阵子，住在一个白族小院里面，小院楼顶种满了薄荷。大理人喜欢吃薄荷，炸着吃，凉拌吃，下火锅吃。不过很多人并不知道薄荷的中药价值，只是把薄荷当作食物。

薄荷：味辛，性凉。归肺、肝经。具有疏散风热、清利头目、利咽透疹、疏肝行气的功效。

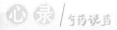

薄荷是中药，很多产品里都有薄荷，如薄荷牙膏、薄荷香皂、薄荷洗发水、薄荷口香糖、薄荷润喉糖等。

薄荷到底能够调理哪些疾病呢？接下来，我们就一起走进薄荷，体会薄荷的妙用。

1. 薄荷最大的妙用，就是治疗风热感冒。

薄荷是辛的，又是寒凉的，辛凉解表，辛可以散，凉可以清热，所以薄荷可以把风热之邪散发出去。风热感冒初期的时候，当我们出现头痛、轻微咳嗽、嗓子痒、喉咙痛、流黄鼻涕、低热的时候，先不用吃药，可以泡一壶薄荷茶，加点儿菊花、桑叶更妙，一天就喝这个茶，很快就会把风热感冒扼杀在萌芽状态之中。

2. 嗓子痛，无论是风寒还是风热导致的都可以用薄荷。

这是薄荷调理嗓子痛与众不同的地方。照理说，受寒导致的嗓子痛应该用温热药，受热导致的嗓子痛应该用寒凉药。薄荷的妙处在于，它的疏散能力超强，它的寒凉性可以忽略不计。薄荷可以把郁积在嗓子的气机梳理开来，有热的去热，有

风热感冒是风热之邪犯表、肺气失和所致。

寒的去寒。

小伙伴们应该都有这样的经验，一颗薄荷糖放进嘴里，马上就会感觉一股辛凉的气息从头面七窍疏散开来。薄荷可以开窍，凡是头面七窍，耳朵、鼻子、眼睛、嘴巴窍门不通的，都可以用薄荷来打开。

3. 眼睛红肿的时候可以用薄荷水洗眼睛，也可以泡薄荷茶喝。

因为薄荷有清利头面七窍的作用，所以薄荷可用于治疗眼疾，眼睛红肿热痛，这是热邪在作祟。肝开窍于目，通常是肝火上炎，薄荷的药性可以走肝胆，可以疏肝利胆，同时薄荷的清凉之性可以走到眼睛，用薄荷这个清凉之性疏散郁积在眼睛的热毒，就可以治疗眼睛的红肿热痛。加点儿蒲公英更妙，薄荷疏散，蒲公英直接清热解毒。

4. 薄荷可以调理牙疼，尤其治疗风热导致的牙疼。

牙疼不是病，疼起来真要命。牙疼有虚火与实火之分。虚火牙疼隐隐作痛，风火牙疼那是真疼。薄荷一方面可以散热，另一方面可以疏风，风

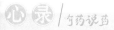

尽热退，牙疼戛然而止。不过薄荷只能调理风火牙疼，无法调理蛀牙疼。风火牙疼的时候可以含一点儿薄荷牙膏，效果也不错。当然，喝薄荷茶是最好的。

5. 薄荷可以调理各种皮肤病，不论寒热，用的就是薄荷的疏散之性。

薄荷性子轻灵，药性往外走，往上走到上焦心肺。薄荷是辛的，辛味的药本来就入肺，再加之薄荷轻灵入肺，所以可以疏散肺热。肺又主皮毛，薄荷药性又可以走到皮毛，打开毛孔，所以薄荷善于调理各种皮肤病。

薄荷调理皮肤病的原理是，薄荷可以疏通皮毛的气机，把毛孔打开，让瘀堵在毛孔的湿毒、热毒、风邪统统散掉，只要皮毛气机流畅，经络通了，皮肤就不会痒了。湿疹、荨麻疹、痤疮、玫瑰糠疹、过敏性皮炎都可以用。例如，有的人对中药过敏，用七子白面膜后脸会痒，就可以用薄荷水洗脸，缓解皮肤过敏。方法很简单，用薄荷煮出来的水涂擦患处，薄荷牙膏、薄荷花露水都可以。当然，内服薄荷茶效果更好。

薄荷质轻宣散，具有疏散风热、宣毒透疹的功效。故可用于治疗风热束表、麻疹不透、风疹瘙痒。

6.肝气不舒、不开心、生气的时候，记得喝一喝薄荷茶。

前面说过，薄荷的药性还走肝胆，薄荷是一种叶子，花叶类的药都有散的功效，因为薄荷的轻灵疏散之性，所以薄荷可以疏肝理气。肝气最容易郁结，肝气郁结会导致头痛、眼睛痛、胸闷、胸胁胀痛、乳房胀痛、小腹胀痛等。肝气一旦郁结，就会导致气滞，气滞就会化火，薄荷一方面可以把这些郁结的气散掉，另一方面它的凉利之性又可以把郁火清理掉，会让你心情舒畅、神清气爽。其实，你只要闻一闻薄荷就觉得心旷神怡了。所以，下次生气的时候，记得喝点儿薄荷茶，一定程度上可以缓解生气对肝造成的伤害。

7. 薄荷还有一个女人非常心动的妙用，那就是可以淡斑。

这个功效很多人想不到吧。

薄荷调理哪种斑呢？肝斑，就是经常生气造成的斑。这种斑是气滞血瘀的结果，很喜欢长在女人的脸颊，黄褐斑就是如此。大家都知道逍遥丸可以调理肝斑，但你们知道吗，逍遥丸里面就有

《本草新编》："薄荷，不特善解风邪，尤善解忧郁。用香附之解郁，不若用薄荷解郁之更神也。"

567

薄荷。很多医家都说，逍遥丸里面薄荷用得最妙——治上焦如羽，非轻不举。也就是说，调理头面部的疾病一定要用薄荷这种轻如羽毛的药材，薄荷可以直接疏散面部的气滞，气流动了，瘀血慢慢就消失了，斑自然就淡了。

用薄荷淡斑怎么做呢？直接用薄荷水洗脸或者用薄荷香皂洗脸，小叔建议用薄荷煮水洗脸。

8.被蜜蜂蜇了，可以用薄荷牙膏或者薄荷清凉油涂抹。

当然，现在被蜜蜂蜇的概率不大，但万一呢？

小叔就遇到了这个"万一"。有一次蜜蜂躲在了小叔晾晒的衣服里面，小叔洗完澡换衣服，结果就被蜜蜂蜇了一下。被蜇的地方很快就起了一个大包，红肿痒痛。小叔第一时间用薄荷清凉油涂抹，止痛、止痒，第二天大包就消下去了。

被蜜蜂蜇了，说明皮肤表面有热毒，薄荷辛凉疏散，可以把被蜇部位的热毒散掉，自然就好了。

9.薄荷还可以治疗痢疾，就是便血的那种，热痢，肛门火烧火燎的。

薄荷的这种功效是被医学泰斗张锡纯发现

的。这种痢疾是湿热内蕴肠道导致的,湿会腹泻,热会灼烧肠道,伤害毛细血管,所以会导致便血。薄荷有疏散之性,可以把肠道的热散掉,所以可以治疗血痢。把薄荷加入专门治疗血痢的香连丸里,效果事半功倍。

这就是薄荷不为人知的九大妙用,千万不要小瞧了薄荷,一花一草都是良药。

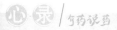

助阳化气之要药——桂枝

桂枝：味辛、甘，性温。归肺、心、膀胱经。具有发汗解表、散寒止痛、通阳化气的功效。

接下来小叔要给小伙伴们介绍的这味中药，是医圣张仲景特别善用的，可以说，没有这味药就没有群方之首，就没有《伤寒论》。

很多人以为这味药就是桂花树的树枝，在小叔还没有学中医的时候也曾闹过这样的笑话。其实它与桂花树八竿子打不着。说到这，聪明的小伙伴马上就猜到了，这味药就是大名鼎鼎、如雷贯耳的桂枝。

小叔很早很早就想把这味药介绍给小伙伴们了，因为弄懂了桂枝，你就可以用它调理很多症状。

桂枝到底有哪些作用呢？

首先桂枝的性子可不温柔，绝对不会像茯苓

一样柔情似水，桂枝的性子是温热的，是春暖花开，是冬天里的一把火，是熊熊燃烧的心火。因为温热，所以桂枝可以祛寒，寒邪最大的克星就是桂枝。张仲景的千古第一方桂枝汤，就是以桂枝为主，最大的作用就是治疗风寒感冒。所以，当你受寒了，感觉要感冒时，一定要想到桂枝汤。

我们再来尝尝桂枝的味道，桂枝有两种味道，一种是辛味，像生姜一样；另一种是甜味，甜辣甜辣的。

辛味入什么呢？入肺，所以桂枝可以调理肺寒，凡是肺里有寒的，有白痰的，导致咳嗽、哮喘的，用桂枝最好。

甘的味道又入什么呢？入脾，桂枝又是温的，可以健脾，可以温补脾胃，著名的方子小建中汤的作用就是温中补虚，对虚寒性的胃溃疡效果特别好。

辛味与甘味组合在一起有一种特别的效果，那就是辛甘发散为阳，可以为我们的身体源源不断地注入阳气，让人精神抖擞。

我们再仔细瞧瞧桂枝的颜色，有点儿偏红，红

心录｜与药说药

《本草求真》：桂枝，"祛风散邪，为解肌第一要药。"

《新修本草》"桂，味甘、辛，大热，有毒。利肝肺气，心腹寒热。"

色入什么呢？红色入心。所以桂枝可以温通心阳、强壮心脏，可以调理各种与心脏有关的症状，尤其是心动过缓，老年人的慢性心力衰竭，桂枝是必不可少的一味药。

善于观察的小伙伴注意到了，桂枝是桂树最顶端的枝头。长在最顶端的枝头有什么性质呢？最大的性质就是生发，所以一棵树才能茁壮成长。这股生发之性对应的就是我们的肝，所以桂枝又可以疏肝理气、生发肝气。对肝气郁结的人很有帮助。

基于桂枝以上的性格特点，具体来说桂枝有以下妙用。

1. 桂枝可以活血化瘀，对身体有瘀血的人来说很有价值。

如果说三七是活血化瘀第一药，那么张仲景的桂枝茯苓丸就是活血化瘀第一方。桂枝茯苓丸里面就用到了桂枝活血化瘀的作用。但三七的活血化瘀与桂枝的活血化瘀是不同的，三七是直接化瘀，等于前面有一块大石头直接把石头搬走；桂枝活血化瘀是基于自身的两个特点，一个是通过补阳气来活血化瘀,阳气不到的地方就是病,就是不通,就是瘀血,桂枝可以通过补阳气,让阳气去攻克这个瘀血;另一个是桂枝可以强大心脏,身体的瘀血与心脏有很大关系,因为心主血脉,心脏强大,血脉就通畅,瘀血就少。舌下静脉发黑,以及有子宫肌瘤、静脉曲张的,都可以尝试用桂枝茯苓丸。

2.桂枝可以祛湿,这一点估计很多小伙伴都想不到。

说到祛湿,小伙伴们可能会第一时间想到红豆、薏米、茯苓、荷叶、冬瓜,专业一点儿的会想到白术,更专业一点儿的会想到桂枝。

桂枝为什么可以祛湿呢?因为湿气的对立面就是阳气不足。湿气是阴邪,需要阳气来化,阳气足的人,如军人、运动员、经常锻炼身体的人很少有湿气的。桂枝恰恰可以通过补阳气来祛湿,离照当空,阴霾自散。张仲景的祛湿方鼻祖苓桂术甘汤就用了桂枝。

3.当你小便不利,又有水肿的时候,尤其是慢性水肿,一定要想到桂枝。

水肿是湿气进一步的聚集,湿气泛滥成为洪

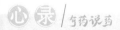

灾了，这个时候只利水、利尿是不够的，因为今天你通过利尿的方式把水肿解决了，明天湿气又形成了。如此恶性循环，治标不治本，很折腾人。这个时候怎么办呢？这个时候神通广大的桂枝来也！这个时候需要温阳化水，加强我们身体的气化作用，把身体里面的水气化成身体需要的津液，这样从根本上解决水肿。张仲景治疗慢性水肿最好的方子五苓散里面就重用了桂枝，用于温阳行气化水。

很奇怪，桂枝这味药既能够发汗又能够止汗，当你受寒感冒的时候，它可以发汗，把寒气逼出去；当你自汗，总是动不动流汗的时候，它又可以止汗。

小叔曾经调理过一位顽固性自汗的人，坐在那不停地出汗，出汗后觉得心慌、乏力，怕冷怕风，这是典型的阳虚自汗，是阳气不足、卫气不足导致的。吃过很多药，黄芪也用过，玉屏风散也用过，直接用于止汗的五倍子、五味子都用过，治疗阴虚盗汗的药也用过，就是治不好。

于是小叔推荐她用张仲景的桂枝汤，调和营

卫。结果喝了7天，自汗就好了，可见桂枝止汗的神奇作用。桂枝汤的方子很简单，包括桂枝、白芍、生姜、甘草、大枣。

4.桂枝可以调理虚寒性的荨麻疹、湿疹。

很多人调理皮肤病都喜欢用清热解毒的方法，殊不知身体有寒邪，寒邪束表也会导致皮肤病，得荨麻疹、湿疹并不一定代表身体有热了，那种顽固性的皮肤病，很多都是身体有寒的缘故。

皮毛的问题都要归结到肺上，因为肺主皮毛。桂枝味辛，辛入肺，可以散，可以把毛孔宣开，让寒湿之邪气利出去，从而治愈皮肤病。那种一吹空调或冷风就暴发的荨麻疹必须要用桂枝调理。张仲景治疗寒性荨麻疹最著名的方子就是麻黄桂枝各半汤。很多粉丝反馈，自己十多年的荨麻疹就是用麻黄桂枝各半汤治好的。

总之，要记住得荨麻疹、湿疹不一定是身体有热造成的，也有可能是受寒导致的。

5.治疗心脏病，心律不齐、早搏、房颤、心搏骤停、心慌、心力衰竭等，桂枝同样可以派上用场。

张仲景怎么治疗心脏病的？非常简单，两味

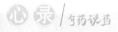

药：桂枝加甘草。

桂枝为心脏注入阳气，好比汽车的发动机，甘草给心脏注入阴血，好比汽油。就这么简单。

桂枝可以打通心脏的血脉，对各种心血管病效果好，对冠心病效果也不错。很多人心脏堵了就去安装支架，结果一辈子要吃抗凝血药，殊不知支架只能救急。

其实，桂枝就是天然的心脏支架。

6.桂枝就像冬天里的一把火，可以温暖你的双手、双脚。

一到冬天，很多女性朋友都怕冷，尤其是手脚冰凉，所以一到冬天暖宝宝就卖得特别好。女性天生阳气不足，冰天雪地的，北风那个吹，有的人都生冻疮了。

这个时候怎么办呢？在你最需要的时候，张仲景主打手脚冰凉的方子当归四逆汤闪亮登场，一剂药下去，你就感觉身体一股暖流慢慢流遍全身。当归四逆汤里面最主要的就是桂枝。这桂枝就是冬天里的一把火，就是你贴身的暖宝宝，就是你每晚睡前的泡脚水，就是你暖洋洋的被窝。

可以治疗流鼻血的栀子

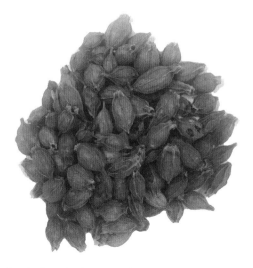

经常有人问小叔，流鼻血怎么办？尤其是宝妈们对这个问题更是关心，一看到孩子流鼻血，就焦急万分，以为身体出大事了。其实不然，小孩子流鼻血太正常不过了，谁的童年不曾流过鼻血呢？

为什么小孩子容易流鼻血呢？因为小孩子是纯阳之体，阳气旺盛，阳常有余阴常不足，所以小

流鼻血属中医鼻衄范畴，一般由环境干燥、外伤及鼻炎等引起。

孩子多动调皮。为了保持身体的阴阳平衡，身体只有通过流鼻血来泄掉一部分的火，如果不泄掉多余的火，这个火在身体里面就会捣乱，比如就会导致高热。小孩子通过流鼻血把火泄掉了，就会避免发热或者其他上火的症状。

所以对于小孩子流鼻血真的不要大惊小怪，反而要暗自高兴，因为你的宝宝阳气很足。

但经常流鼻血就不太好了，说明你或者你的孩子阳气太旺了，火气太大，这个时候就要调理了。

如何灭掉身体里面的火、不让流鼻血呢？那我们就要弄明白流鼻血到底是哪里上火导致的。

肺开窍于鼻，鼻子是肺的窍门，这个窍门就好比窗户，肺的窍门还有毛孔。如果肺里面有热了，这个热就会迫使血液妄行，就是说，这个血液不安分了，因为火烧火燎的，不安分怎么办呢？就要跑出来，就不会待在血管里。所以，为了泄这个肺热，血液就会从鼻孔出来。如果不从鼻孔出来就会从毛孔出来。因为鼻孔比较大，所以先选择鼻孔。

小孩子肺热流鼻血通常是吃多了上火的食物导致的，因为肺与大肠相表里，吃多了脾胃没有运化就会导致积食,积食停留在胃肠就会化火,大肠火会转移到肺里面,肺就会通过流鼻血把火泄出去。

明白了流鼻血的原理,接下来就要调理了。

这里小叔推荐栀子。

中药栀子是栀子花的果实,秋天采摘,颜色是红棕色的。大家应该都知道栀子花,特别香,种一盆在家里,满屋飘香,不过不好养,小叔就养死了一棵。

栀子为什么能治疗流鼻血呢?

首先,栀子可以清肺火。栀子是寒凉的药,苦寒直下,可以直接降火,这就好比灭火器,可以直接把火灭掉。前面说过,流鼻血最直接的原因就是肺里面有热,那现在栀子可以直接把肺里面的热清理掉,那自然就不会流鼻血了。

其次,栀子苦入心,可以清心除烦,降心火。心火旺的人同样也会流鼻血。为什么呢?因为心肺一体,心有热必将传给肺。心好比太阳,肺好比大气层,太阳火辣辣的,自然大气的温度也会高。恰恰小孩子的心气旺盛,一天活蹦乱跳的,歇不下来,这就是心火旺的表现。没办法,孩子就是春天,就要茁壮成长,就要心气旺。所以栀子可以通

栀子: 味苦,性寒。归心、肺、三焦经。具有泻火除烦、清热利湿、凉血解毒的功效。

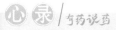

过降心火来治疗流鼻血。

最后，栀子还可以利湿利尿，可以把肺里面的热转移到三焦，然后再转移到膀胱，最后通过小便利出去。栀子的药性还走三焦，三焦是一个腔子，是一个水道，水湿可以在三焦运行，栀子就可以通利三焦水道，让三焦的湿热通过小便排出去，这叫阳随阴降。

肺里面的热通过小便走了，鼻血自然就停止了。

另外，栀子还有一个特殊的本领，那就是可以直接止血。栀子通过凉血来止血，让血安静下来，不再到处乱跑。栀子凉血止血的作用不仅可以用于治疗流鼻血，还可以用于治疗吐血、尿血、便血。不过用于凉血止血的必须是焦栀子，就是炒焦的栀子。因为焦黑可以止血，血见黑则止，黑属于水，水可以克火。

那么栀子治疗流鼻血如何用呢？用 6～9 克，泡茶喝或煮水喝都可以。喝上一两天就好了，最快一次就好。不过一定是实火导致的流鼻血才可以用。

《本草备要》："生用泻火，炒黑止血，姜汁炒治烦呕，内热用仁，表热用皮。"

栀子苦寒伤胃，脾虚便溏者不宜用。

调理胃胀的药——枳实

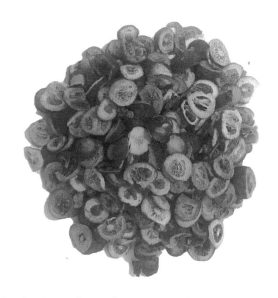

小叔在这里隆重介绍的一味中药叫作枳实。

枳实的性子是温的，味道是苦涩的，是酸橙的果实，不过这种果实是没有成熟的幼果。把这种未成熟的果实从中间切开，切片晒干就是枳实。枳实与我们经常吃的橘子是近亲，有一句话是这

枳实: 味苦、辛、酸，性微寒。归脾、胃经。具有破气消积、化痰散痞的功效。

样说的，橘生淮南则为橘，橘生淮北则为枳。可见环境对植物的影响是非常大的，生在淮南的橘子酸酸甜甜，可以当水果吃，生在淮北的枳实不能当水果，却是一味良药。

小叔对枳实的最深印象就是，它是调理胃胀、腹胀的高手。记得有一天小叔外出聚会吃多了，感觉胃里面有一股气乱窜，随后这股气又窜到腹部，引起胃胀、腹胀，整个人不能动，动一下似乎胃与肠子要破了似的。于是回来的路上买了一些枳实，保温杯开水闷泡半小时，喝下去，胃胀、腹胀的症状一下子就消了一大半。心里惊叹，久闻枳实除胀效果好，今日亲自试验，果然名不虚传。

枳实消除胃胀、腹胀为什么这么厉害呢？

首先，枳实是理气药，是破气药，可以宽中下气。枳实理气、破气的速度很快，性子就像多动的少年一样，迅猛痛快。什么叫作宽中？中就是中焦，中焦就是脾胃，当然胸部这一块也算。为什么我们的中焦不宽敞呢？就是因为里面有气堵了，这个气机不流动、不走了，堵在了胃里，所以才会引发胃胀。所以胃胀其实就是气滞。但引起气滞的原因有很多,如生气、受寒、吃多、有瘀血、有湿气等,都会引发气机拥堵在胃肠,导致胃胀、腹胀。

但不管如何,我们首先要解决的就是气机不畅这个问题,要让胃肠里面的气机流动起来,该升的升,该降的降。气机的升降对身体非常重要。枳实就可以下气、行气,让堵在某一块的气机流动起来,往下走。让浊阴出下窍,让清阳出上窍。浊阴往下走,清阳就会往上升,这就是身体的气机升降。

枳实就是通过理气下气来调理胃胀、腹胀的。

第二,枳实跟橘子一样,也有祛湿化痰的效果,前面说了,胃肠里面有湿气、有痰,也会阻碍气机的运行,导致胃胀、腹胀。那么枳实刚好还可以祛湿化痰。中医有一句话叫作行气化痰,气行则水行,气行则痰消,枳实是理气的,让身体的气机恢复升降,那么自然身体的痰湿也会随着气机的运行而消失。

最后,枳实还有消食导滞、通便的作用。吃多了,积食了,大便不通了,也会导致胃胀、腹胀,枳实不是泻药,却可以让大便通畅,因为枳实可以给肠道一个推力，让肠道蠕动加快，这样大便就容易被排出去了。胃肠通了，就不会胀了。

所以，枳实至少可以从三个角度来搞定胃胀、腹胀，即行气的角度、祛湿化痰的角度、消食通便的角度。

枳实可以利七冲之门。七冲是什么呢？七冲就是我们消化道的七个非常重要的关口。中医说，六腑以空为宜，消化道必须是空的，不能堵。最容易堵塞的并不是消化道，而是消化道的关口。这就好比最容易堵塞的不是水管，而是下水道与水管连接处，就是出口。

我们的消化道有七个关口，食物与水都要通过这七个关口。第一个关口就是我们的嘴唇，嘴唇紧闭水谷就进不来，叫作飞门。我们的牙齿就是第二个关口，叫作户门。接下来就是咽喉这个地方，叫作吸门。然后我们的食道与胃的连接处叫作贲门，胃与小肠的连接处叫作幽门，小肠与大肠的连接处叫作阑门，大肠的出口叫作魄门。

这七个关口一定要畅通无阻，如果其中一个关口堵了，我们的消化就会出问题。七个关口堵了怎么办呢？这个时候一定要想到枳实，它可以帮助我们清理这七个关口的垃圾，如湿气、痰、气滞、瘀血等都可以被枳实清理掉，让消化道干干净净、清清爽爽、畅通无阻。

这就是枳实，调理胃胀、腹胀的原理。对于那些从来不排气的人来说，枳实可以帮助你把毒素、浊气排出去。身体的三废，即废气、废水、废渣，枳实都可以排出去，可以说枳实又是排毒高手。

总之，小伙伴们记住一句话，枳实就是下气、行气、破气的，身体的气机堵了就可以用枳实。不过话说回来，枳实宽胸下气的作用一定用在实邪导致的气机不畅上，如果身体很虚，且有气虚、脾虚导致的胃胀、腹胀，就不能用了。

枳实怎么用呢？很简单，用 9 克左右，泡茶喝就可以了。如果你也有胃胀、腹胀，不妨试试枳实这味良药。

心录 | 有药说药

消化道的"清洁工"——竹茹

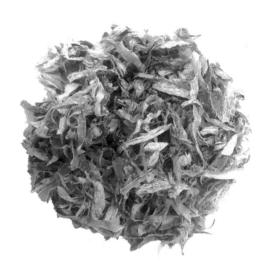

　　小叔下面介绍的这味药，它很高贵，高风亮节，很干净，所以进入我们的身体有洁净身体的作用，它既像洗洁精，又像环卫工人，可以清洗我们的消化道，从口腔到咽喉，从咽喉到食道，从食道到胃，到胆囊，到小肠，到大肠，一直到魄门，魄门就是我们所说的肛门。整条消化道，只要不干净

了,觉得有痰、有湿了,都可以用它来洗一洗。

这味药就是竹茹。竹茹来自竹子,竹子是很干净的植物,梅、兰、竹、菊号称四君子,君子最爱干净,容不得污垢。竹茹不是竹子最外面的那一层,也不是竹子最里面的那一层,而是竹子中间的那一层。拿来一根竹竿,一直刮,刮到中间的部分就是竹茹。竹茹是白色的,煮出来的水很清爽,有一点点儿甘淡的味道。

竹茹可以清洗我们的消化道,它清洗的是什么呢? 主要是痰湿。我们的消化道是不是中空的? 竹子也是中空的。凡是中空的东西都有疏通的作用。竹茹可以把整条消化道的痰湿刮下来,像一把刷子,一路刷下来,那些黏在消化道上面的痰湿被竹茹这把刷子统统刷下来,最后通过小便或大便排出去。痰湿属于浊阴,浊阴出下窍,清阳走上窍。浊阴下降,清阳上升,这样我们的身体就会轻松,就会神清气爽。

痰湿是很脏的东西,就像垃圾桶里面的垃圾。如果你觉得你的消化道不干净了,则可以用竹茹来清洗。怎么看出来你的消化道不干净呢? 例

本草说药

竹茹: 味甘, 性微寒。归肺、胃、心、胆经。具有清热化痰、除烦、止呕的功效。

痰湿主要是由脾胃虚弱, 水液运化不利导致。

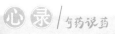

如，脸上出油太多，有眼屎、鼻屎，口腔不爽，有口气，刷牙恶心，舌苔特别厚腻，咽喉不爽，有痰吐不出来，总有反胃想吐的感觉，有胆囊息肉，小便浑浊、味道大，大便特别黏马桶，还有痔疮、肛周疾病等。这些都说明你的消化道很脏了，可以用竹茹来清洗。

竹茹色白入肺，有些寒凉，所以特别善于化那种黄色的痰。其实不管是黄色的痰还是白色的痰竹茹都可以化。著名的温胆汤里面就有竹茹。

中医有一句话叫作怪病多由痰作祟，所以这个竹茹可以解决很多由痰湿导致的疑难杂症。痰多了，留在身体里面，就会产生痰火，痰火上攻到头，就会引发头痛、头晕，导致癫痫发作，可以用竹茹。痰火上攻到牙龈，就会使牙龈出血，很多人都有牙龈出血的症状，如果是脾虚导致的可以用归脾丸，如果是痰火导致的可以用竹茹。痰火留在肺里面，就会引发咳嗽、胸闷，可以用竹茹。痰火攻到心里面，心藏神，心神就会不宁，就会导致失眠，可以用竹茹。有的人身上长各种息肉、脂肪瘤、囊肿、结节等各种各样的包块，这个就是痰湿导致的,也可以用竹茹。

总之,竹茹就是为清洗身上的痰湿而生的,中空,性子凉,可以通也可以降,通肠胃,降浊阴,用一句简单的话来说,就是竹茹可以排毒,可以给我们身体的整条消化道洗一个澡。如果配上枳实更好,枳实也可以通利消化道。枳实解决的是浊气,竹茹解决的是浊水。又有竹茹又有枳实的方子叫什么呢?叫作温胆汤。

竹茹怎么用呢?单味药可以用9～12克煮水喝,泡茶喝也可以。好的竹茹是竹茹团,一般的竹茹是竹茹丝。

心录 勺药说药

寒痰咳嗽、胃寒呕逆及脾虚泄泻者禁服。

心录｜有药说药

小小鸡内金，作用大得很

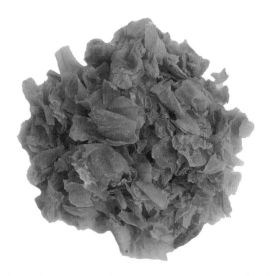

　　一位宝妈说自己的宝宝5岁了，身体非常消瘦，但肚子与头却特别大，尤其是肚子，硬邦邦的、鼓鼓的像小皮球一样，肚子上还可以看到明显的青筋。宝宝胃口非常不好，还经常便秘，3～5天排一次大便，以前胃口挺好的，特别能吃，爷爷奶奶惯着，喂这喂那，现在好了，吃什么都不香。孩子正是长身体的时候,这样下去不是个事,宝妈心急如焚,希望小叔给个建议。

宝妈发来宝宝的照片,小叔一看心里就明白了七八分,再一看宝宝的舌苔,那个厚简直不能说,再加上便秘,这明显属于小儿疳积的病,只不过现在还处于初期阶段。小叔于是推荐了一味良药给这位宝妈,这味良药非常平和,还是食物,让她把这味良药磨成粉,每天 6 克,拌上蜂蜜给宝宝吃。

吃了一个多月,宝妈反馈说宝宝终于有精气神了,胃口好多了,能够吃一碗饭了,以前一到吃饭的时候就躲着,追着喂也喂不进去,现在宝宝还会说饿了。大便也恢复正常了,两天一次。最明显的是肚子上的青筋没了,肚子变得很柔软。

很多宝妈看到这就很好奇了:这既是食物又是良药的东西到底是什么呢? 这味良药是儿科圣药,基本上小孩子的病都可以在辨证的基础上加上它,它是鸡身上的一个宝贝,很多人却把它丢了,它与黄金一样珍贵,这个良药就是鸡内金!

接下来,小叔就给小伙伴们介绍一下鸡内金

鸡内金:味甘,性平。归脾、胃、小肠、膀胱经。具有健胃消食、涩精止遗、通淋化石的功效。

的作用。

农村出来的人小时候应该都有这样的好奇：看到院子里的鸡到处在地上找虫子吃，把沙子、石头、泥土全部吃进肚子里，身体受得了吗？还真受得了，这些泥沙对鸡没有造成一丁点儿危害，靠的是什么？靠的是鸡身体里强大的胃。鸡的胃壁有一层黄色的东西，可以撕下来，撕下来晒干就是中药鸡内金。

你看，鸡内金连石头都可以消化，更不用说普通的食物了，所以鸡内金当之无愧是消食第一的良药，只要身体有积食了，鸡内金都可以帮助消化。现代药理研究显示，鸡内金有非常复杂的成分，里面有很多酶，这种酶经过消化吸收后可以帮助消化食物。

当你胃口不好的时候，不想吃药，一定要吃一点儿鸡内金。鸡内金可以开胃，可以扫荡你胃肠里面的积食，积食没有了，胃口就开了，不然积食总堵在胃肠里怎么使人吃得下饭呢？

消化不良、吃什么排什么、怎么也吃不胖的人，一定要吃一点儿鸡内金。鸡内金里面的特殊成分可以帮助消化吸收营养物质，增强胃动力、小肠吸收能力和大肠蠕动力，能吃、能消、能化、能排，自然该长胖的长胖，该增肥的增肥。鸡内金是双向调节的，它的作用就是加强脾胃运化能力，脾胃运化能力提高了，减肥的减肥，增肥的增肥。

鸡内金最让人心动的妙用还不是消食，是它可以化掉身体里的结石。现在好多人身体里有结石，如胃结石、胆结石、肾结石、膀胱结石等，结石一旦发作起来痛得要命。

很多人为身上的结石烦恼不已，但又不想去做手术。这个时候，鸡内金就可以帮到你了。鸡内金化结石历来为医家所称道，医学泰斗张锡纯则把鸡内金化结石的作用发挥得淋漓尽致。张锡纯认为，鸡内金生用，可以化身上一切瘀滞，结石就是一种瘀滞。如果说炒过的鸡内金消食作用第一，那么生的鸡内金就是化瘀高手。

鸡内金化瘀与三七、丹参化瘀还不一样，三七、丹参主要化瘀血，化血脉里面的瘀血，让血管更通畅。鸡内金化瘀，主要化身体里面有形的、多出来的、坚硬的瘀滞，就是身体里面，尤其是胃肠里面的各种包块，不是恶性肿瘤，就是普通的包块，如结石、囊肿、息肉、肌瘤等。

鸡内金化结石如何用呢？

如果是泥沙状的胆结石，可以用鸡内金加一味药引子，那就是老陈醋。每天用30～50毫升的老陈醋送服生鸡内金粉6克，连续服用1个月。

如果是颗粒比较大的胆结石，可以将鸡内金与穿破石一起用，穿破石20克，生鸡内金10克，再加入柴胡10克。穿破石是一种能够穿破石头的药材，破结石的效果非常强大，与鸡内金强强联手，再加入引药入肝的柴胡，肝胆系统的结石就不用担心排不出去了。

如果是泌尿系统结石，则可以这样用：生鸡内金20克，海金沙20克，金钱草30克。这是效果最好的排石三药，已经被好多小伙伴验证过了。

鸡内金化结石足够让人惊叹了，一位小伙伴给小叔留言说，万万想不到本想用鸡内金化胆结石的，结果把我的胆囊息肉也化掉了。息肉与结石都是身体里面的瘀滞，多出来的不需要的，鸡内金强大的化瘀效果可见一斑。

其实鸡内金化息肉，张锡纯也有记载。说一位患者总觉得胃里堵得慌，胃里长了东西，不是胃癌，应该就是现在所说的胃息肉，后来张锡纯就用鸡内金作为主要的药开方子把这位患者的胃息肉消掉了。胃息肉能够化，举一反三，肠息肉自然也能化。

更妙的是鸡内金还能化肌瘤，甚至卵巢囊肿，也是张锡纯的案例。说是一位妇人小腹长了包块，被张锡纯诊断为癥瘕。癥瘕是古代的病名，就是小腹长各种良性包块，就像现在的子宫肌瘤与卵巢囊肿。张锡纯怎么治疗这个癥瘕呢？用的最主要的一味药就是鸡内金。

鸡内金消食第一足够让宝妈们青睐有加了，更让宝妈们欣喜若狂的是鸡内金还可以治疗小儿遗尿。

鸡内金为什么能够治疗遗尿呢？按理说尿归肾所管，肾司二便，肾气不固就会引发尿频、遗尿。原来鸡内金治疗遗尿是通过健脾来达到的，脾气有固摄的作用，脾气不足也会导致遗尿，小孩子恰恰是脾气虚弱的，所以鸡内金治疗小儿遗尿效果

《名医别录》："主小便利，遗溺，除热止烦。"

595

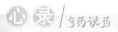

不错。

　　鸡内金治疗小儿遗尿可以这样用：怀山药 20 克，鸡内金 6 克，煮水喝。

　　另外，鸡内金还有一个让男人心动的用处，那就是治疗遗精，同样也有一个让女人心动的用处，那就是调理白带过多。鸡内金有固精止带的作用，原理是通过加强后天之本的脾胃之气，来固摄这些精微物质，同时为先天之本肾提供源源不断的气血滋养。

黄芪加一物

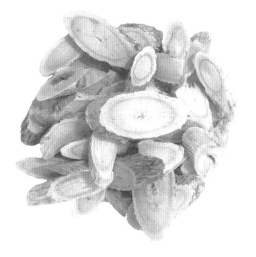

黄芪加一物可以把黄芪的好处充分利用起来，比单单用黄芪泡水好多了。

我们知道黄芪是一味补气的药，黄芪补气补的是全身的气，五脏六腑的气都可以补，所以黄芪的药性走全身，如果没有配伍，它就会漫无目的地把全身的气都补一下。

黄芪：味甘，性微温。归脾、肺经。具有健脾补中、升阳举陷、益卫固表、利尿、托毒生肌的功效。

也就是说黄芪的药性进入身体可以全面撒网，但如果要重点捕鱼，效果就不那么好了。要想黄芪专门补哪一个脏腑，就需要配伍。

黄芪加丹参。这个配伍比较适合气虚又有瘀血的人。气虚的人常常伴随着瘀血，为什么呢？因为气行则血活，气是推动血液运行的动力，气为血之帅，气在前面开路，血在后面跟着。如果气不足了，血液就会运行缓慢，慢慢地就会形成瘀血。我们常常说行气活血，活血一定要通过行气的方法来进行。所以用黄芪补足正气。那已经形成的瘀血怎么办呢？直接用丹参来化就好了。黄芪治本，丹参治标，是为益气活血，适合气虚加瘀血体质的人。

黄芪加枸杞。这是一个经典的搭配，很多人用这个方子泡茶喝，意外地治好了自己的贫血。这个搭配是为什么样的人准备的呢？黄芪补气，枸杞滋阴，是为气阴两虚的人准备的。阴虚的人服用补气的药容易上火，是为燥火，因为气药有一股燥性。这个时候配合一点儿枸杞就会牵制黄芪的温燥，喝了之后不容易口干。

黄芪加白术。有的人气虚，但又不想把全身的气都补了，因为他觉得自己其他地方的气还行，就脾气有点儿虚，就想重点补一下脾气。这样的话如何用黄芪好呢？可以加上白术。不用白术，黄芪东游西逛，哪里需要哪里走，有了白术，黄芪的药性都走到脾这里了，因为这里发出了求救信号"黄芪兄弟，快来，我这里最需要你。"这时黄芪就会当仁不让，一股热血冲过去。因为白术是健脾圣药，是守中妙药，白术的药性很呆板，不活泼，就喜欢死死守在脾胃这个部位。所以白术可以把黄芪的药性引入脾胃，黄芪加白术就可以专门补脾气了。

黄芪加茯苓。这个经典组合简直是胖人的救星。小叔建议想要减肥的人可以每天饮用这个茶。为什么黄芪加茯苓适合肥胖之人呢？因为胖人多气虚，气虚用黄芪；胖人多水湿，水湿用茯苓。气行则水行，气虚的人，脾胃运化不好，一定会有水湿。所以黄芪加茯苓可以行气逐水，一方面把气补足了，另一方面把水湿排出去。黄芪加茯苓自然也适合水肿的人。总之，这个搭配最适合喝水都胖的人，用这个方子来减肥，治标又治本，不

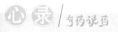

伤正气。

黄芪加党参。这个组合有什么特殊的意义呢？黄芪是补气的，党参也是补气的，它们有什么区别呢？区别就是党参性子比较平和，补气的同时还可以生津，黄芪性子比较偏温，但党参侧重补脾气、肺气，黄芪则可以补五脏六腑之气。所以两者合用可以同气相求，起到一加一大于二的效果，加强黄芪的补气作用。

黄芪加知母。这个组合大家一定要学会，专门为那些服用黄芪就上火的人准备的。黄芪温燥，知母凉润，用知母来克制黄芪再好不过了。张锡纯特别善于用这个组合，说有行云施雨之效，黄芪补气，等于地气上升为云；知母清热润肺，等于天气下降为雨。

黄芪加防风。这个组合也很重要，这个组合专门为哪类人量身定做的呢？专门献给那些动不动就感冒、特别怕风的人，这个方子可以加强免疫力。正气内存邪不可干，外邪喜欢从哪里进入我们的身体呢？最喜欢从皮毛，黄芪补肺气，可以固表，可以加强肺主皮毛的功能，让皮肤腠理紧致，

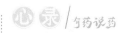

毛孔不容易张开。防风，可以祛风，祛外来的风，也可以祛身体内部的风，等于给身体加一个金钟罩，让外邪进不来。外邪还喜欢从鼻子进入我们的身体，肺开窍于鼻，肺气足，鼻子这个窍门就会牢固，不会轻易让细菌、病毒进入我们的身体。

黄芪加麦冬。这个配方又适合什么样的人呢？适合那些动不动就出汗的人。黄芪可以固表、止汗。黄芪固表是加强皮毛的功能，让皮毛该开的时候开，不该开的时候就要闭合，这样就不容易出汗。麦冬，滋阴润肺，可以直接把出汗后损失的津液补回来，这样一补一固，特别适合动不动就出汗的人。

黄芪加陈皮。那些一喝黄芪茶就觉得胀气、胃不舒服的人，可以用这个方子。黄芪是补气的，服用补气的药导致胀气是气滞的原因，陈皮刚好可以理气，让气回到自己的道路上，也就是经络上，各走各的道，这样就不会引发胀气。胀气的人不一定真的是气很足，而是气不顺，没有运行开来，实质上很多胀气的人也是气虚的。所以气虚又气滞的人可以用黄芪加陈皮。

黄芪加绿豆。对于爱美的人，以及好不容易把痘痘消灭了却又留下难看痘印的人来说，很有帮助。为什么有的人的痘印很快就会消失，有的人的痘印迟迟消不掉呢？因为痘印很快消失的人气足，气足血活，死血很快就会消除，新的气血很快就会过来滋养这块皮肤，所以痘印消失得快，新的皮肤很快就长出来。黄芪可以生肌，可以通过强壮脾胃的方法来消除痘印，因为脾主肌肉，另外，黄芪还可以益气生肌。绿豆，可以把残余的湿热清理干净。

黄芪加当归。经常看小叔文章的人都知道，这个经典组合是一剂效果非常好的补血汤，特别适合贫血的人，无论你是什么样的贫血都可以用。而且是气血双补，黄芪补气，当归补血，坐月子的人必喝。

好了，关于黄芪的配伍就介绍到这里。小叔希望小伙伴们好好把黄芪这味药利用起来，不要觉得一喝黄芪上火就不用了，因为你的身体有时候确实需要黄芪。

至于具体的剂量，小叔没有给出，这个因人而异，最好找当地医生咨询一下，避免盲目使用。